Dr. Torsten Pfitzer

50 Workouts

gegen Schulter- und Nackenschmerzen

- Verspannungen lösen
- Beweglichkeit verbessern
- Haltung korrigieren

riva

Bibliografische Information der Deutschen Nationalbibliothek:
Die Deutsche Nationalbibliothek verzeichnet diese Publikation in der Deutschen Nationalbibliografie.
Detaillierte bibliografische Daten sind im Internet über http://dnb.de abrufbar.

Für Fragen und Anregungen
info@rivaverlag.de

Originalausgabe
3. Auflage 2025

Türkenstraße 89
80799 München
Tel.: 089 651285-0

Redaktion: Sarah Holzwarth
Umschlaggestaltung: Manuela Amode
Layout: Meike Herzog, www.alpsee-design.de
Satz: Daniel Förster, Belgern
Bildnachweis: Illustrationen auf dem Umschlag und im Innenteil: evoletics – ein Produkt der science on field GmbH
Druck: Florjancic Tisk d.o.o., Slowenien
Printed in the EU

ISBN Print 978-3-7423-2474-0
ISBN E-Book (EPUB, Mobi) 978-3-7453-2251-4

Wir produzieren nachhaltig
www.m-vg.de

Inhalt

Schulter- und Nackenschmerzen verstehen und loswerden

1

Aufbau von Nacken, Schultern und deren Verbindungen

Von Nackenverspannungen und Schulterschmerzen sind viele Menschen betroffen. Sie sind nicht nur unangenehm, sondern können auch zu ausgeprägten Beeinträchtigungen der Lebensqualität führen. Wenn du wieder eine gesunde Schulter-Nacken-Partie erlangen möchtest, ist es wichtig, zunächst die Situation besser zu verstehen. Bevor du mit den Workouts loslegen kannst, erfährst du auf den folgenden Seiten in Kürze alles Wichtige zu den verschiedenen Ursachen, Zusammenhängen, Präventionsmaßnahmen und Behandlungsmöglichkeiten. Zunächst werden wir uns die Anatomie der Halswirbelsäule und des Nackens sowie des Schultergürtels genauer ansehen. Welche Strukturen sind für die Gesundheit und Funktionsfähigkeit des Schulter-Nacken-Komplexes von Bedeutung und wie wirken sie zusammen?

Die Strukturen von Halswirbelsäule und Nacken

Die Halswirbelsäule, auch als zervikale Wirbelsäule bezeichnet, ist der oberste der vier Abschnitte der Wirbelsäule und besteht aus sieben Wirbeln. Sie ist für die Unterstützung des Kopfes und die Beweglichkeit des Nackens verantwortlich. Die Halswirbelsäule (kurz HWS) ist der beweglichste Wirbelsäulenabschnitt, den wir benötigen, um uns umzusehen, unsere Umwelt zu erkunden und uns dadurch sicher zu fühlen.

Die sieben HWS-Wirbel sind durch Bandscheiben getrennt. Muskeln, Sehnen und Bänder umgeben und verbinden die Wirbel. Sie sorgen einerseits für die Beweglichkeit der HWS und andererseits für deren Stabilität. Neben den kleinen, tiefen Muskeln zur Stabilisation sind die wichtigsten Muskeln im Nackenbereich die Nackenstrecker, die Nackenbeuger, die Nackenrotatoren zum Drehen des Kopfes und die Muskeln, die die Schultern heben und senken. Diese Muskeln arbeiten immer als Funktionseinheit zusammen, um die Beweglichkeit des Nackens zu ermöglichen und ihn zu stabilisieren.

Die Halswirbelsäule ist auch mit einer Vielzahl von Nerven verbunden, die die Bewegungen und die Sensibilität des Nackens, der Schultern und der Arme steuern. Eine weitere wichtige Struktur ist die Halswirbelsäulenarterie, die dafür sorgt, dass Blut in den Kopf und das Gehirn fließen kann. Eine Beeinträchtigung dieser Arterie, beispielsweise durch Muskelverhärtungen, kann zu Problemen wie Schwindel und Ohnmacht führen.

Es ist wichtig zu beachten, dass für einen schmerzfreien Nacken eine ausgeglichene muskuläre Balance und gesunde Faszien notwendig sind, um gleichzeitig Beweglichkeit und Stabilität zu gewährleisten.

Die Strukturen des Schultergürtels

Die Schulter ist ein komplexes Gelenk, das es ermöglicht, den Arm in einer Vielzahl von Positionen zu bewegen. Sie besteht aus drei Knochen – dem Schlüsselbein, dem Schulterblatt und dem Oberarmknochen – sowie aus Muskeln, Sehnen und Bändern, die die Beweglichkeit und die Stabilität der Schulter unterstützen.

Der Oberarmknochen, auch als *Humerus* bezeichnet, ist mit dem Schlüsselbein und dem Schulterblatt durch zwei Gelenke verbunden: dem Glenohumeralgelenk (Verbindung zum Schulterblatt) und dem Acromioclaviculargelenk (Schultereckgelenk; Verbindung zum Schlüsselbein). Diese Gelenke ermöglichen es dem Arm, sich in alle Richtungen zu bewegen.

Die Schulter wird von vielen Muskeln umgeben, die einerseits für die Beweglichkeit und andererseits – neben den Bändern – für die Stabilität des Gelenks sorgen. Einige der wichtigsten Muskeln sind Teil der sogenannten Rotatorenmanschette. Zudem sind für eine geschmeidige Schulterfunktion der Deltamuskel, der Trapezmuskel und der große Rückenmuskel (umgangssprachlich oft als Lat bezeichnet, abgeleitet von *Musculus latissimus dorsi*) von Bedeutung. Die Schulter wird auch von einem straffen Bandapparat und von Sehnen unterstützt, um bei dem hohen Bewegungsausmaß insbesondere den Oberarmkopf sicher im Schultergelenk zu halten.

Die Verbindung von Schultern und Nacken

Die Schultern und der Nacken sind zwei Bereiche des Körpers, die schon allein wegen ihrer räumlichen Nähe eng miteinander verbunden sind und sich gegenseitig beeinflussen. Eine mangelnde Interaktion kann deshalb schnell spürbare Auswirkungen auf die Gesundheit haben. So sind oftmals beide Körperbereiche gleichzeitig oder in einem zeitlichen Zusammenhang von Beschwerden betroffen.

Der Nacken und die Schultern sind durch eine Vielzahl von Muskeln, Bändern und Gelenken strukturell miteinander verbunden. Diese Strukturen müssen reibungslos zusammenarbeiten, um schmerzfeie Bewegungen im Nacken- und Schulterbereich zu ermöglichen. Wenn eine dieser Strukturen Probleme macht, hat das entweder sofort oder im Laufe der Zeit Auswirkungen auf die andere Struktur. Eine Verkürzung oder Verspannung der Muskeln im Nackenbereich kann zu Schmerzen und Steifheit in den Schultern führen. Das geschieht entweder direkt über das Muskel-Faszien-Gewebe oder über Nervenverbindungen. Und umgekehrt können Schmerzen oder Bewegungseinschränkungen, wie beispielsweise nach Verletzungen, in den Schultern Auswirkungen auf den Nacken haben.

Ursachen und Risikofaktoren von Nacken- und Schulterschmerzen

Es gibt viele Faktoren, die das Risiko von Schulter- und Nackenschmerzen erhöhen und zur Entwicklung derselben beitragen können. Die wichtigsten, die wir auch mit Übungen beeinflussen können, werden in diesem Abschnitt beleuchtet.

Körperhaltung und einseitige Bewegungsabläufe

Eine der wichtigsten Ursachen für Schulter- und Nackenbeschwerden ist eine ungünstige Körperhaltung, gepaart mit generellem Bewegungsmangel der entsprechenden Gelenke. Wenn wir über längere Zeit in einer unnatürlichen Haltung verharren, wird dies über kurz oder lang zu Verspannungen und Schmerzen im Schulter-Nacken-Bereich führen. Manche Muskeln verkürzen, die Gegenspieler wiederum müssen dem ständigen Zug entgegenhalten und sind irgendwann überlastet. Der Schmerz ist ein Schutzsignal, das uns auffordert, die Situation zu korrigieren. Diese sich über Jahre entwickelnden Fehlspannungen breiten sich üblicherweise vom Nacken her nach unten in die Brustwirbelsäule zwischen die Schulterblätter hinaus aus. Häufig kommt es auch zu Kopfschmerzen.

- Dies kann passieren, wenn wir zum Beispiel über längere Zeit mit unvorteilhaften Arbeitsgewohnheiten am Schreibtisch sitzen. Insbesondere bei der Computerarbeit, wenn der ständige Blick auf den Bildschirm mit nach vorn geschobenem Kopf und vorgezogenen Schultern hinzukommt, ist dies zu beobachten. Auch die monotone, einseitige Bewegung mit der Maus ist eine Belastung für Schulter und Nacken.
- Übermäßiger Gebrauch von Smartphones und Tablets führt dazu, dass man durch die nach vorn gebeugte Haltung des Kopfes und des Nackens die HWS unnatürlich belastet. Und das betrifft längst nicht mehr nur die jüngere Generation. Das relative Gewicht des Kopfes vervielfacht sich mit jedem Grad Kopfneigung nach vorn. So kann ein sechs Kilogramm schwerer Kopf schnell mal zu einer Belastung von 24 Kilogramm auf HWS und Nackenmuskulatur werden. Deshalb ist die Diagnose »Handynacken« in der Orthopädie und der Schmerztherapie längst ein feststehender Begriff.

Verletzungen und deren Auswirkungen

Ein weiterer Risikofaktor für Schulter- und Nackenschmerzen ist eine verletzte oder geschwächte Muskulatur. Ein vorangegangenes Schleudertrauma beispielsweise kann dazu führen, dass die Muskeln, Faszien, Bänder und kleinen Gelenke der HWS überlastet und eventuell durch Ruhigstellung zusätzlich geschwächt wurden. Das kann in der Folge auch noch Jahre später Schmerzen und andere Beschwerden nach sich ziehen. Ebenso verhält es sich mit Stürzen auf die Schulter, die ziemlich häufig vorkommen.

Ungünstige Schlafpositionen

Auch bestimmte Schlafpositionen können für Schulter- und Nackenbeschwerden verantwortlich sein. Dies kommt sogar relativ häufig vor. Besonders wenn man ständig auf der gleichen Schulter liegt oder der Kopf in der Bauchlage maximal gedreht werden muss – und das meist immer auf der gleichen Seite.

Folgeerkrankungen

Alle bisher genannten Faktoren können wiederum Ursache für Folgeerkrankungen durch dauerhaft verhärtetes Gewebe und mangelhaft versorgte Gelenke sein. In Nacken und Schultern kann es so zu folgenden Erkrankungen kommen:

- Ein **Hexenschuss** wird oft als ein plötzliches »Reinfahren« in den Nacken von vielen Schmerzgeplagten beschrieben. Die Folge ist eine schmerzhafte und stark eingeschränkte Beweglichkeit, insbesondere der Kopfdrehung. Dies ist ein Zeichen für ein Muskelungleichgewicht. Ein Hexenschuss löst sich meist innerhalb von mehreren Tagen wieder von selbst.
- Verstärkt sich das Muskelungleichgewicht mit der Zeit und bleibt länger bestehen, dann kann es zur **Bandscheibenvorwölbung** kommen. Dabei wird die Bandscheibe nach hinten beziehungsweise schräg hinten aus der Wirbelsäule gedrückt. Platzt die gallertartige Hülle der Bandscheibe, spricht man vom **Bandscheibenvorfall**.
- Als **Impingement-Syndrom** wird eine Verengung unter dem Schulterdach bezeichnet, wobei während der Bewegung Sehnen und Schleimbeutel gequetscht werden können. Das kann zu schmerzhaften Reizungen und Entzündungen der Sehnen und des Schleimbeutels führen.
- Ein ähnlicher Fall, der sich unter anderem oft aus einem Impingement-Syndrom entwickelt, ist die **Schultersteife**, auch als **Frozen Shoulder** oder **Kalkschulter** bekannt. Hierbei kann zusätzlich zu den Sehnen die Gelenkkapsel in Mitleidenschaft gezogen sein.
- Wird ein Impingement-Syndrom oder eine Schultersteife zu lange ignoriert und halten die muskulären Fehlspannungen über Jahre an, kann sich daraus eine **Arthrose** entwickeln. Eine Schulterarthrose kann aber auch ohne die beiden vorgenannten Diagnosen entstehen.

Alle genannten Diagnosen führen aufgrund der teilweise starken Schmerzen zu deutlichen Bewegungseinschränkungen, die sich durch die bereits genannten Verbindungen häufig auch mit Verspannungen und Schmerzen auf den jeweils anderen Körperbereich auswirken können. Es ist wichtig, dass man diese Ursachen und Risikofaktoren im Auge behält und gegebenenfalls entsprechende Maßnahmen ergreift, um das Risiko für Schulter-Nacken-Schmerzen zu minimieren. Mehr dazu erfährst du im Abschnitt »Maßnahmen gegen Schulter- und Nackenschmerzen«.

Typische Symptome

Nacken- und Schulterbeschwerden können in unterschiedlichen Formen und Schweregraden auftreten. Von leichten Verspannungen dann und wann ohne frühere Verletzungen bis hin zu Steifheit oder sehr starken Dauerschmerzen im Schulter-Nacken-Bereich ist alles möglich. Somit können die Einschränkungen von leichtem Unwohlsein bis hin zu echten Bewegungseinschränkungen im Alltag reichen.

- Beim Impingement-Syndrom ist zum Beispiel das seitliche Abheben des Arms innerhalb eines Bewegungsradius von circa 50 bis 120 Grad aufgrund der Schmerzen nicht möglich.
- Bei Nackenbeschwerden kommt es häufig zu Einschränkungen bei der Kopfdrehung. Die Schmerzen können ziehend, dumpf, stechend oder brennend sein.
- In manchen Fällen kommt es zu Ausstrahlungen in andere Bereiche des Körpers, wie beispielsweise in die Arme, die Hände oder den Kopf. Unter Umständen kann es zu Taubheitsgefühlen oder Kribbeln in den Armen oder Händen kommen. Dies kann durch eine schlechte Durchblutung oder durch Druck auf Nerven im Nacken- und Schulterbereich verursacht werden.
- Muskelschwäche in Armen und Händen ist ein weiteres häufiges Symptom von Nacken-Schulter-Beschwerden, was sich als Verlust der Kraft oder der Fähigkeit zur Muskelkontrolle äußert.
- Müdigkeit, Schwindel und Kopfschmerzen bis hin zu Migräne können ebenfalls Symptome, insbesondere von Nackenverspannungen und Fehlstellungen der oberen beiden Halswirbel (*Atlas* und *Axis*), sein.

Es ist wichtig zu beachten, dass die Symptome von Nacken- und Schulterbeschwerden von Mensch zu Mensch unterschiedlich sein können und dass sie sich im Laufe der Zeit verändern können. Derartige Symptome können ebenso durch andere Erkrankungen oder Verletzungen verursacht werden. Beobachte deine Beschwerden also genau und suche gegebenenfalls einen Arzt oder Therapeuten auf, wenn du anhaltende Beschwerden hast, um die genauen Ursachen zu erfahren und eine angemessene Behandlung zu erhalten.

Maßnahmen gegen Schulter- und Nackenschmerzen

Du kannst einen großen Beitrag leisten, die Entstehung von Nacken- und Schulterschmerzen zu verhindern, indem du einige der gängigen Präventionsmaßnahmen befolgst. Doch auch wenn Schulter und Nacken bereits schmerzen, gibt es eine Vielzahl an Behandlungsmöglichkeiten.

Prävention

Neben Bewegung und den Workouts in Kapitel 2 ist es natürlich essenziell, die vorgestellten Verhaltensweisen beziehungsweise Tätigkeiten zu vermeiden, die zu den Beschwerden beitragen:

- Da wir den Hauptteil des Tages am Arbeitsplatz verbringen, solltest du diesen so anpassen, dass er ergonomisch und den Anforderungen entsprechend eingerichtet ist.
- Achte stehts auf eine gute Körperhaltung (Achtung, Handy!).
- Lege regelmäßig Pausen ein, möglichst mit Bewegung oder einfachen Dehnungen.
- Achte auf Abwechslung zum Sitzen. Wenn du viel sitzt, verändere öfter deine Sitzposition.
- Überprüfe und stelle sicher, dass dein Schlafplatz, dein Kopfkissen und deine Schlafgewohnheiten die Schulter- und Nackenschmerzen nicht weiter fördern.
- Falls du nachts mit den Zähnen knirschst oder auch tagsüber die Zähne aufeinanderpresst, kann das mit der Zeit zu Nacken- und Schulterproblemen führen, denn die Kaumuskulatur arbeitet immer gemeinschaftlich mit der Nackenmuskulatur. Du solltest rechtzeitig etwas dagegen tun. Ob dein Kiefer zu deinen Nacken-Schulter-Beschwerden beiträgt, kannst du unter folgender Adresse in einem kostenlosen Test herausfinden: **www.drpfitzer.de/cmd-test-online**.

Behandlungsmöglichkeiten

Es gibt eine Vielzahl von Möglichkeiten zur Linderung und Behandlung von Nacken- und Schulterschmerzen. Die am häufigsten angewendeten Methoden sind Schmerzmittel, Muskelentspannungsmittel, Spritzen und Operationen; leider wird immer noch viel zu häufig operiert, gerade bei Bandscheiben- und Schulterthemen. Da viele dieser Maßnahmen lediglich symptomatisch den Schmerz lindern und die meisten Operationen mit den richtigen manuellen Behandlungen vermieden werden könnten, sind unbedingt Physiotherapie oder besser noch Osteopathie anzuraten, bei der die Beschwerden ganzheitlich angegangen werden. Zu den weiteren häufigen Behandlungsmethoden zählen Akupunktur, Chiropraktik, Stoßwellentherapie, manuelle Triggerpunkttherapie und das Anlegen von Tapes.

Keine dieser Methoden und Techniken kann jedoch das eigene Aktivwerden ersetzen. Wenn du selbst übst, hast du die Kontrolle über den Schmerz und hältst das Risiko für zukünftige Probleme gering. Jetzt geht es allerdings noch darum, mit der Umsetzung zu beginnen!

Die Workouts – darauf kommt's an

Wie auf Seite 6 beschrieben, ist eine schmerzfreie Nacken-Schulter-Partie durch eine sich im Spannungsgleichgewicht befindliche Muskulatur, geschmeidige Faszien und eine ausgewogene Belastung des gesamten Körpers zu erreichen. Es ist wichtig, nicht einfach nur die Muskulatur zu trainieren und die schmerzende Stelle zu beüben, sondern auch die verbundenen Körperbereiche zu regulieren. Schließlich beeinflussen viele Muskeln und Faszien den Nacken, die Schultern und die Körperhaltung. Die Workouts enthalten Kombinationen von Übungen aus verschiedenen Bereichen und adressieren unterschiedliche Ziele, damit du ein optimales Ergebnis erreichst:

- Entspannung, Dehnung und Lockerung von Muskeln und Faszien
- Kräftigung und Stabilisierung der Muskulatur
- Verbesserung der Gelenkbeweglichkeit und der Mobilisation
- Optimierung der Bewegungskoordination und der Muskelansteuerung

Die meisten Übungen kannst du flexibel und fast überall durchführen. Für einige Übungen sind ein paar Kleingeräte hilfreich.

Aufbau der Workouts

Die Workouts sind alle auf die gleiche Weise strukturiert und beinhalten eine übersichtliche Tabelle, die alle Übungen und Anweisungen für ihre Durchführung enthält, sowie illustrierte Übungsbilder. Über der Tabelle sind der Schwierigkeitsgrad des Workouts (von 1 bis 3) sowie das benötigte Equipment angegeben. Zu den verwendeten Kleingeräten findest du im nächsten Abschnitt detaillierte Informationen.

In der Spalte neben dem Übungsnamen stehen kurze Anweisungen zur Durchführung der Übung, die als Ergänzung zu den ausführlichen Übungsbeschreibungen in Kapitel 3 dienen. In der dritten Spalte wird entweder die Übungsdauer oder die Wiederholungszahl angegeben, je nachdem, was im jeweiligen Fall sinnvoller ist. Werden Körperseiten getrennt voneinander trainiert, gelten die Dauer und die Wiederholungszahl nur für eine Seite. Führe also zunächst die angegebene Wiederholungszahl für die rechte Seite aus und anschließend die gleiche Anzahl für die linke Seite.

Für Ausrollübungen mit Rolle und Ball wird in der Regel ein Satz ausgeführt, während ich dir bei dynamischen oder stabilisierenden Übungen eher zwei bis drei Sätze empfehle. Das bedeutet, dass du nach der ersten Durchführung der Übung eine kurze Pause einlegst und dann die Übung in einem zweiten Satz mit der gleichen Dauer oder Frequenz wiederholst. Zusätzlich werden in der Tabelle auch Pausen und die Seitenzahl angegeben, auf der du die ausführliche Schritt-für-Schritt-Beschreibung der Übung findest. Hier ein Übungsbespiel aus einem Workout:

	Übungen	Ausführungshinweis	Dauer/Wdh.	Sätze	Pause	Seite
1	Kopf-Nacken-Übergang ausrollen	langsam, bewusst, beidseits der Wirbelsäule	30 Sek. je Seite	1	–	124

Alle Übungen sind in Kapitel 3 ab Seite 122 zudem nach Wirkung sortiert. Du kannst daraus natürlich auch eigene Workouts zusammenstellen, die auf deine Bedürfnisse und Erfahrungen abgestimmt sind. Bei einigen Übungen sind Varianten angegeben, damit du das Workout an deine Situation anpassen kannst, wenn du zum Beispiel mit oder ohne Gewichte üben möchtest.

Wichtiger Hinweis! Lies dir jede Übung in Kapitel 3 zumindest einmal durch, bevor du sie ausführst. Es kann vorkommen, dass dir eine Übung von den Bildern her bekannt vorkommt, die Ausführung für unseren Zweck jedoch anders ist.

Verwendete Kleingeräte

Die Workouts enthalten viele Übungen ohne Kleingeräte, aber auch welche mit verschiedenen Tools. Für die Übungen am Boden empfehle ich dir als Unterlage entweder eine Yogamatte oder eine Gymnastikmatte, die allerdings nicht zu dick und zu weich sein sollte. Im Notfall tut es auch ein Teppich oder eine Decke, solange du mit Füßen und Händen einen guten Halt hast. Die folgenden Kleingeräte kommen bei den Übungen zum Einsatz.

Kurzhanteln

Für sämtliche Übungen, wo angegeben, reichen kleine Gewichte mit ein bis zwei Kilogramm aus. Als Einsteiger hast du immer die Möglichkeit, die Übung zunächst ohne Gewichte durchzuführen. Konzentriere dich stattdessen besser vollkommen auf die Bewegungsausführung. Höhere Gewichte solltest du erst dann verwenden, wenn du dir sicher bist, dass du die Übungen technisch korrekt ausführst. Als Alternative zu den Kurzhanteln eignen sich mit Wasser gefüllte Flaschen.

Elastisches Band

Vor allem für das Schultertraining sind Übungen mit einem elastischen Band prädestiniert. Das kann ein klassisches Theraband sein oder auch eines der mittlerweile zahlreichen Fitnessbänder, die es in unterschiedlichen Stärken und Längen gibt. Achte darauf, dass es lang genug ist und in seiner vollen Länge nur geringen Widerstand hat. Für mehr Widerstand bei bestimmten Übungen kannst du es jederzeit doppelt oder sogar dreifach nehmen.

Faszienball und -rolle

Bei manchen Workouts wird ein Ball mit 8 Zentimetern Durchmesser verwendet. Er sollte für eine optimale Effektivität bei der Muskel-Faszien-Massage eine gewisse Härte aufweisen. Zu Beginn kannst du auch einen neuen Tennisball verwenden, allerdings wird dieser nach zwei bis drei Wochen Üben oft schon zu weich. Mittlerweile gibt es passende Bälle von zahlreichen Herstellern – auch aus schadstofffreiem Material. Falls du noch keine Faszienrolle und keinen Faszienball zu Hause hast und du dein Equipment erweitern willst, kannst du dich unter **www.drpfitzer.de/newsletter** eintragen. Bei Anmeldung erhältst du neben weiteren interessanten Informationen und Übungen einen Rabatt auf die Faszientools der Firma BLACKROLL®. Zudem wartet eine kleine Überraschung auf dich. Scanne dafür einfach den folgenden QR-Code.

Übungshäufigkeit

Wie oft du ein oder auch mehrere Workouts pro Woche machen kannst, ist sehr individuell und hängt von deinem persönlichen Zustand ab. Hast du ernsthafte Beschwerden, nur ab und zu leichte Verspannungen oder möchtest du einfach rein vorbeugend etwas tun? Falls du Schmerzen hast, sind diese akut oder chronisch? Bewegst du dich schon regelmäßig und machst Sport oder absolvierst bestimmte Übungen, sodass dein Körper generell an gewisse Belastungen gewöhnt ist? Diese Fragenliste könnte man noch lange weiterführen. Da ich die Antworten für dich persönlich jedoch nicht kenne, ist deine Eigenverantwortung gefragt! Bevor du loslegst, habe ich deshalb ein paar Empfehlungen für dich:

- Führe vor allem am Anfang nur ein Workout am Tag aus.
- Starte mit einem leichten Workout (orientiere dich am jeweils angegebenen Schwierigkeitsgrad).
- Lasse mindestens einen Tag Pause zwischen zwei Workouts. Entscheide dann je nach deinem Befinden, ob du eventuell einen weiteren Tag Pause machst.

Wie immer, wenn man im Leben etwas erreichen will, kommt es auf ein gewisses Durchhaltevermögen oder Geduld an. Übe besser regelmäßig und kürzer oder seltener in der Woche, als eine Woche täglich alles zu geben, dich damit gegebenenfalls zu überfordern und dann resigniert und demotiviert aufzugeben.

Praktische Empfehlungen während der Übungen

Jede Übung hat ihre Besonderheiten, was die Ausführung betrifft. Deshalb werden alle Übungen in Kapitel 3 ab Seite 122 ausführlich beschrieben. Dennoch gibt es einige generelle Empfehlungen. Um aus den Übungen die größtmögliche Wirkung zu ziehen, solltest du allgemein die folgenden Regeln zur Ausführung beachten.

1. Spüre in den Körper hinein

Bevor du startest, ist es hilfreich, zunächst in den Körper und speziell in den betroffenen Bereich hineinzuspüren, diesen locker zu bewegen und bewusst wahrzunehmen. Das Gleiche wird nach dem Übungsprogramm wiederholt, um im Sinne eines Vorher-nachher-Vergleichs die Veränderung bewusst zu spüren. Dies dient außerdem der Schulung der Körperwahrnehmung, die für die Durchführung der Übungen wichtig ist. Diesen Punkt kannst du gut mit dem Aufwärmen verbinden.

2. Wärme dich vor jedem Workout auf

Wärme dich vor dem Workout immer 5 bis 10 Minuten auf. Da wir uns nicht im Training mit hohen Gewichten, plötzlichen Bewegungen oder großen Anstrengungen befinden, reicht für die Gesundheitsübungen Folgendes aus:

- Bewege als Erstes alle Gelenke durch, indem du zum Beispiel die Arme oder den Kopf (bewusst) kreist.
- Um den Kreislauf etwas in Schwung zu bringen, laufe oder hüpfe auf der Stelle. Der klassische Hampelmann ist immer noch eine sehr zu empfehlende Aufwärmübung.
- Zusätzlich kannst du mit der Faszienrolle mehrmals zügig die großen Muskelbereiche zur Vorbereitung des Gewebes und zur Aktivierung des Stoffwechsels ausrollen.

3. Passe die Bewegungsweite jederzeit an

Du musst die Übungen am Anfang nicht zwingend im gesamten Bewegungsausmaß durchführen, wenn es deine Schmerzen oder deine Beweglichkeit noch nicht zulassen. Gehe insbesondere bei Diagnosen wie Hexenschuss, Bandscheibenvorfall, Schulter-Impingement oder Schultersteife behutsam vor. Du kannst die Bewegungsweite jederzeit anpassen und die Bewegungen vorsichtig ausbauen. Starte mit einer kleinen Amplitude und steigere dich im Lauf des Trainings bis zum vollen Bewegungsausmaß, wenn es deine Situation zulässt.

4. Konzentriere dich auf die Bewegungsqualität

Führe alle Übungen sehr langsam, konzentriert und fokussiert aus. Achte dabei auf die Bewegungsqualität, spüre in den Körper hinein und nimm wahr, wie die Verspannungen mit der Zeit weicher oder die Gelenkbeweglichkeit geschmeidiger werden. Das ist aus zwei Gründen wichtig: Zum einen wird das Training effektiver, zum anderen werden Fehlbelastungen vermieden. Da alle Übungen in Kapitel 3 nicht nur mit Bildern dargestellt werden, sondern auch der Bewegungsablauf Schritt für Schritt beschrieben wird, bekommst du eine gute Vorstellung von der korrekten Ausführung und Körperhaltung. Sollte sich eine Übung nicht gut anfühlen, überprüfe zunächst nochmals die Bewegungsausführung. Erhöhe immer erst den Trainingsumfang (Wiederholungen, Sätze oder Zeit), bevor du die Intensität durch mehr Gewicht oder einen höheren Widerstand steigerst.

5. Atme tief und ruhig

Vermeide die Pressatmung! Atme während des Übens gleichmäßig und tief weiter. Dies hilft dir dabei, bei entsprechenden Übungen die erste Schutzspannung loszulassen und besser in die Entspannung zu kommen. Zudem kann es dir bei einem Ziehen oder einem leichten Schmerz helfen, diesen über die Atmung zu überwinden.

6. Trinke ausreichend Wasser

Nimm über den Tag verteilt genug stilles Wasser zum Flüssigkeitsaustausch von Muskeln und Faszien zu dir. Möglicherweise wirst du zumindest bei den längeren Übungsprogrammen für Profis etwas ins Schwitzen kommen, sodass du den Flüssigkeitsverlust ausgleichen solltest.

Umgang mit Schmerzen während der Übungen

Während des Trainings kann es vorkommen, dass du aufgrund neuer Reize bei bestimmten Bewegungen oder Übungen mehr Schmerzen empfindest. Allerdings sollten diese Schmerzen direkt nach Beendigung der Übung wieder abklingen. In diesem Fall kannst du die Übung bedenkenlos fortsetzen. Falls die Schmerzen jedoch länger anhalten, solltest du die Wiederholungen und die Zeit bei diesen Übungen reduzieren. Es ist empfehlenswert, während des Trainings ein Schmerzlevel zwischen 0 und 5 auf einer 10er-Skala beizubehalten (10 wäre starker Schmerz).

Es ist normal, dass dein Körper bei neuen Übungsreizen und Belastungen leichte Schmerzen wahrnimmt. Schließlich soll das Training auch Wirkungen auf deine Muskeln und Gelenke haben, und diese müssen sich erst anpassen. Dein Körper wird lernen, wie er mit den neuen Bewegungen umgehen und die Reize zu deinem Vorteil nutzen kann. Falls der Schmerz während des Trainings auf der Skala von 6 auf 7 ansteigt, ist das immer noch akzeptabel, solange du damit gut umgehen kannst und die Bewegungsqualität nicht leidet.

Wenn du dich dennoch unsicher fühlst, solltest du die Trainingsintensität reduzieren, bis das Schmerzlevel wieder zwischen 0 und 5 liegt. Verändere dazu zum Beispiel neben der Intensität die Wiederholungs- und Satzzahl oder mache mehr oder längere Pausen zwischen den Wiederholungen, den Sätzen, den Übungen und den Workouts.

Achte darauf, dass du während der Workouts, zumindest am Anfang, nicht in den Bereich von 8 bis 10 auf der Schmerzskala kommst. Wenn das Üben deine Schmerzen verstärkt hat, sollte sich das Schmerzlevel innerhalb von 24 Stunden auf dein gewohntes Niveau reduzieren. Falls du jedoch einen Tag nach den Übungen noch verstärkt Schmerzen oder Steifheit empfindest, reduziere auf jeden Fall die Intensität und den Umfang der Übungen. Du kannst jederzeit die eine oder andere Übung aus einem Workout weglassen, wenn du speziell bei dieser spürst, dass deine Situation sie noch nicht zulässt. Die Workouts zu den verschiedenen Diagnosen sind immer therapiebegleitend und in Absprache mit deinem behandelnden Arzt oder Therapeuten gedacht!

Alle Workouts auf einen Blick

Die Workouts

2

1 Nackenentspannter Start in den Tag

Trainingsdauer: 8 Minuten
Equipment: Ball

1 2 3

	Übungen	Ausführungshinweis	Dauer/Wdh.	Sätze	Pause	Seite
1	Kopf-Nacken-Übergang ausrollen	langsam, bewusst, beidseits der Wirbelsäule	30 Sek. je Seite	1	–	124
2	HWS-BWS-Mobilisation im Stehen	gesamtes Bewegungsausmaß	10–15 Wdh.	1	–	140
3	Kopfkreisel	langsam, bewusst	10 Wdh.	1	–	137
4	Nackenheben ohne Gewichte	langsam, kontrolliert	20 Wdh.	2	10 Sek.	136
5	Längenkräftigung des Nackens	Dehnung mit Kraftaktivierung	3 Wdh. je Seite	1	–	130
6	Brust öffnen mit Armschwung	von locker zu dynamisch steigern	15 Wdh.	2	10 Sek.	129

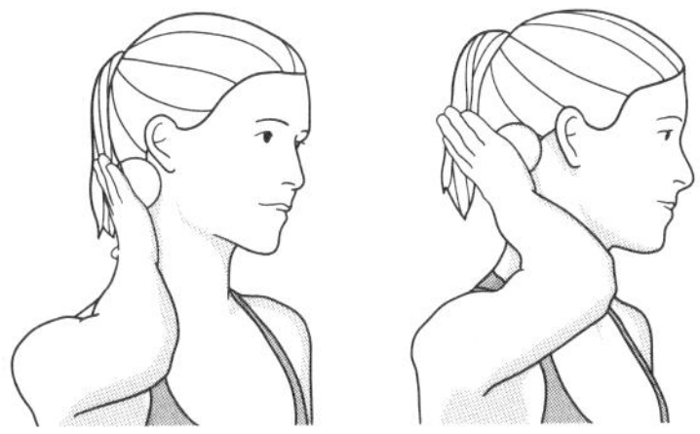

1 Kopf-Nacken-Übergang ausrollen

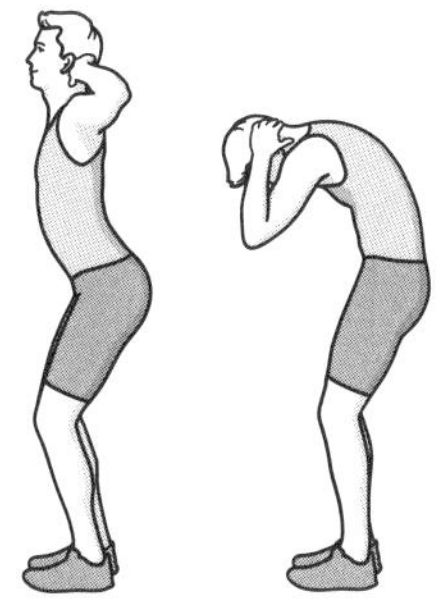

2 HWS-BWS-Mobilisation im Stehen

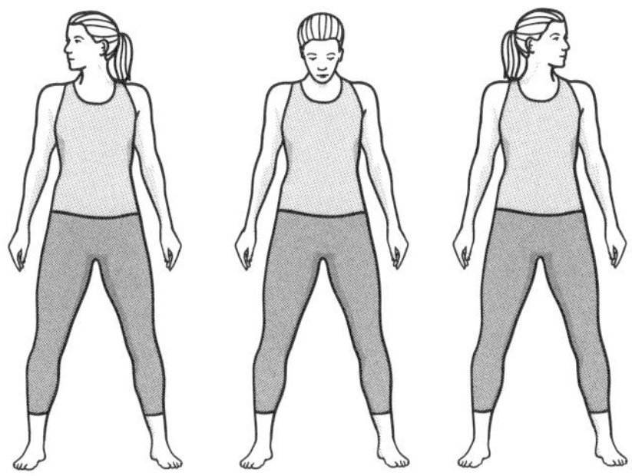

3 Kopfkreisel

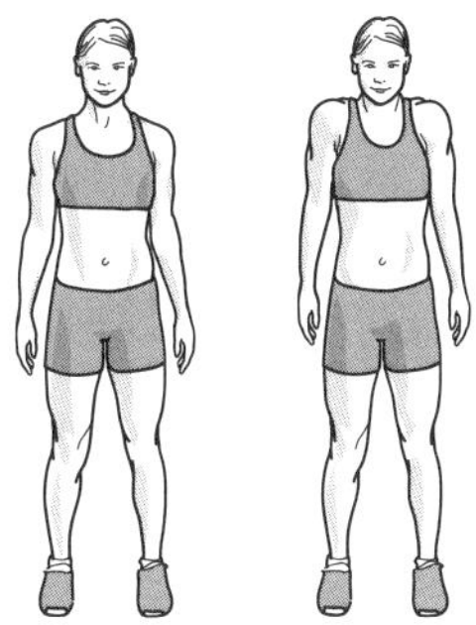

4 Nackenheben ohne Gewichte

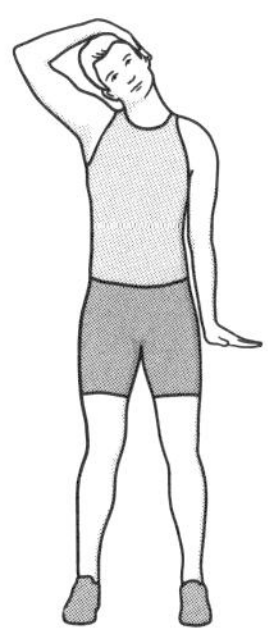

5 Längenkräftigung des Nackens

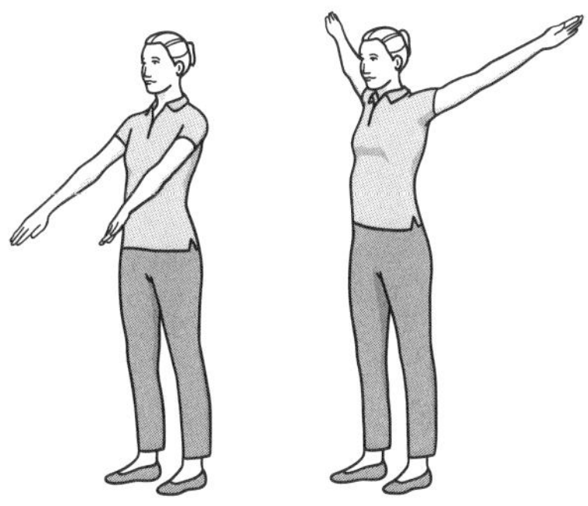

6 Brust öffnen mit Armschwung

2 Schulter-Nacken-Spezial – Kurzprogramm ohne Geräte

❶ ② ③

Trainingsdauer: 9 Minuten
Equipment: Matte, Kissen oder Decke

	Übungen	Ausführungshinweis	Dauer/Wdh.	Sätze	Pause	Seite
1	Kopfkreisel	langsam, bewusst	10 Wdh.	1	–	137
2	Schultern ein- und ausdrehen	langsam, gesamtes Bewegungsausmaß	15 Wdh.	2	10 Sek.	137
3	Schwimmer in Bauchlage	langsam, bewusst	15 Wdh.	1	–	130
4	Längenkräftigung der Brust	Dehnung mit Kraftaktivierung	3 Wdh. je Seite	1	–	131
5	Schulterspirale	kontrolliert	10 Wdh. je Seite	1	–	143
6	HWS-BWS-Schulter-Mobilisation im Vierfüßlerstand	kontrolliert, gesamtes Bewegungsausmaß	10 Wdh. je Seite	2	10 Sek.	140

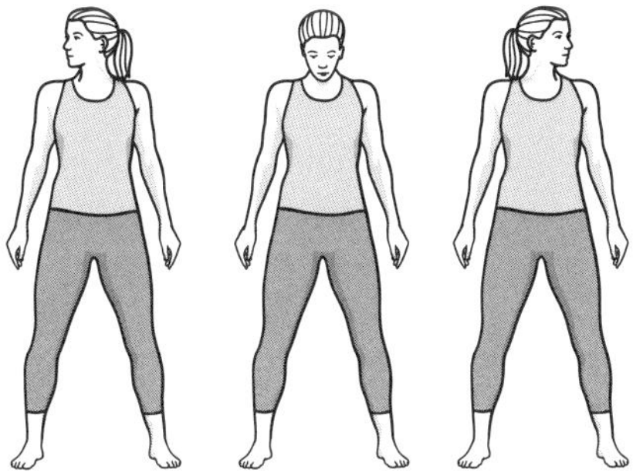

1 Kopfkreisel

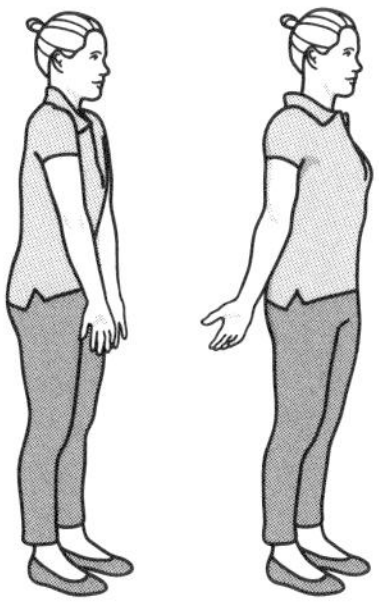

2 Schultern ein- und ausdrehen

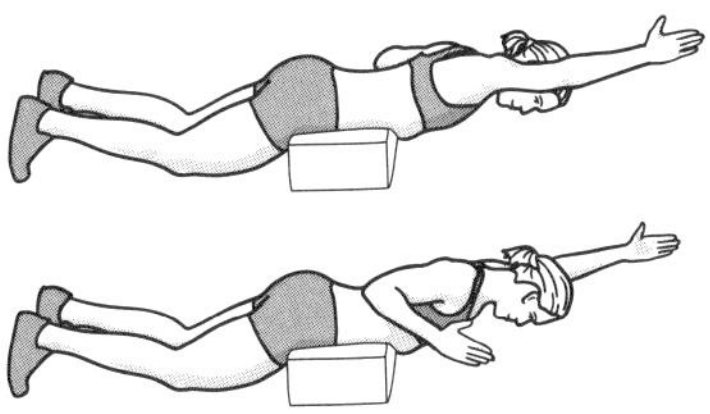

3 Schwimmer in Bauchlage

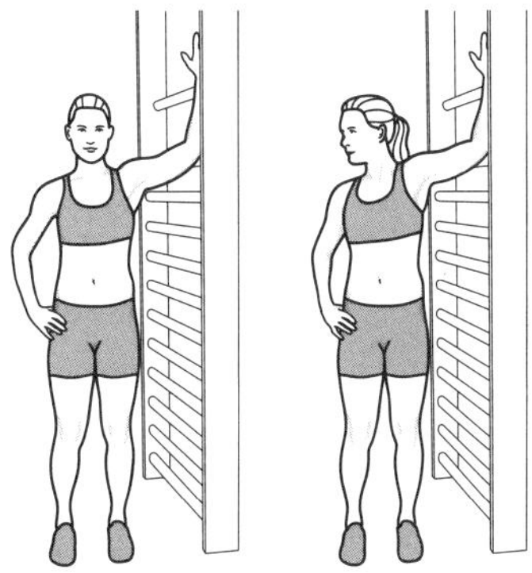

4 Längenkräftigung der Brust

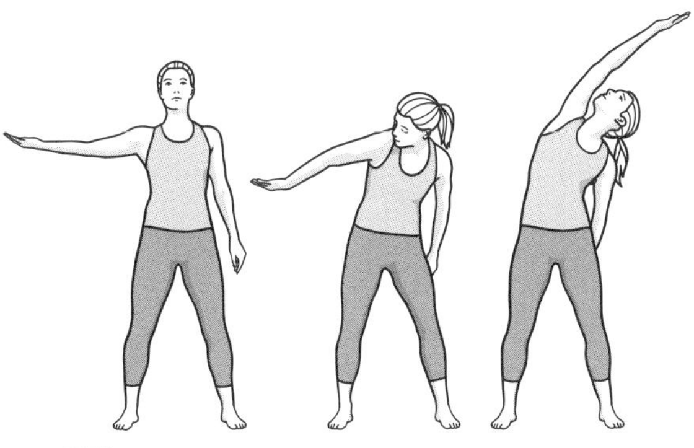

5 Schulterspirale

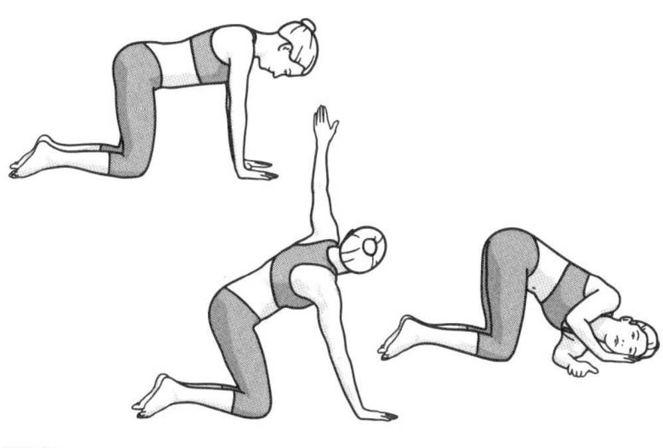

6 HWS-BWS-Schulter-Mobilisation im Vierfüßlerstand

3 Schulter-Nacken-Spezial – ohne Geräte

Trainingsdauer: 18 Minuten
Equipment: Matte, Kissen oder Decke

1 2 3

	Übungen	Ausführungshinweis	Dauer/Wdh.	Sätze	Pause	Seite
1	Kopfkreisel	langsam, bewusst	10 Wdh.	1	–	137
2	Schulterkreisel	kontrolliert	15 Wdh. in beide Richtungen	2	10 Sek.	137
3	Schwimmer in Bauchlage	langsam, bewusst	15 Wdh.	2	20 Sek.	130
4	Lockernde Vorbeuge	lockern und entspannen	30 Sek.	1	–	128
5	Dehnung der Schulteraußenseite	dehnen	45 Sek. je Seite	2	10 Sek.	128
6	Längenkräftigung der Brust	Dehnung mit Kraftaktivierung	3 Wdh. je Seite	1	–	131
7	Schulterspirale	kontrolliert	10 Wdh. je Seite	2	10 Sek.	143
8	HWS-BWS-Mobilisation im Stehen	gesamtes Bewegungsausmaß	10–15 Wdh.	1	–	140
9	Versetztes Armkreisen	von locker zu dynamisch steigern	15 Wdh. je Richtung	2	10 Sek.	142
10	Schulterkarussell	langsam, bewusst	20 Wdh.	2	30 Sek.	138
11	HWS-BWS-Rotation im Liegen	fließend ein- und ausatmen und entspannen	1,5 Min. je Seite	1	–	139

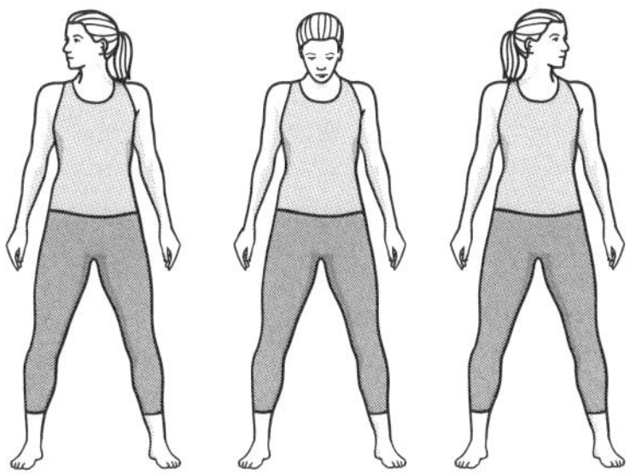

1 Kopfkreisel

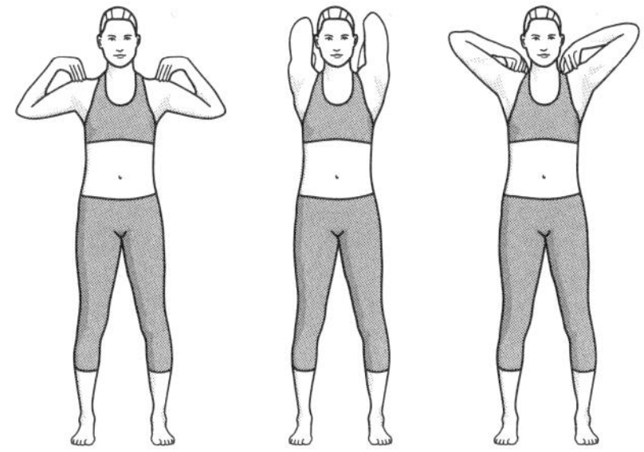

2 Schulterkreisel

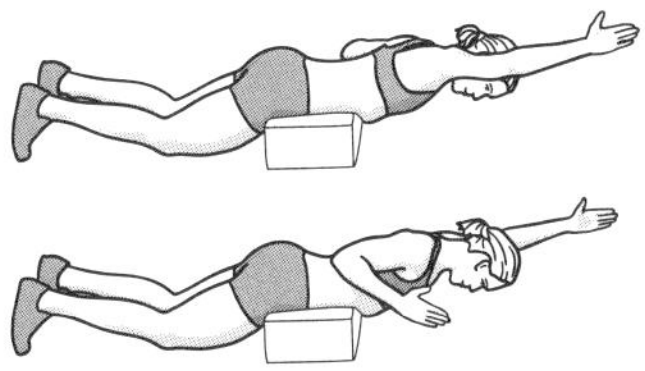

3 Schwimmer in Bauchlage

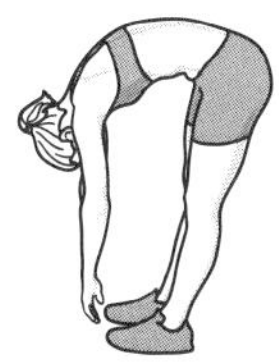

4 Lockernde Vorbeuge

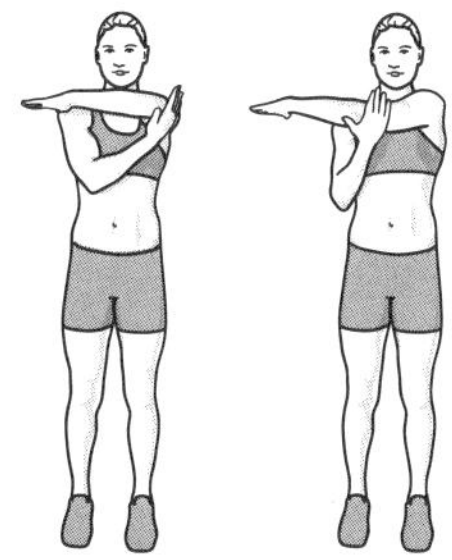

5 Dehnung der Schulteraußenseite

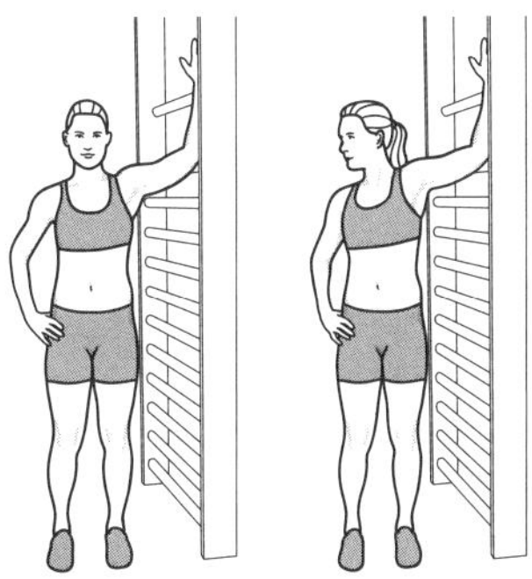

6 Längenkräftigung der Brust

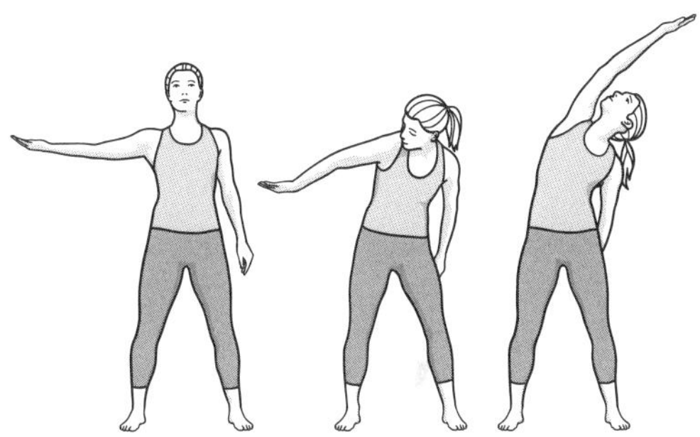

7 Schulterspirale

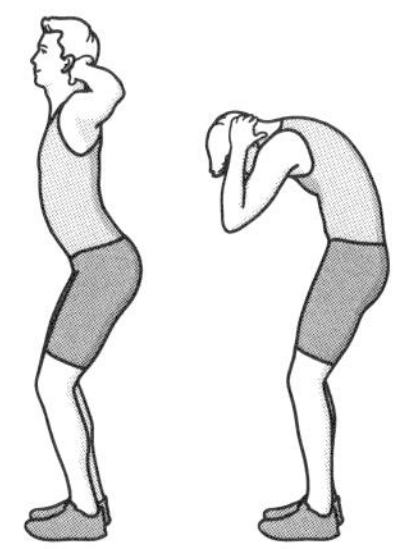

8 HWS-BWS-Mobilisation im Stehen

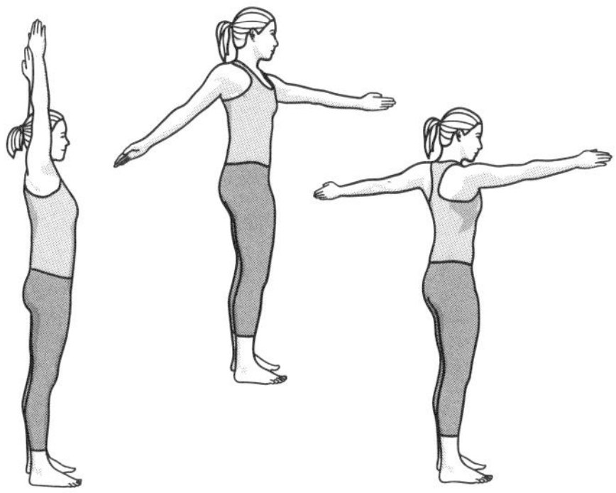

9 Versetztes Armkreisen

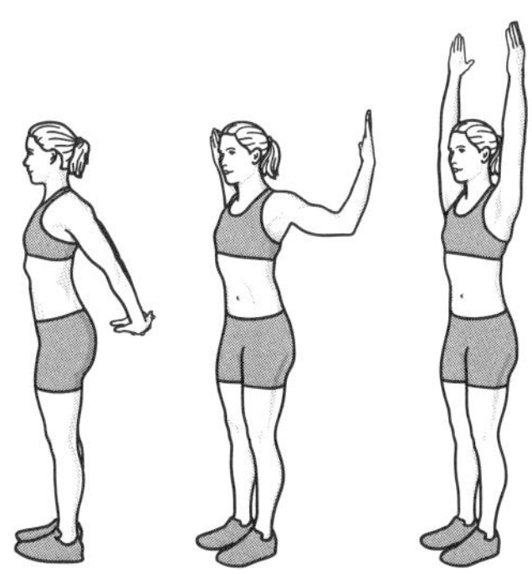

10 Schulterkarussell

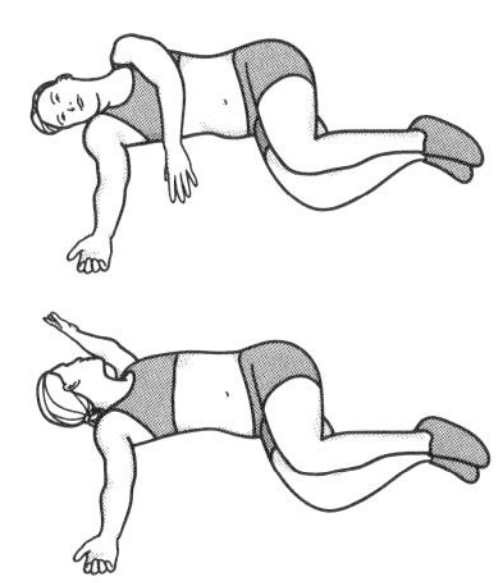

11 HWS-BWS-Rotation im Liegen

4 Schulter-Nacken-Spezial für Einsteiger

Trainingsdauer: 16 Minuten
Equipment: Matte, Rolle, Ball, Band

1 2 3

	Übungen	Ausführungshinweis	Dauer/Wdh.	Sätze	Pause	Seite
1	Nacken lockern	langsam, bewusst	2 Min.	1	–	125
2	Arme wechselseitig nach oben strecken	kontrolliert, gesamtes Bewegungsausmaß	10 Wdh.	2	10 Sek.	142
3	Brustmuskel ausrollen	langsam, bewusst	2 Min. je Seite	1	–	126
4	Außenrotation mit Band	gesamtes Bewegungsausmaß	15 Wdh.	2	20 Sek.	133
5	Schulterblatt-aktivierung mit Band	kontrolliert, maximal anziehen	8–10 Wdh.	2	20 Sek.	132
6	Wechselseitiges Schulterabheben	gesamtes Bewegungsausmaß, bewusst	15 Wdh.	2	10 Sek.	142
7	Wechselseitiger Holzfäller	dynamisch	15 Wdh.	2	20 Sek.	130
8	Brustkorb öffnen auf der Rolle	ruhig und bewusst atmen	1 Min.	1	–	139

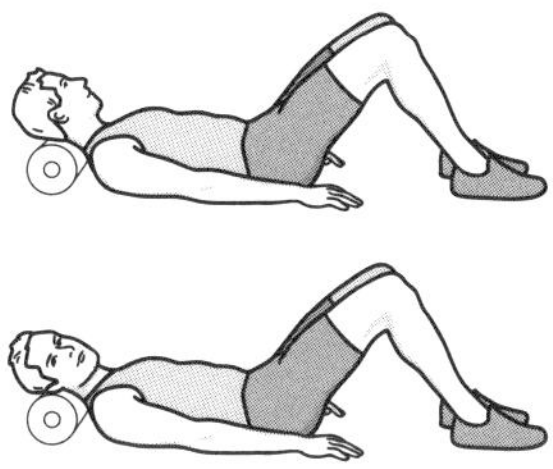

1 Nacken lockern

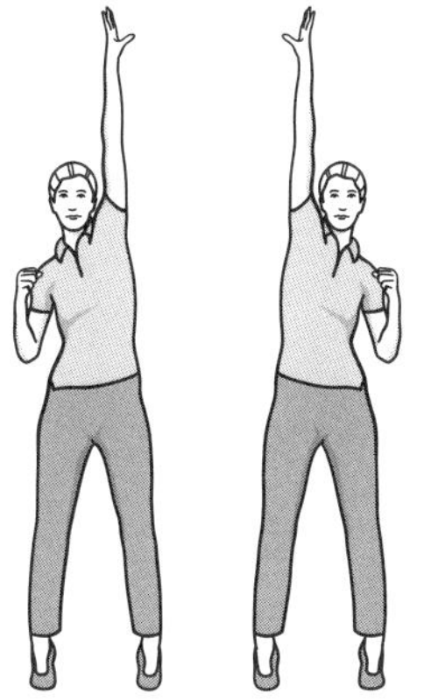

2 Arme wechselseitig nach oben strecken

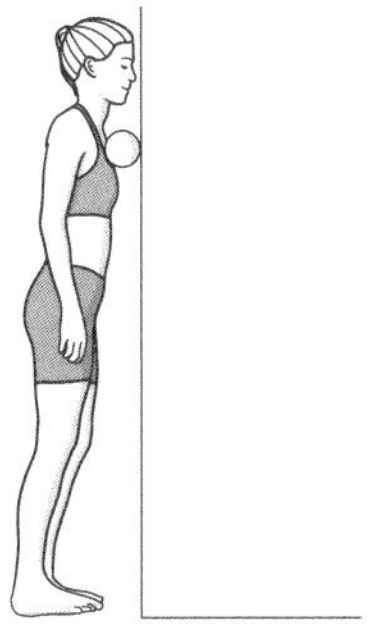

3 Brustmuskel ausrollen

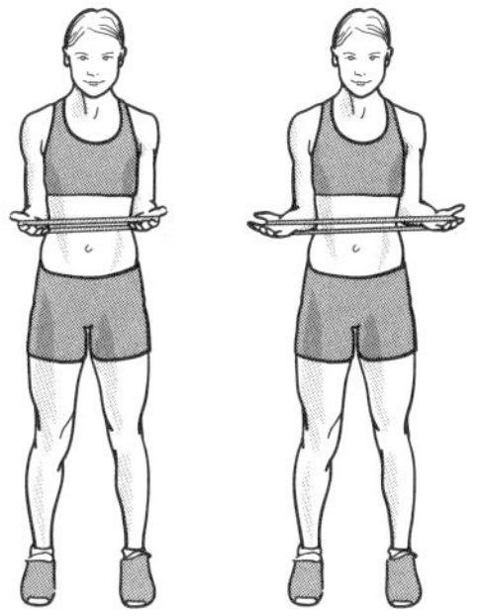

4 Außenrotation mit Band

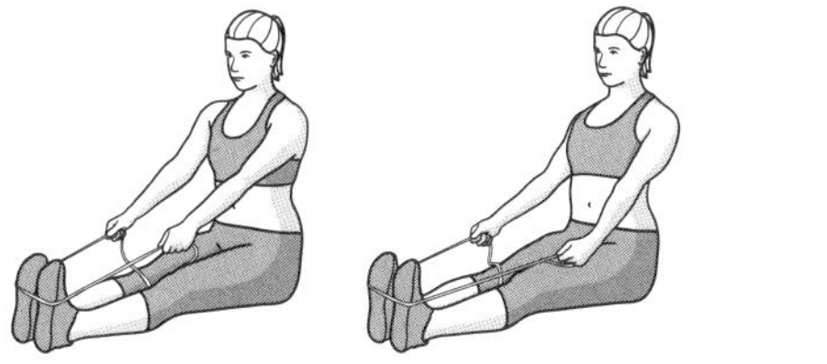

5 Schulterblattaktivierung mit Band

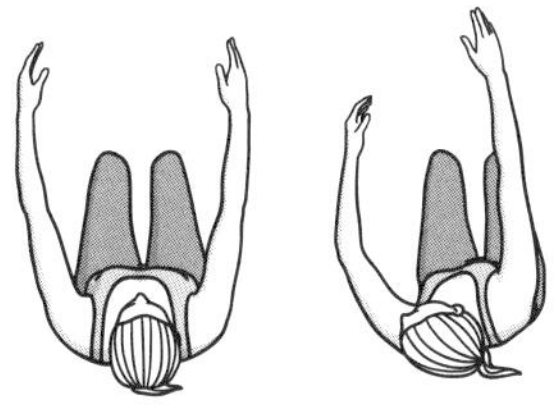

6 Wechselseitiges Schulterabheben

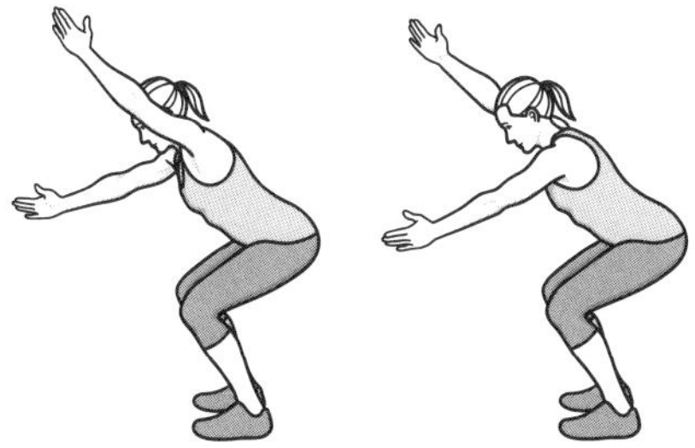

7 Wechselseitiger Holzfäller

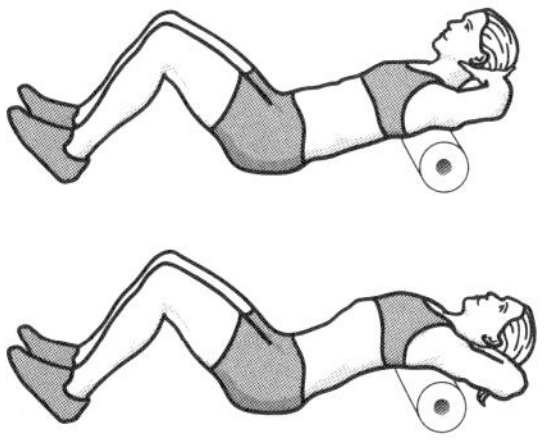

8 Brustkorb öffnen auf der Rolle

5 Schulter-Nacken-Spezial für Geübte

Trainingsdauer: 17 Minuten
Equipment: Matte, Ball, Band, Gewichte

1 **2** 3

	Übungen	Ausführungshinweis	Dauer/Wdh.	Sätze	Pause	Seite
1	Nackenmuskeln verdrehen	langsam, bewusst	1 Min. je Seite	1	–	125
2	Kopf auf verschiedenen Ebenen verschieben	kontrolliert, gesamtes Bewegungsausmaß	15 Wdh. je Richtung	1	–	141
3	Oberen Rücken ausrollen	langsam, bewusst, beidseits der Wirbelsäule	2 Min. je Seite	1	–	127
4	Reverse Fly in Bauchlage	maximal anziehen	4–6 Wdh.	2	30 Sek.	131
5	Außenrotation mit Band	gesamtes Bewegungsausmaß	15 Wdh.	2	20 Sek.	133
6	Innenrotation mit Band	gesamtes Bewegungsausmaß	15 Wdh. je Seite	2	20 Sek.	133
7	Schultermobilisation mit Band	langsam, bewusst	15 Wdh.	2	10 Sek.	139
8	Schulterdrücken mit Gewichten	langsam, kontrolliert	10–15 Wdh.	2	20 Sek.	134
9	Schulterkarussell	langsam, bewusst	20 Wdh.	2	30 Sek.	138

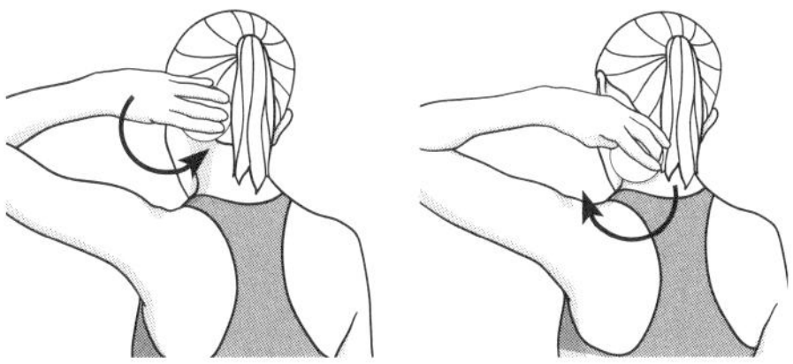

1 Nackenmuskeln verdrehen

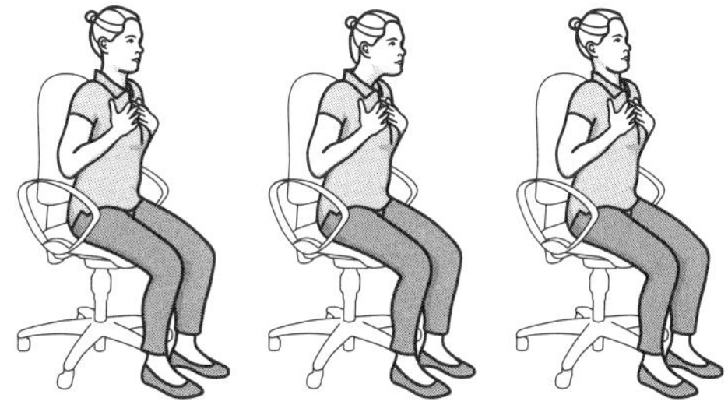

2 Kopf auf verschiedenen Ebenen verschieben

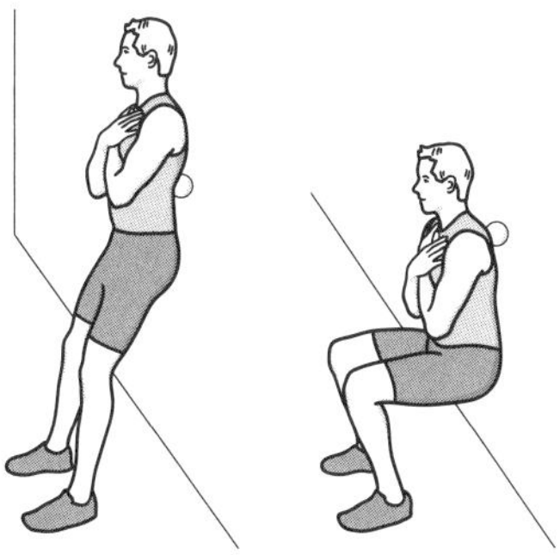

3 Oberen Rücken ausrollen

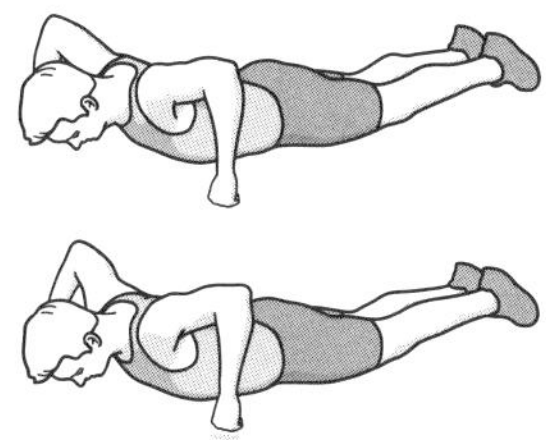

4 Reverse Fly in Bauchlage

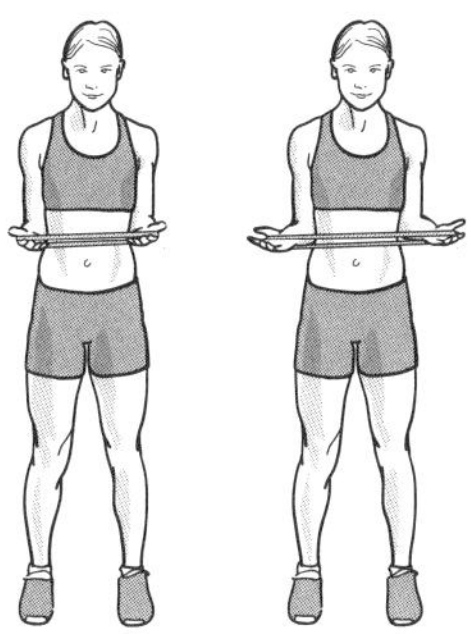

5 Außenrotation mit Band

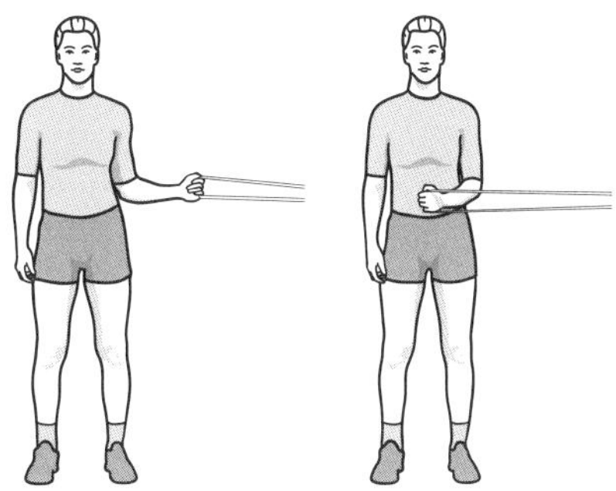

6 Innenrotation mit Band

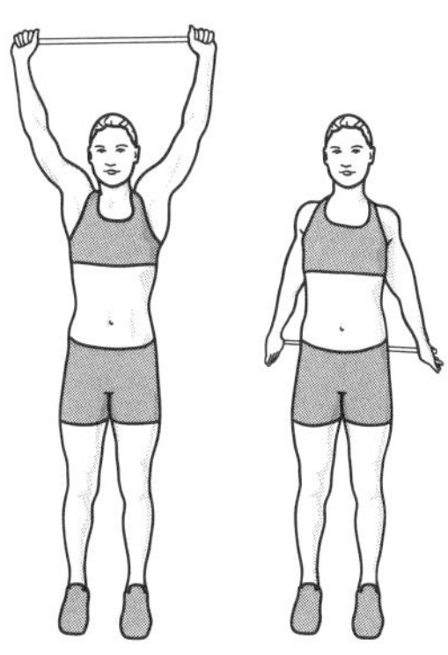

7 Schultermobilisation mit Band

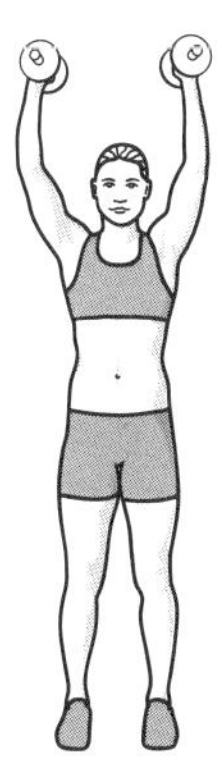

8 Schulterdrücken mit Gewichten

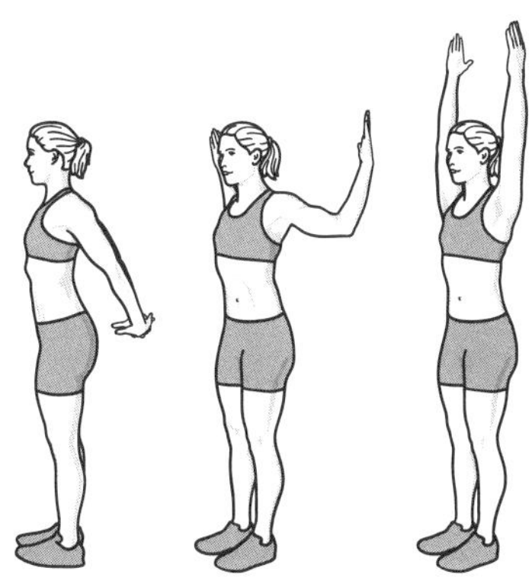

9 Schulterkarussell

6 Schulter-Nacken-Spezial für Profis

Trainingsdauer: 16 Minuten
Equipment: Matte, Rolle, Ball, Band, Gewichte

1 2 **3**

	Übungen	Ausführungshinweis	Dauer/Wdh.	Sätze	Pause	Seite
1	Trapezmuskel von oben ausrollen	langsam, bewusst	1 Min. je Seite	1	–	125
2	Längenkräftigung des Nackens	Dehnung mit Kraftaktivierung	3 Wdh. je Seite	1	–	130
3	Schulterblatt-mobilisation	langsam, bewusst	1 Min. je Seite	1	–	138
4	Reverse Fly vorgebeugt mit Gewichten	kontrolliert, maximal anziehen	15 Wdh.	2	10 Sek.	135
5	Diagonale Lifts mit Band	dynamisch	10–12 Wdh. je Seite	2	20 Sek.	134
6	Schulterrotation mit Gewichten	kontrolliert, maximales Bewegungsausmaß	15 Wdh.	2	20 Sek.	134
7	Schultermobilisation mit Band im Sitzen	bewusst, gesamtes Bewegungsausmaß	15 Wdh. je Seite	2	10 Sek.	138
8	Stabilisierung im Vierfüßlerstand auf der Rolle mit Gewicht	kontrolliert, Fokus auf stabilen Stütz	15 Wdh. je Seite	2	20 Sek.	136
9	HWS-BWS-Schulter-Mobilisation im Vierfüßlerstand	kontrolliert, gesamtes Bewegungsausmaß	10 Wdh. je Seite	2	10 Sek.	140

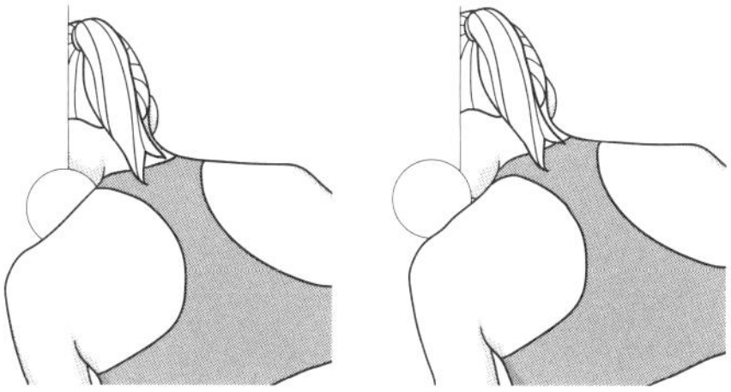

1 Trapezmuskel von oben ausrollen

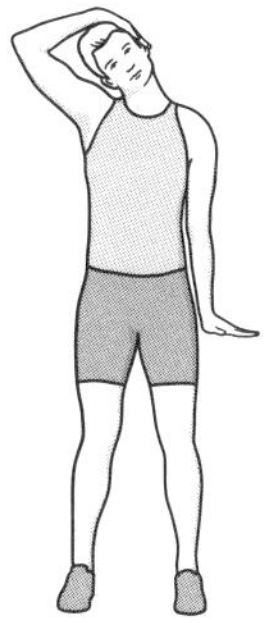

2 Längenkräftigung des Nackens

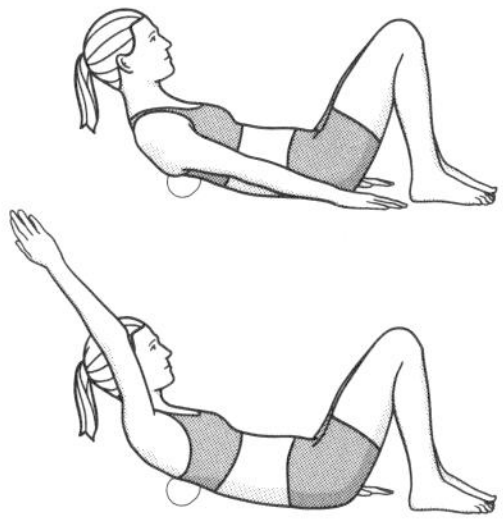

3 Schulterblattmobilisation

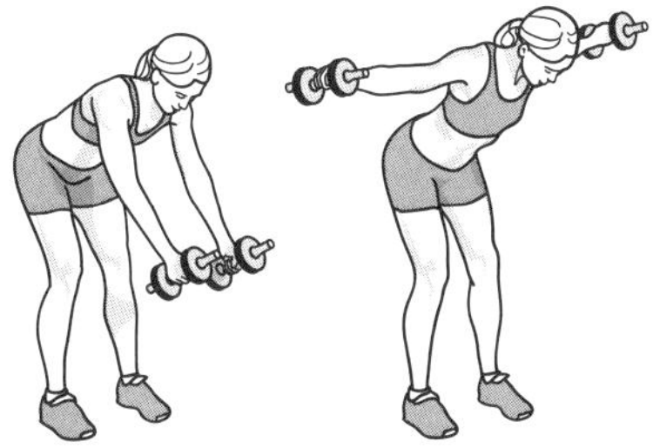

4 Reverse Fly vorgebeugt mit Gewichten

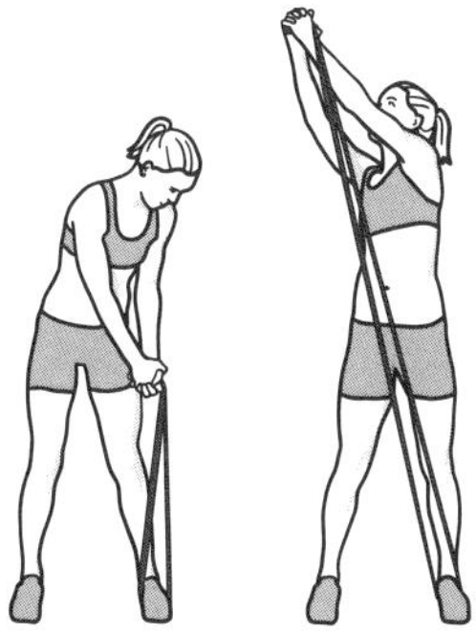

5 Diagonale Lifts mit Band

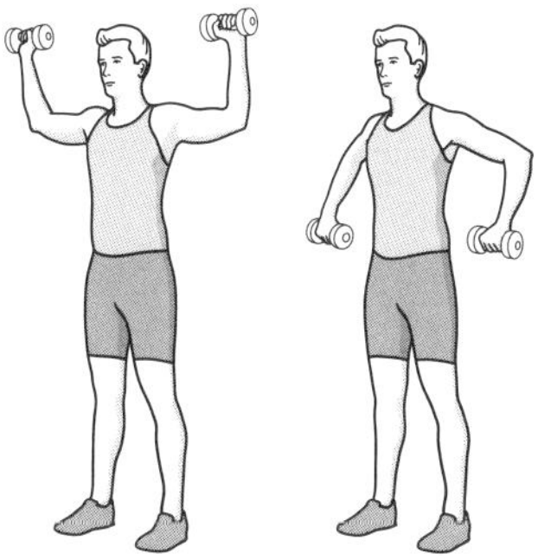

6 Schulterrotation mit Gewichten

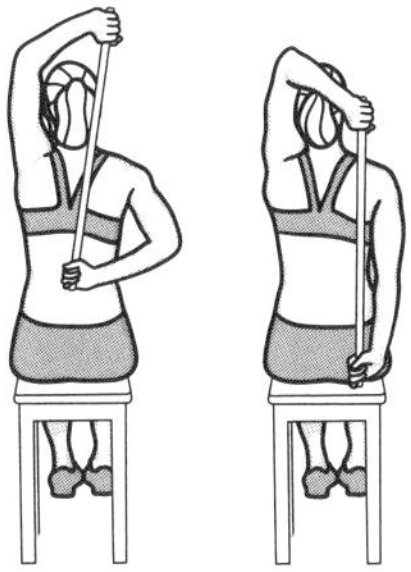

7 Schultermobilisation mit Band im Sitzen

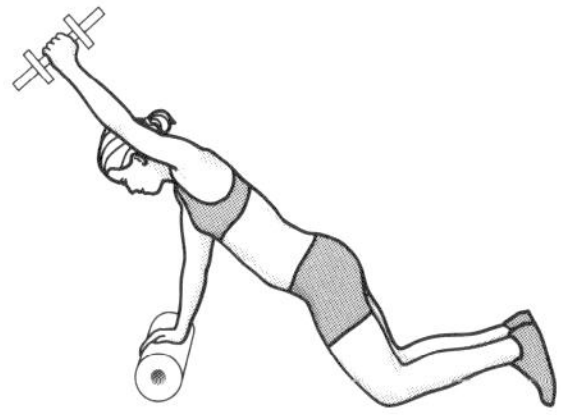

8 Stabilisierung im Vierfüßlerstand auf der Rolle mit Gewicht

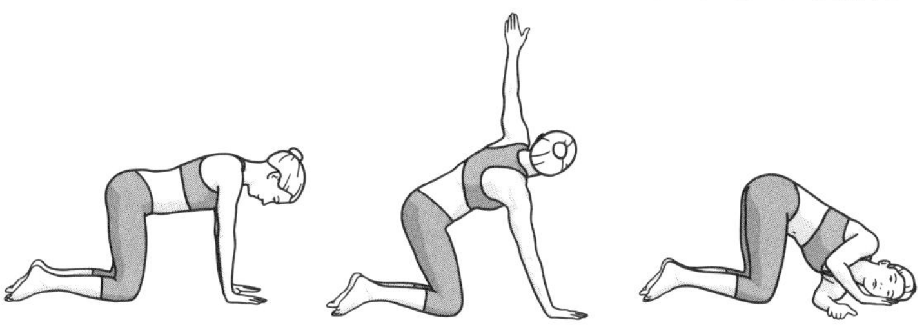

9 HWS-BWS-Schulter-Mobilisation im Vierfüßlerstand

7 Entspannung und Dehnung für die Schulter-Nacken-Partie

1 **2** 3

Trainingsdauer: 14 Minuten
Equipment: Matte, Rolle

	Übungen	Ausführungshinweis	Dauer/Wdh.	Sätze	Pause	Seite
1	Längenkräftigung des Nackens	Dehnung mit Kraftaktivierung	3 Wdh. je Seite	1	–	130
2	Brust öffnen mit Armschwung	von locker zu dynamisch steigern	15 Wdh.	2	10 Sek.	129
3	Dehnung von Brust, vorderen Schultern und Armen	dehnen	45 Sek.	2	10 Sek.	128
4	Breiten Rückenmuskel und Schulter dehnen	federn	45 Sek. je Seite	2	10 Sek.	129
5	Längenkräftigung der vorderen myofaszialen Kette	bis zur Erschöpfung der Muskulatur, auf die Kopfhaltung achten	max. 20 Sek.	3–6	5 Sek.	131
6	Lockernde Vorbeuge	lockern und entspannen	30 Sek.	1	–	128
7	Dehnung der Schulteraußenseite	dehnen	45 Sek. je Seite	2	10 Sek.	128
8	Brust und Schulter dehnen mit Rolle	ruhig und bewusst atmen	2 Min.	1	–	127

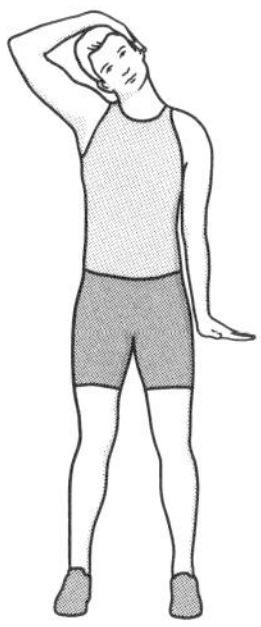

1 Längenkräftigung des Nackens

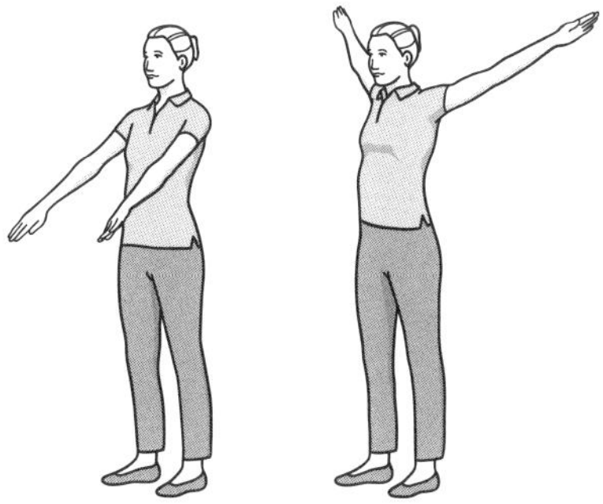

2 Brust öffnen mit Armschwung

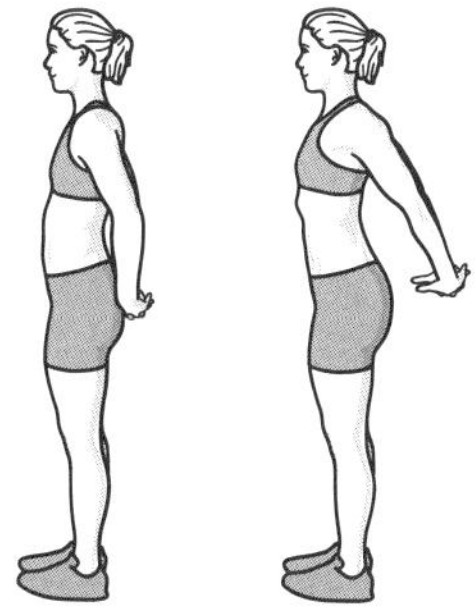

3 Dehnung von Brust, vorderen Schultern und Armen

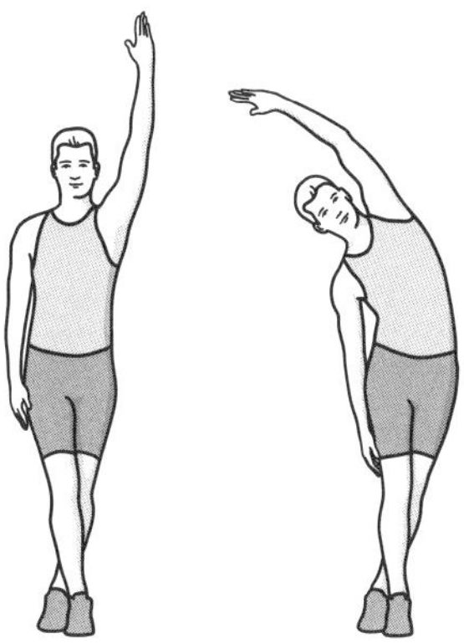

4 Breiten Rückenmuskel und Schulter dehnen

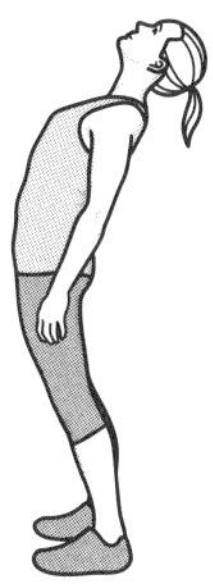

5 Längenkräftigung der vorderen myofaszialen Kette

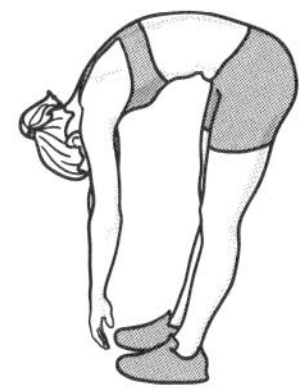

6 Lockernde Vorbeuge

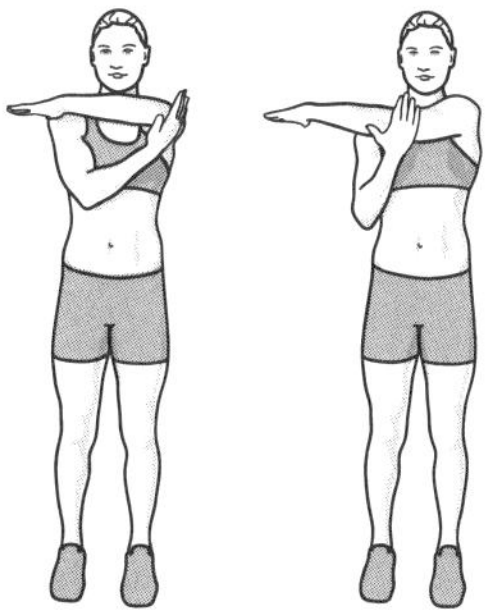

7 Dehnung der Schulteraußenseite

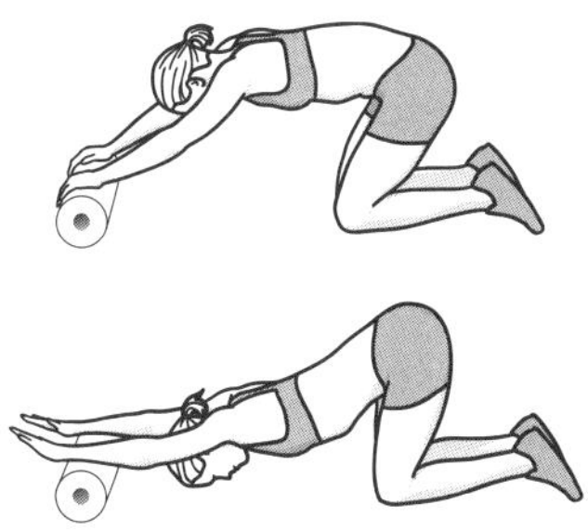

8 Brust und Schulter dehnen mit Rolle

8 Faszien lösen mit Rolle und Ball

Trainingsdauer: 29 Minuten
Equipment: Matte, Ball, Rolle

1 **2** 3

	Übungen	Ausführungshinweis	Dauer/Wdh.	Sätze	Seite
1	Kopf-Nacken-Übergang ausrollen	langsam, bewusst, beidseits der Wirbelsäule	30 Sek. je Seite	1	124
2	Nacken lockern	langsam, bewusst	2 Min.	1	125
3	Nackenmuskeln verdrehen	langsam, bewusst	1 Min. je Seite	1	125
4	Brustmuskel ausrollen	langsam, bewusst	2 Min. je Seite	1	126
5	Kleinen Brustmuskel lösen	in den Schmerzpunkt atmen	1 Min. je Seite	1	126
6	Inneren Schulterblatt-muskel lösen	in den Schmerzpunkt atmen	1 Min. je Seite	1	126
7	Trapezmuskel von oben ausrollen	langsam, bewusst	1 Min. je Seite	1	125
8	Seitliche Schulter ausrollen	langsam, bewusst, ggf. auf den Arm ausweiten	2 Min. je Seite	1	126
9	Flanke ausrollen	vor allem die obere Flanke, langsam, bewusst	2 Min. je Seite	1	127
10	Oberen Rücken ausrollen	langsam, bewusst, beidseits der Wirbelsäule	2 Min. je Seite	1	127

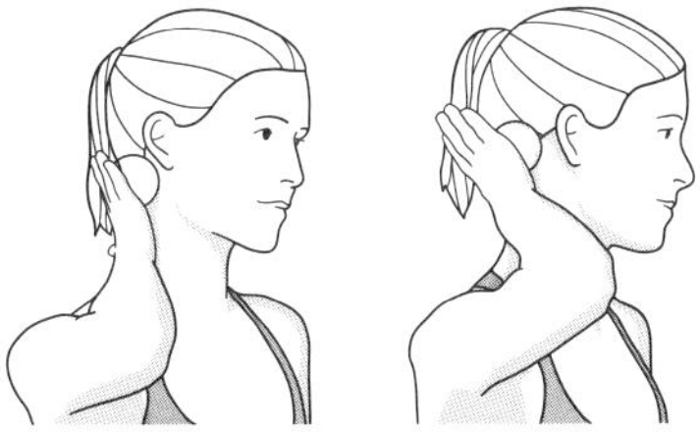

1 Kopf-Nacken-Übergang ausrollen

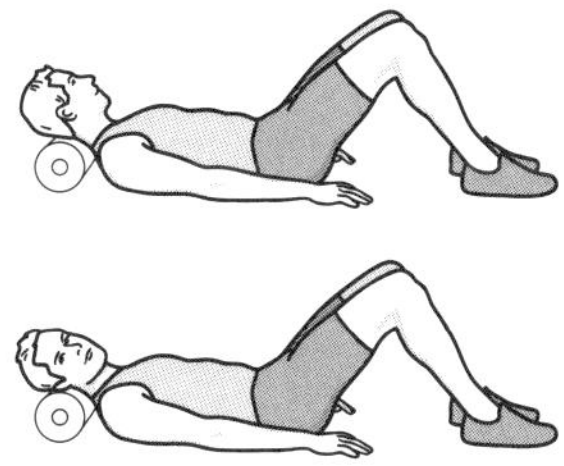

2 Nacken lockern

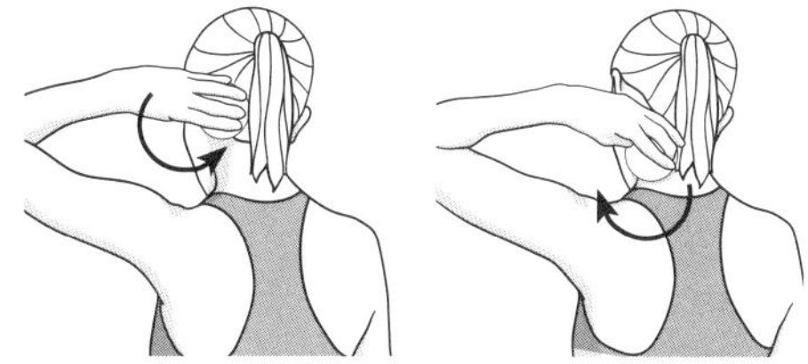

3 Nackenmuskeln verdrehen

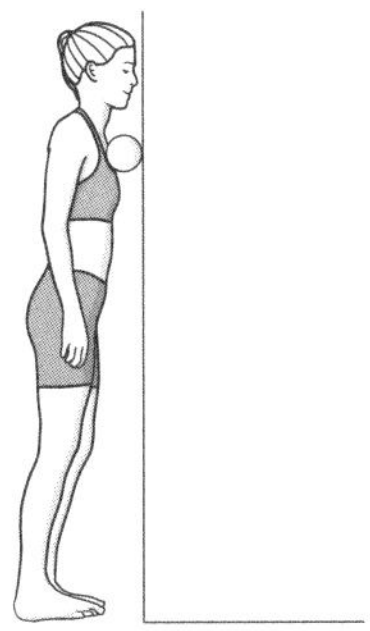

4 Brustmuskel ausrollen

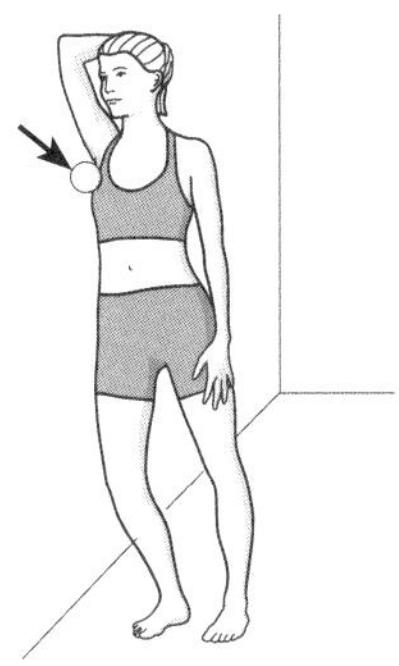

5 Kleinen Brustmuskel lösen

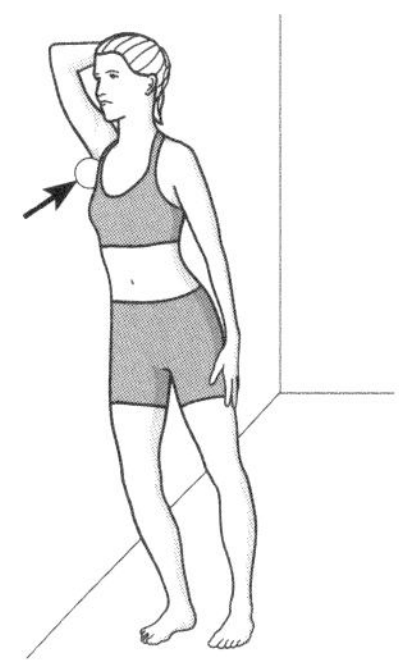

6 Inneren Schulterblattmuskel lösen

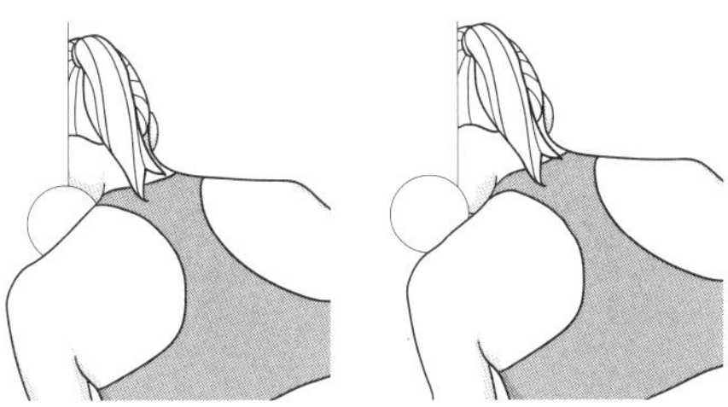

7 Trapezmuskel von oben ausrollen

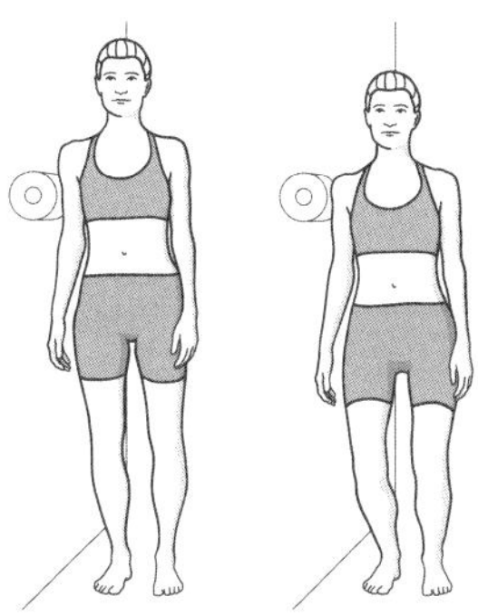

8 Seitliche Schulter ausrollen

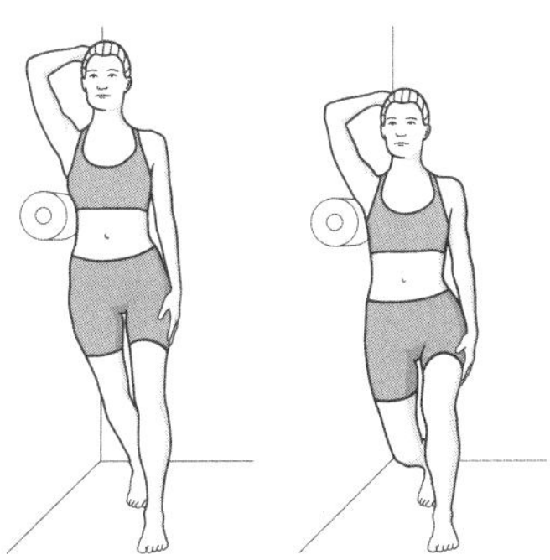

9 Flanke ausrollen

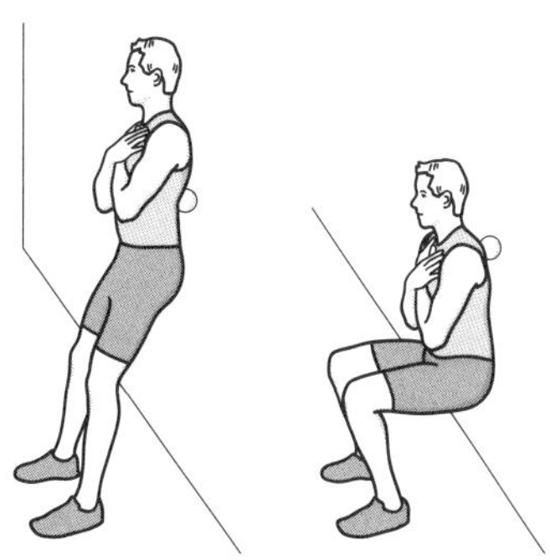

10 Oberen Rücken ausrollen

9 Für einen starken Nacken – Kurzprogramm ohne Geräte

Trainingsdauer: 7 Minuten

1 2 3

	Übungen	Ausführungshinweis	Dauer/Wdh.	Sätze	Pause	Seite
1	Kopfkreisel	langsam, bewusst	10 Wdh.	1	–	137
2	Nackenheben ohne Gewichte	langsam, kontrolliert	20 Wdh.	2	10 Sek.	136
3	Längenkräftigung des Nackens	Dehnung mit Kraftaktivierung	3 Wdh. je Seite	1	–	130
4	Dehnung von Brust, vorderen Schultern und Armen	dehnen	45 Sek.	2	10 Sek.	128
5	Lockernde Vorbeuge	lockern und entspannen	30 Sek.	1	–	128

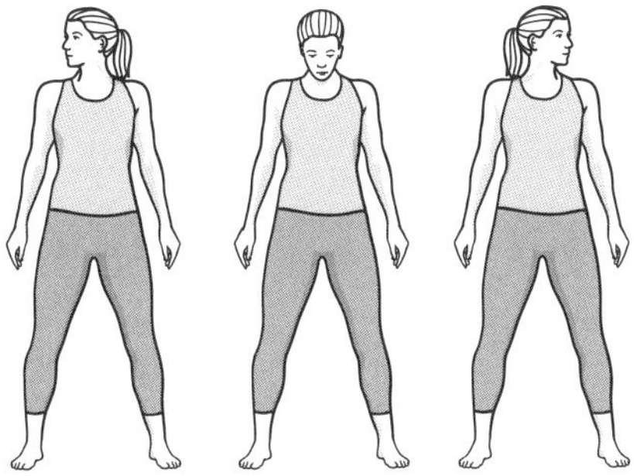

1 Kopfkreisel

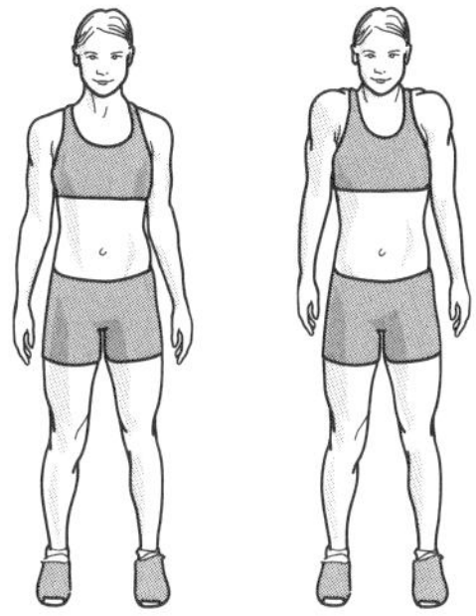

2 Nackenheben ohne Gewichte

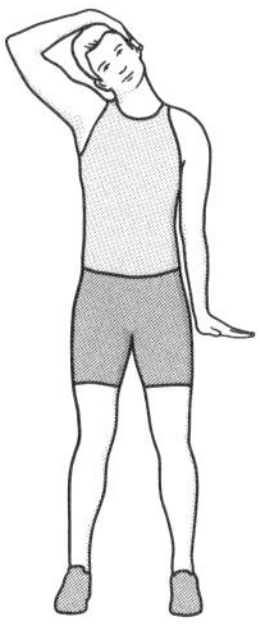

3 Längenkräftigung des Nackens

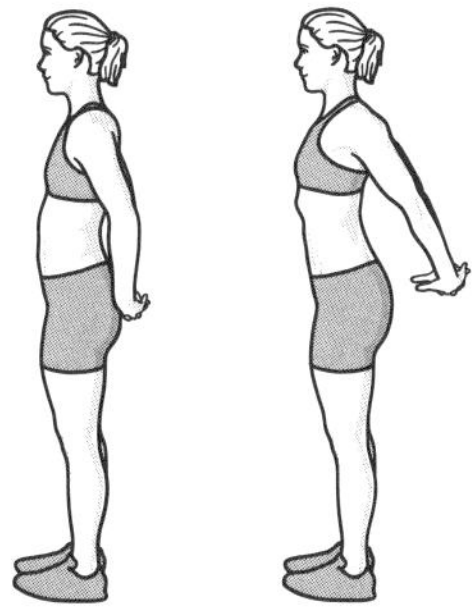

4 Dehnung von Brust, vorderen Schultern und Armen

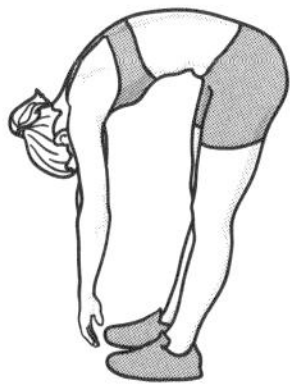

5 Lockernde Vorbeuge

10 Für einen starken Nacken – ohne Geräte

1 **2** 3

Trainingsdauer: 14 Minuten
Equipment: Matte, Kissen oder Decke

	Übungen	Ausführungshinweis	Dauer/Wdh.	Sätze	Pause	Seite
1	Nacken-Schulter-Rotation	kontrolliert	10 Wdh.	2	10 Sek.	141
2	Kopf auf verschiedenen Ebenen verschieben	kontrolliert, gesamtes Bewegungsausmaß	15 Wdh. je Richtung	1	–	141
3	Längenkräftigung des Nackens	Dehnung mit Kraftaktivierung	3 Wdh. je Seite	1	–	130
4	Längenkräftigung der Brust	Dehnung mit Kraftaktivierung	3 Wdh. je Seite	1	–	131
5	Schwimmer in Bauchlage	langsam, bewusst	15 Wdh.	2	20 Sek.	130
6	Längenkräftigung der vorderen myofaszialen Kette	bis zur Erschöpfung der Muskulatur, auf Kopfhaltung achten	max. 20 Sek.	3–6	5 Sek.	131
7	Lockernde Vorbeuge	lockern und entspannen	30 Sek.	1	–	128
8	HWS-BWS-Rotation im Liegen	fließend ein- und ausatmen und entspannen	1,5 Min. je Seite	1	–	139

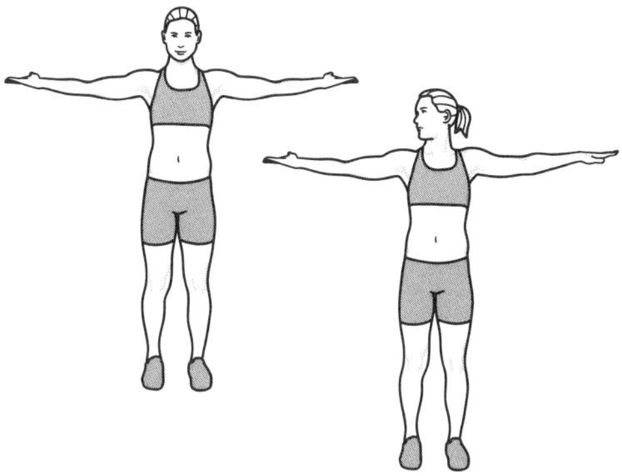

1 Nacken-Schulter-Rotation

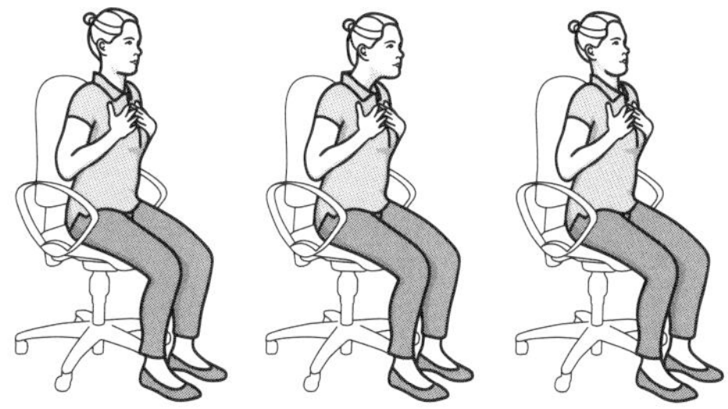

2 Kopf auf verschiedenen Ebenen verschieben

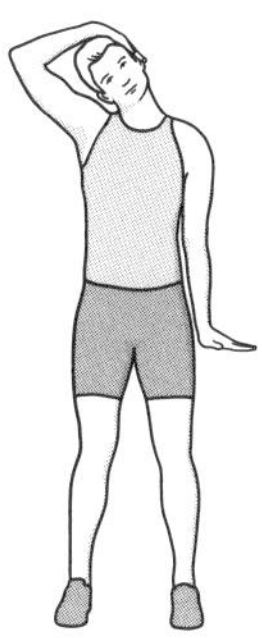

3 Längenkräftigung des Nackens

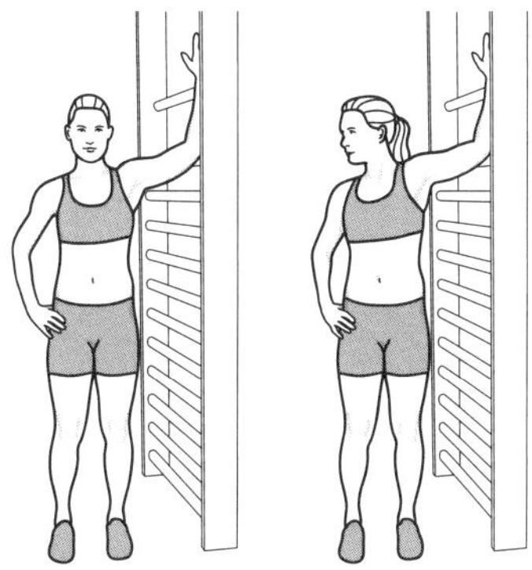

4 Längenkräftigung der Brust

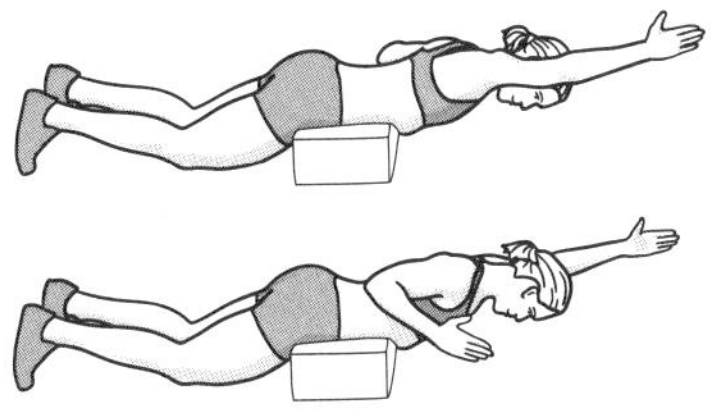

5 Schwimmer in Bauchlage

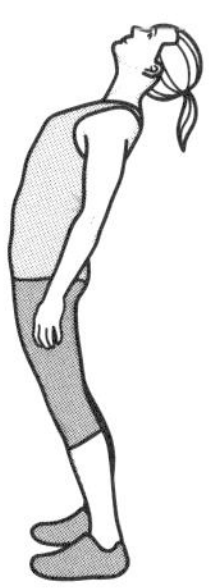

6 Längenkräftigung der vorderen myofaszialen Kette

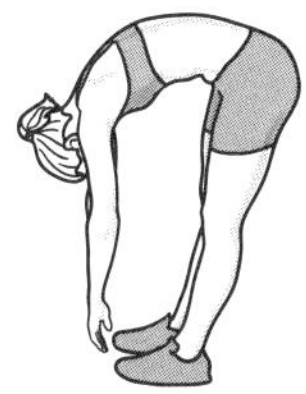

7 Lockernde Vorbeuge

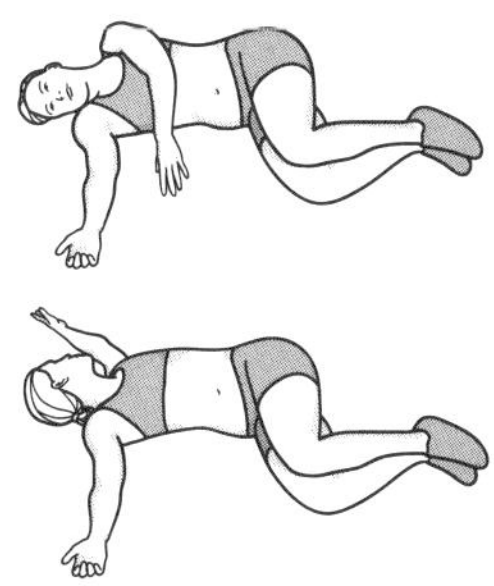

8 HWS-BWS-Rotation im Liegen

11 Für einen starken Nacken – Kurzprogramm

1 **2** 3

Trainingsdauer: 9 Minuten
Equipment: Matte, Rolle, Ball, Band, Gewichte

	Übungen	Ausführungshinweis	Dauer/Wdh.	Sätze	Pause	Seite
1	Kopf-Nacken-Übergang ausrollen	langsam, bewusst, beidseits der Wirbelsäule	30 Sek. je Seite.	1	–	124
2	Brustmuskel ausrollen	langsam, bewusst	2 Min. je Seite	1	–	126
3	Schulterblatt-aktivierung mit Band	kontrolliert, maximal anziehen	15 Wdh.	1	–	132
4	Nackenheben mit Gewichten	langsam, kontrolliert	15 Wdh.	2	10 Sek.	136
5	Brustkorb öffnen auf der Rolle	ruhig und bewusst atmen	1 Min.	1	–	139

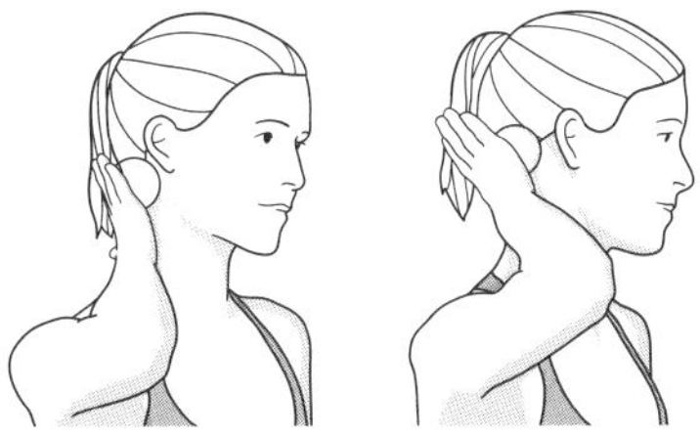

1 Kopf-Nacken-Übergang ausrollen

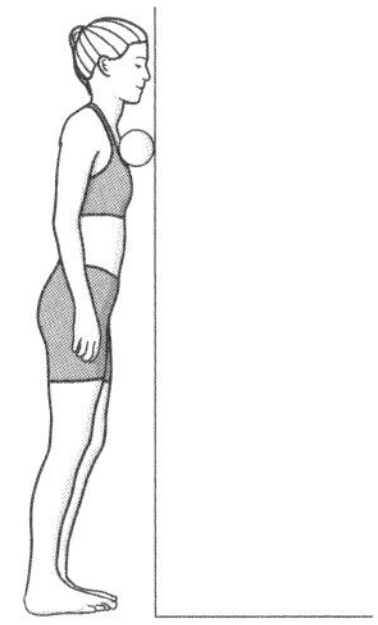

2 Brustmuskel ausrollen

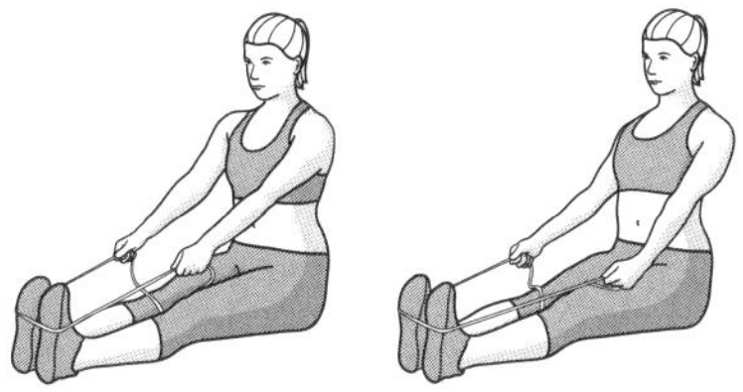

3 Schulterblattaktivierung mit Band

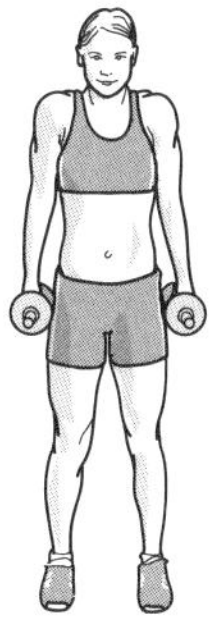

4 Nackenheben mit Gewichten

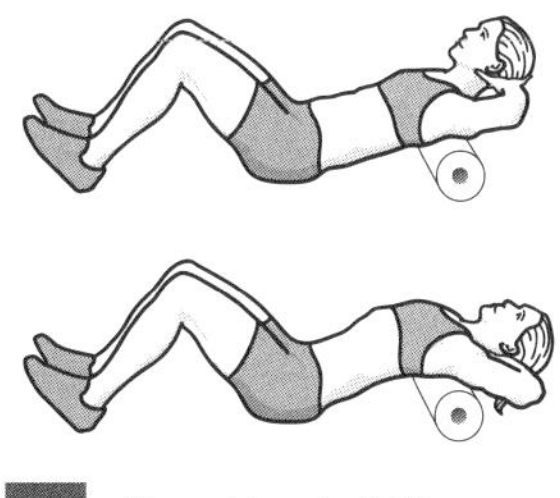

5 Brustkorb öffnen auf der Rolle

12 Für einen starken Nacken

Trainingsdauer: 15 Minuten
Equipment: Matte, Rolle, Ball, Band, Gewichte

1 2 **3**

	Übungen	Ausführungshinweis	Dauer/Wdh.	Sätze	Pause	Seite
1	Kopf-Nacken-Übergang ausrollen	langsam, bewusst, beidseits der Wirbelsäule	30 Sek. je Seite.	1	–	124
2	Trapezmuskel von oben ausrollen	langsam, bewusst	1 Min. je Seite	1	–	125
3	Wechselseitiges Frontheben mit Band	dynamisch, aber kontrolliert	15 Wdh.	2	20 Sek.	133
4	Kleinen Brustmuskel lösen	in den Schmerzpunkt atmen	1 Min. je Seite	1	–	126
5	Schulterblatt-aktivierung mit Band	kontrolliert, maximal anziehen	10–12 Wdh.	2	20 Sek.	132
6	Schulterdrücken mit Gewichten	langsam, kontrolliert	10–15 Wdh.	2	20 Sek.	134
7	Brustkorb öffnen auf der Rolle mit Armüberzug mit Gewicht	kontrolliert, maximal nach hinten	15 Wdh.	2	20 Sek.	135
8	Brust und Schulter dehnen mit Rolle	ruhig und bewusst atmen	2 Min.	1	–	127

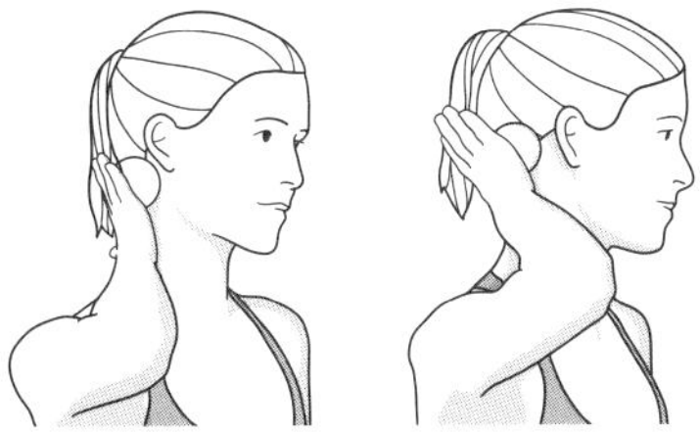

1 Kopf-Nacken-Übergang ausrollen

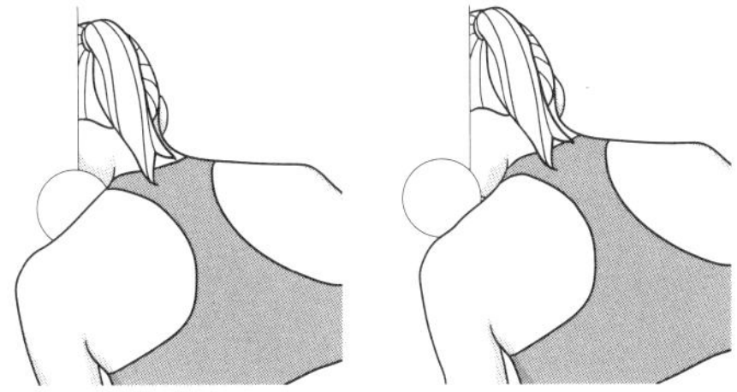

2 Trapezmuskel von oben ausrollen

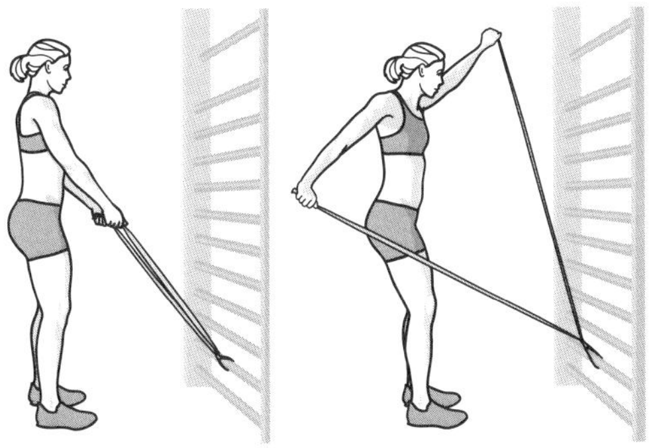

3 Wechselseitiges Frontheben mit Band

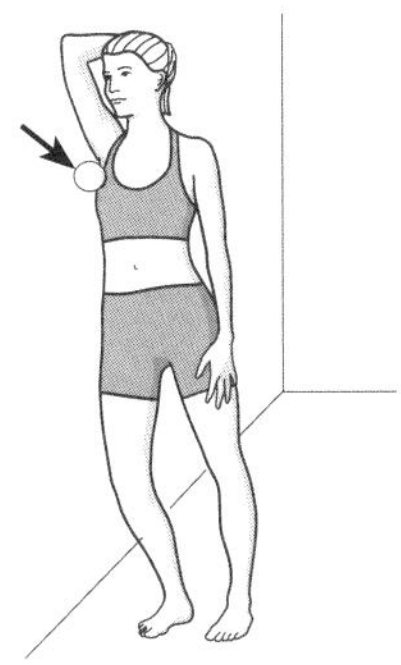

4 Kleinen Brustmuskel lösen

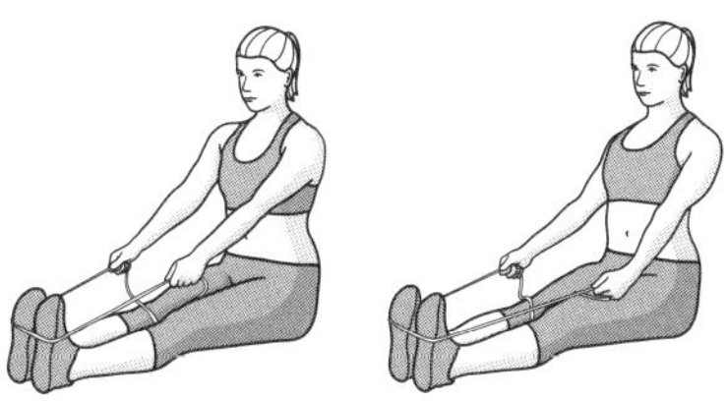

5 Schulterblattaktivierung mit Band

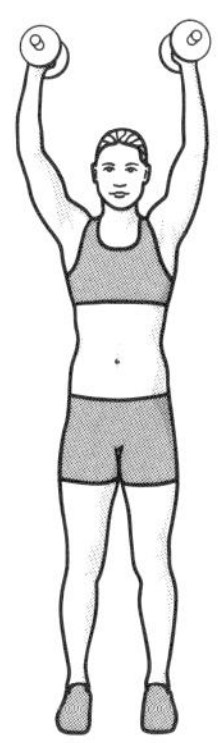

6 Schulterdrücken mit Gewichten

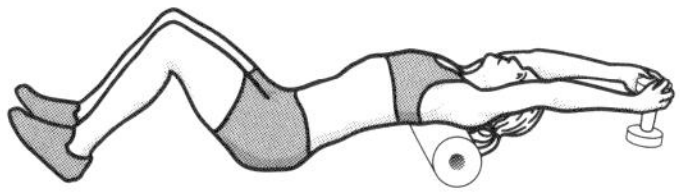

7 Brustkorb öffnen auf der Rolle mit Armüberzug mit Gewicht

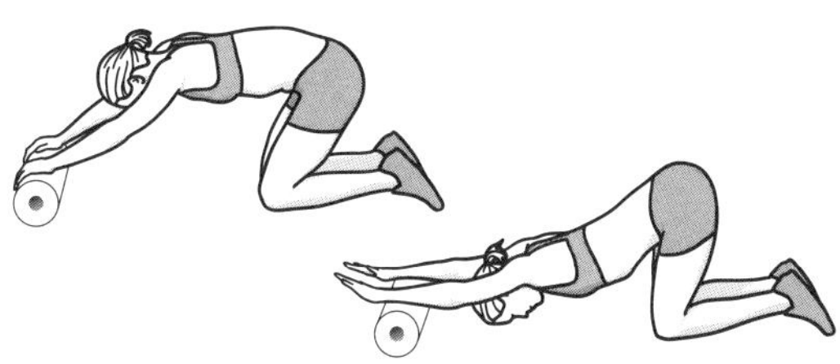

8 Brust und Schulter dehnen mit Rolle

13 Für starke und entspannte Schultern – Kurzprogramm ohne Geräte

1 2 3

Trainingsdauer: 9 Minuten
Equipment: Matte

	Übungen	Ausführungshinweis	Dauer/Wdh.	Sätze	Pause	Seite
1	Schulterkreisel	kontrolliert	15 Wdh. in beide Richtungen	2	10 Sek.	137
2	Schulterkarussell	langsam, bewusst	20 Wdh.	2	30 Sek.	138
3	Reverse Fly in Bauchlage	maximal anziehen	4–6 Wdh.	2	30 Sek.	131
4	Dehnung der Schulteraußenseite	dehnen	45 Sek. je Seite	1	–	128
5	Breiten Rückenmuskel und Schulter dehnen	federn	45 Sek. je Seite	2	10 Sek.	129

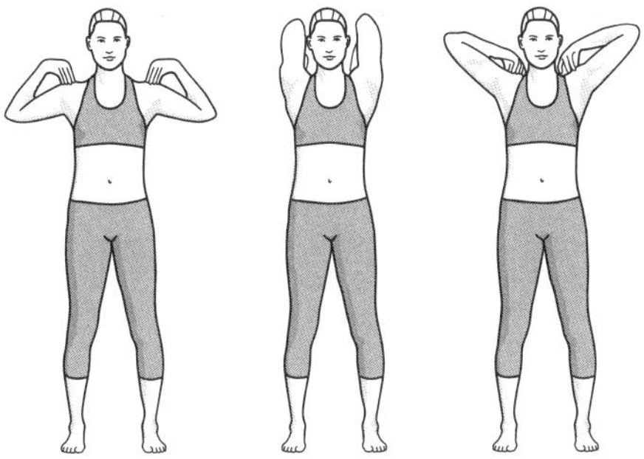

1 Schulterkreisel

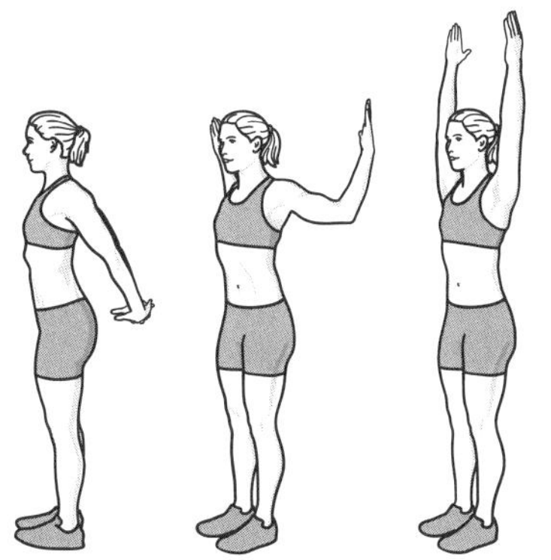

2 Schulterkarussell

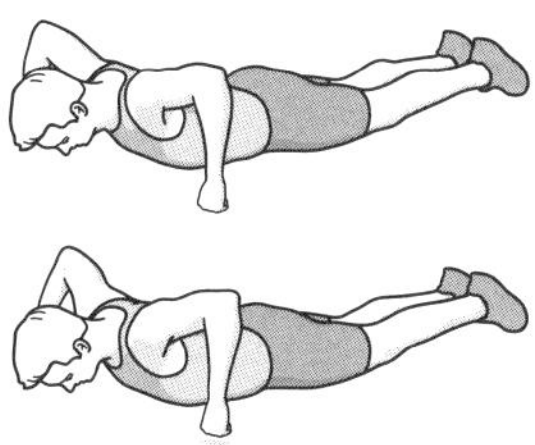

3 Reverse Fly in Bauchlage

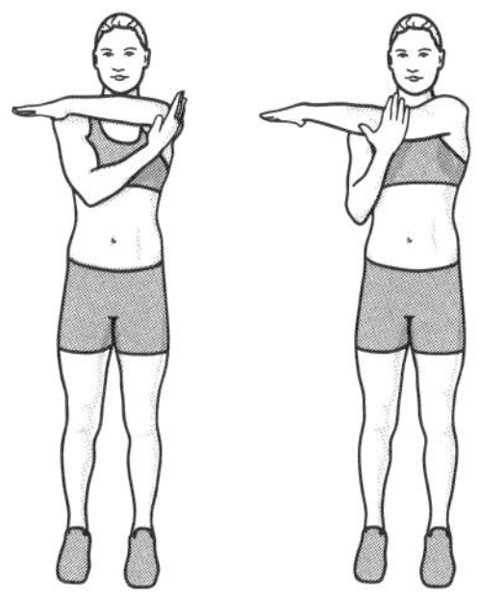

4 Dehnung der Schulteraußenseite

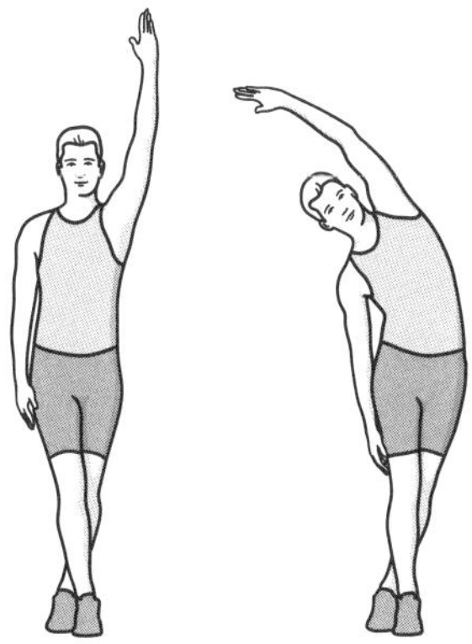

5 Breiten Rückenmuskel und Schulter dehnen

14 Für starke und entspannte Schultern – ohne Geräte

1 **2** 3

Trainingsdauer: 22 Minuten
Equipment: Matte

	Übungen	Ausführungshinweis	Dauer/Wdh.	Sätze	Pause	Seite
1	Versetztes Armkreisen	von locker zu dynamisch steigern	15 Wdh. je Richtung	2	10 Sek.	142
2	Schulterspirale	kontrolliert	10 Wdh. je Seite	2	10 Sek.	143
3	Einseitiger Reverse Fly in Bauchlage	langsam, maximal anziehen	10–12 Wdh. je Seite	2	20 Sek.	132
4	Dehnung der Schulteraußenseite	dehnen	45 Sek. je Seite	2	10 Sek.	128
5	Schulterrotation ohne Gewichte	kontrolliert, maximales Bewegungsausmaß	15 Wdh.	2	10 Sek.	134
6	Wechselseitiger Holzfäller	dynamisch	15 Wdh.	2	20 Sek.	130
7	Breiten Rückenmuskel und Schulter dehnen	federn	45 Sek. je Seite	2	10 Sek.	129
8	Stabilisierung im Vierfüßlerstand	kontrolliert, Fokus auf stabilen Stütz	15 Wdh.	2	10 Sek.	136
9	Dehnung des Oberarms und der Schulter	dehnen	45 Sek. je Seite	2	10 Sek.	128
10	Wechselseitiges Schulterabheben	gesamtes Bewegungsausmaß, bewusst	15 Wdh.	2	10 Sek.	142
11	HWS-BWS-Schulter-Mobilisation im Vierfüßlerstand	langsam, bewusst	15 Wdh. je Seite	1	–	140

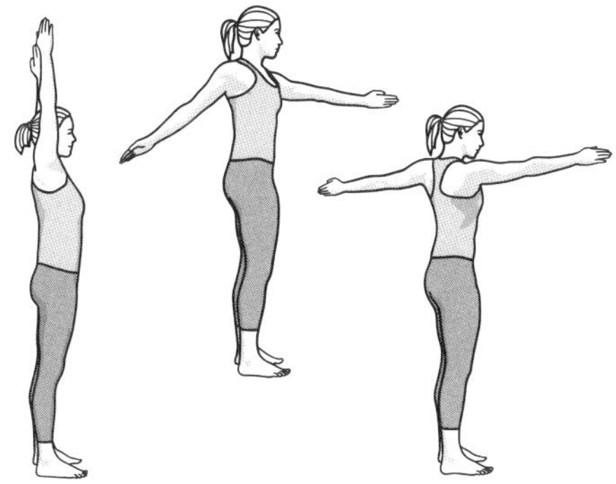

1 Versetztes Armkreisen

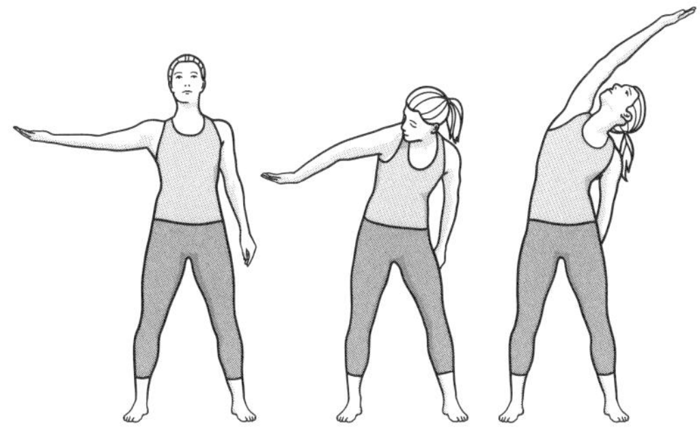

2 Schulterspirale

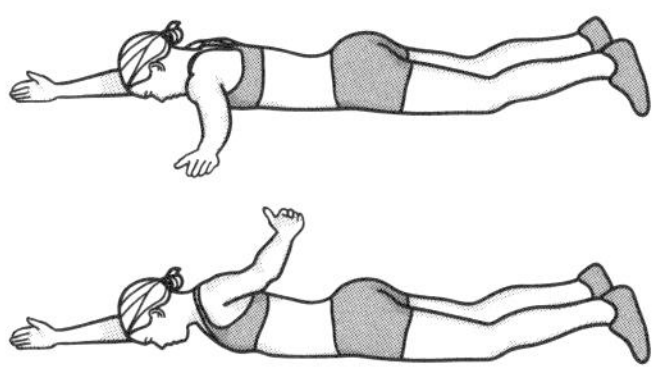

3 Einseitiger Reverse Fly in Bauchlage

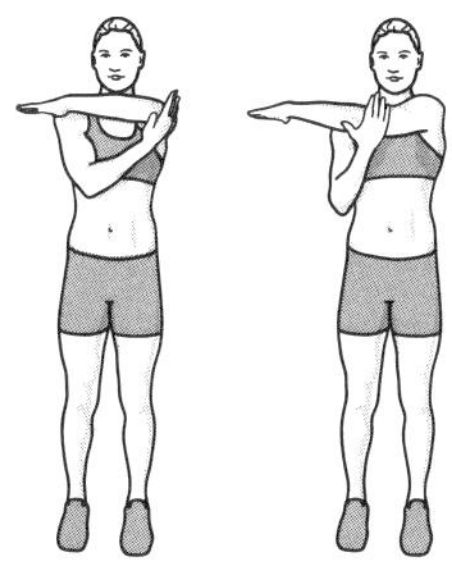

4 Dehnung der Schulteraußenseite

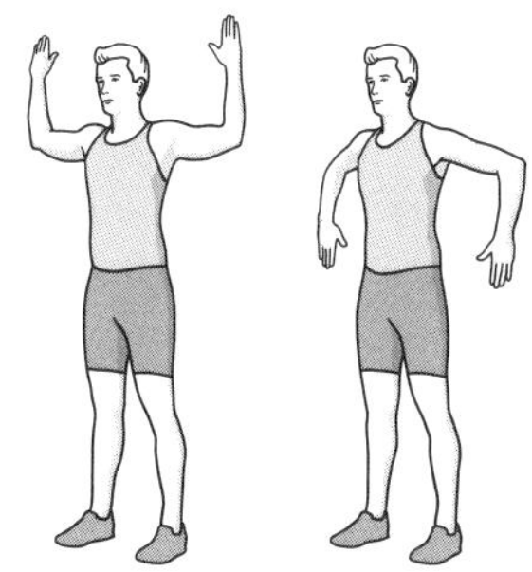

5 Schulterrotation ohne Gewichte

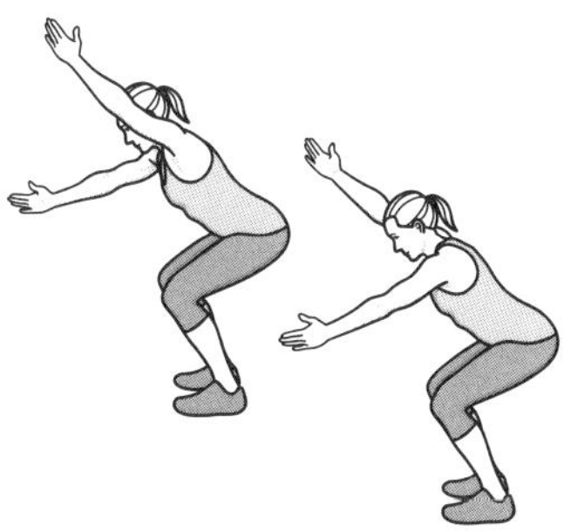

6 Wechselseitiger Holzfäller

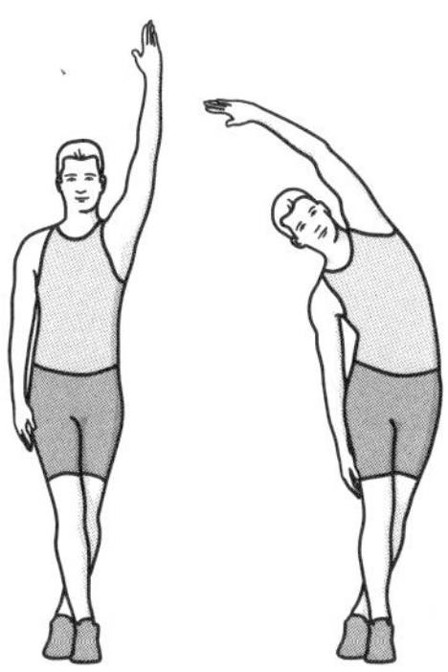

7 Breiten Rückenmuskel und Schulter dehnen

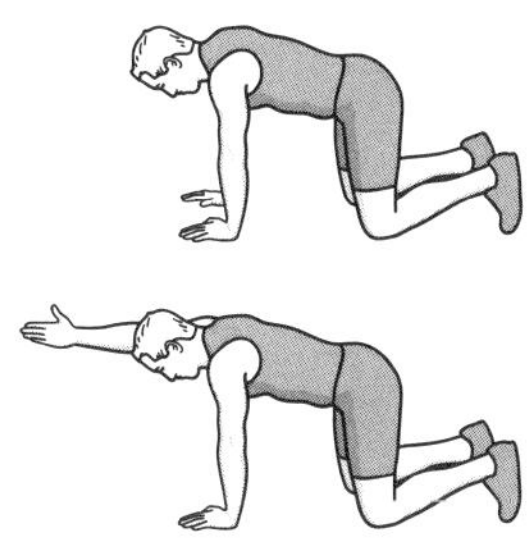

8 Stabilisierung im Vierfüßlerstand

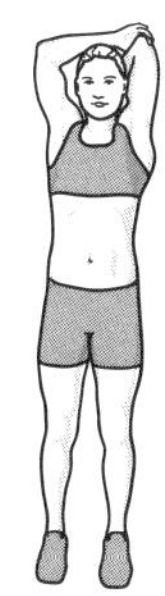

9 Dehnung des Oberarms und der Schulter

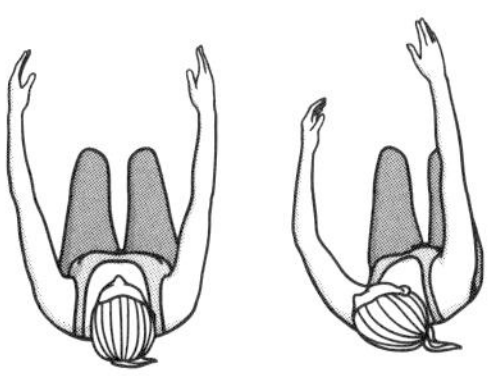

10 Wechselseitiges Schulterabheben

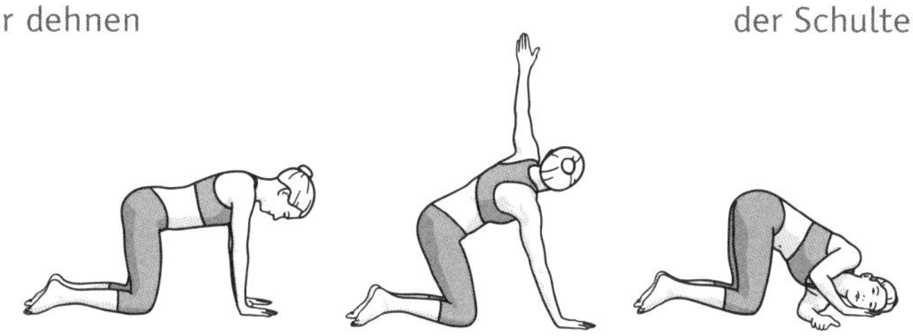

11 HWS-BWS-Schulter-Mobilisation im Vierfüßlerstand

15 Für starke und entspannte Schultern 1

Trainingsdauer: 14 Minuten
Equipment: Rolle, Band, Gewichte

1 **2** 3

	Übungen	Ausführungshinweis	Dauer/Wdh.	Sätze	Pause	Seite
1	Seitliche Schulter ausrollen	langsam, bewusst, ggf. auf den Arm ausweiten	2 Min. je Seite	1	–	126
2	Außenrotation mit Band	gesamtes Bewegungsausmaß	15 Wdh.	2	20 Sek.	133
3	Innenrotation mit Band	gesamtes Bewegungsausmaß	15 Wdh. je Seite	2	20 Sek.	133
4	Schultermobilisation mit Band im Sitzen	gesamtes Bewegungsausmaß, bewusst	15 Wdh. je Seite	1	–	138
5	Seitheben mit Gewichten	langsam, kontrolliert	15 Wdh.	2	20 Sek.	135
6	Flanke ausrollen	vor allem die obere Flanke, langsam, bewusst	2 Min. je Seite	1	–	127

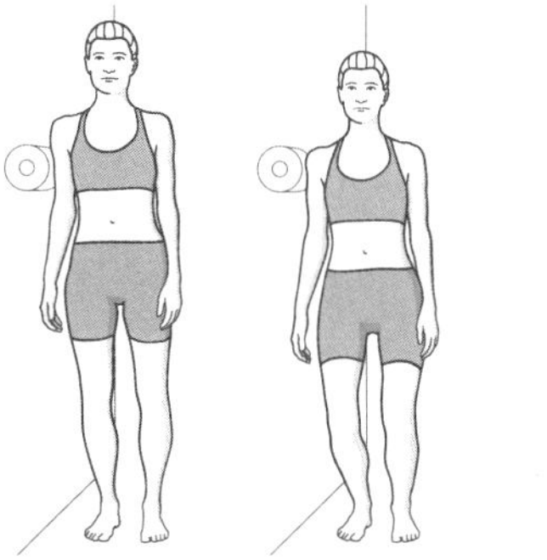

1 Seitliche Schulter ausrollen

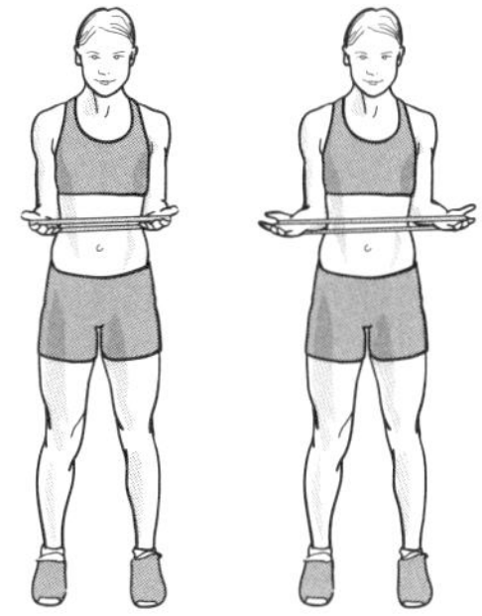

2 Außenrotation mit Band

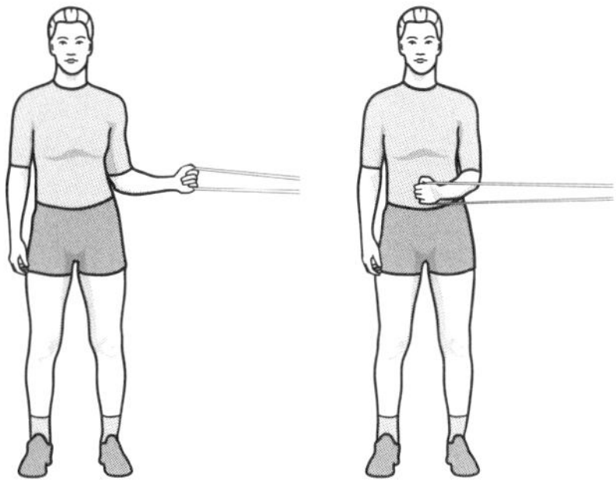

3 Innenrotation mit Band

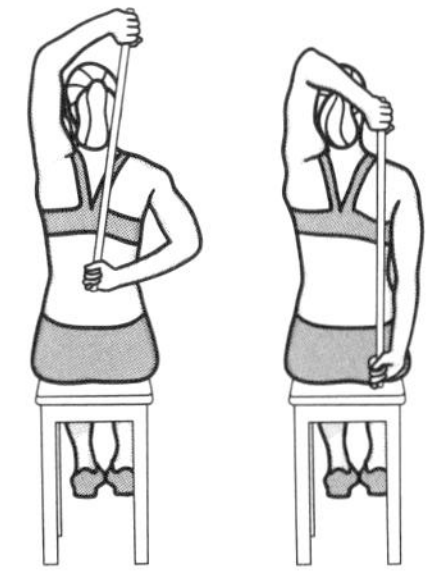

4 Schultermobilisation mit Band im Sitzen

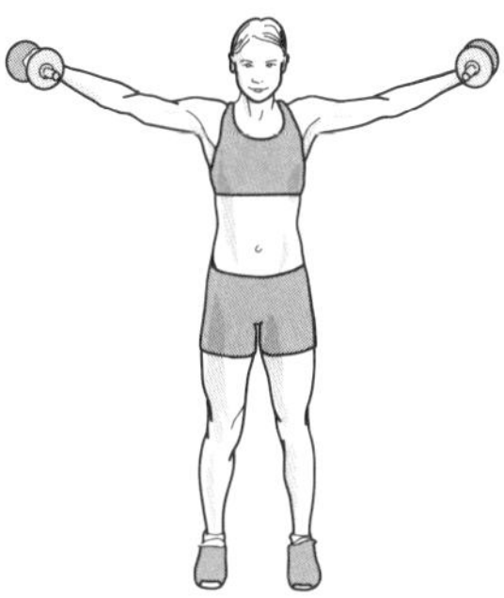

5 Seitheben mit Gewichten

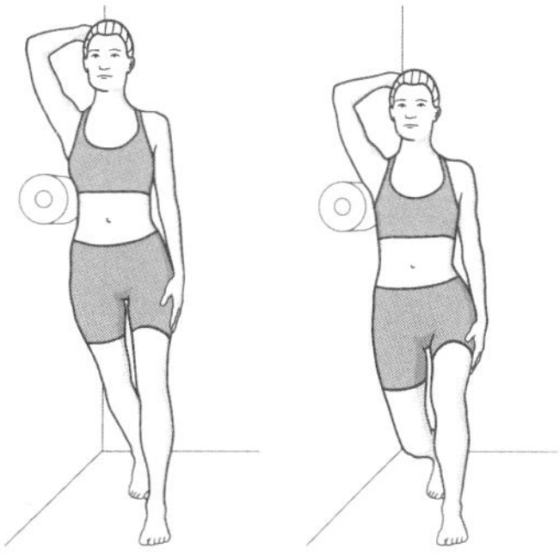

6 Flanke ausrollen

16 Für starke und entspannte Schultern 2

Trainingsdauer: 23 Minuten
Equipment: Matte, Rolle, Ball, Band, Gewichte

1 2 **3**

	Übungen	Ausführungshinweis	Dauer/Wdh.	Sätze	Pause	Seite
1	Inneren Schulterblatt-muskel lösen	in den Schmerzpunkt atmen	1 Min. je Seite	1	–	126
2	Seitliche Schulter ausrollen	langsam, bewusst, ggf. auf den Arm ausweiten	2 Min. je Seite	1	–	126
3	Außenrotation mit Band	gesamtes Bewegungsausmaß	15 Wdh.	2	20 Sek.	133
4	Innenrotation mit Band	gesamtes Bewegungsausmaß	15 Wdh. je Seite	2	20 Sek.	133
5	Schulterrotation mit Gewichten	kontrolliert, maximales Bewegungsausmaß	15 Wdh.	2	20 Sek.	134
6	Schultermobilisation mit Band im Sitzen	gesamtes Bewegungsausmaß, bewusst	15 Wdh. je Seite	2	10 Sek.	138
7	Reverse Fly vorgebeugt mit Gewichten	kontrolliert, maximal anziehen	15 Wdh.	2	20 Sek.	135
8	Seitheben mit Gewichten	langsam, kontrolliert	15 Wdh.	2	20 Sek.	135
9	Flanke ausrollen	vor allem die obere Flanke, langsam, bewusst	2 Min. je Seite	1	–	127
10	Brust und Schulter dehnen mit Rolle	langsam loslassen	45 Sek.	1	–	127

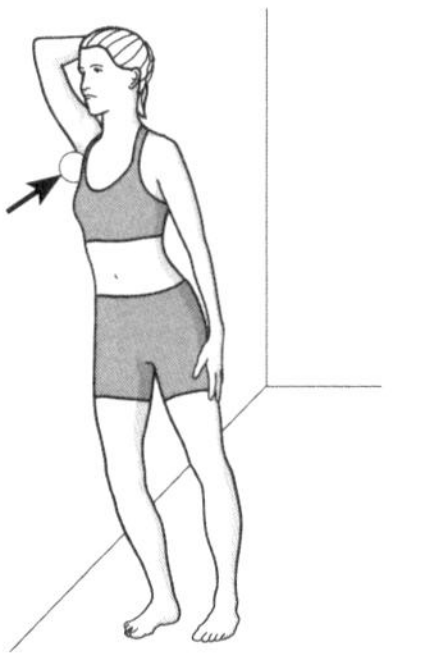

1 Inneren Schulterblattmuskel lösen

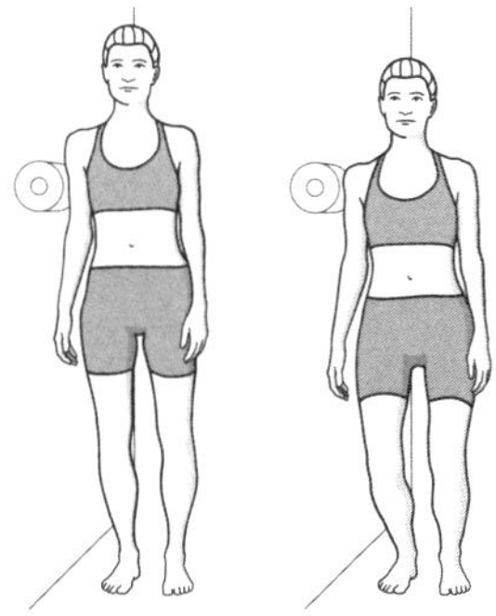

2 Seitliche Schulter ausrollen

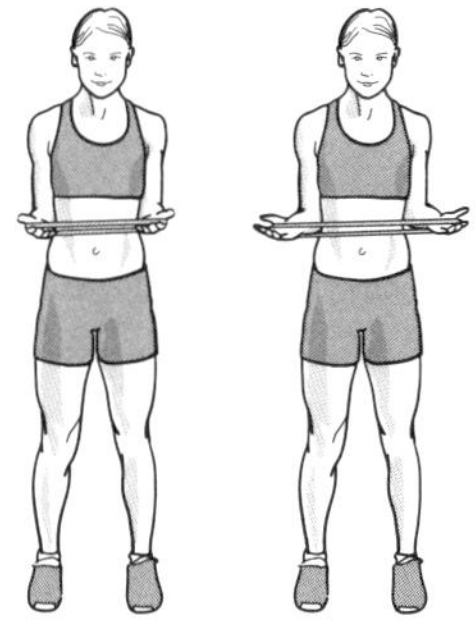

3 Außenrotation mit Band

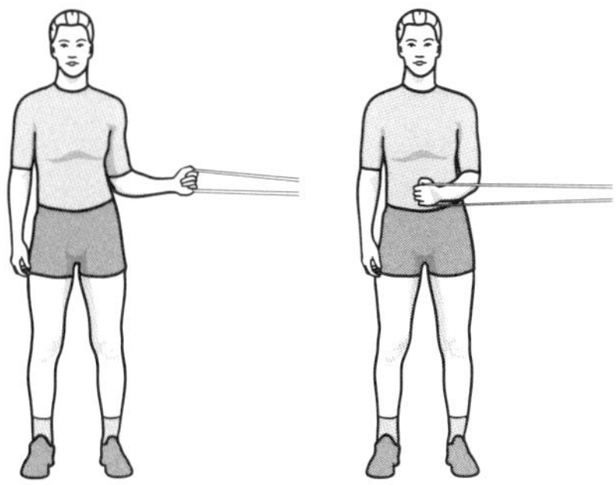

4 Innenrotation mit Band

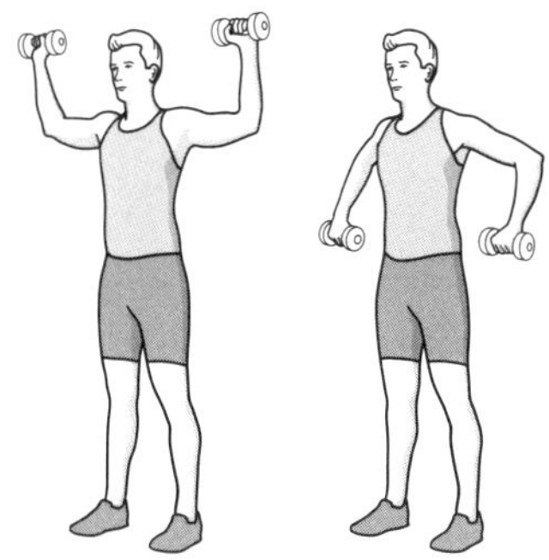

5 Schulterrotation mit Gewichten

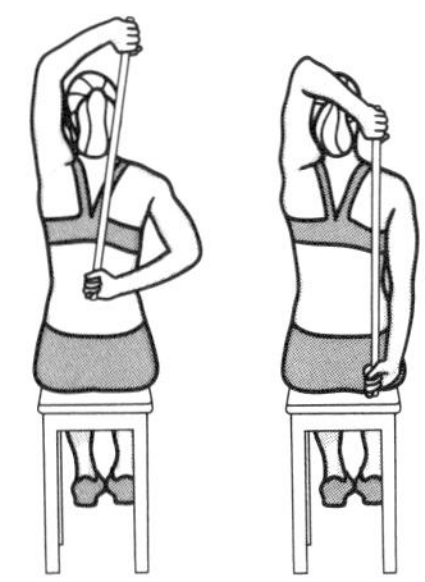

6 Schultermobilisation mit Band im Sitzen

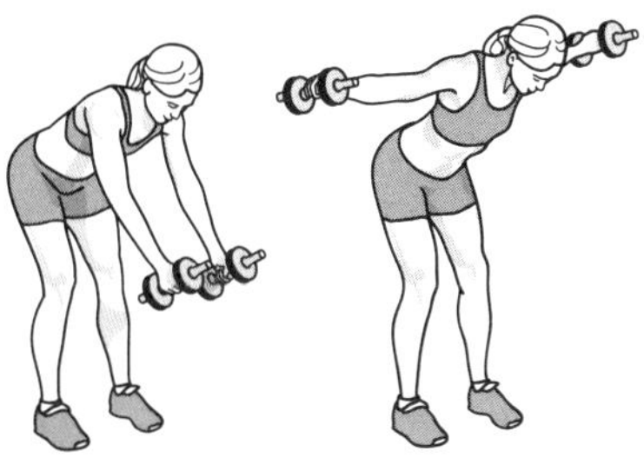

7 Reverse Fly vorgebeugt mit Gewichten

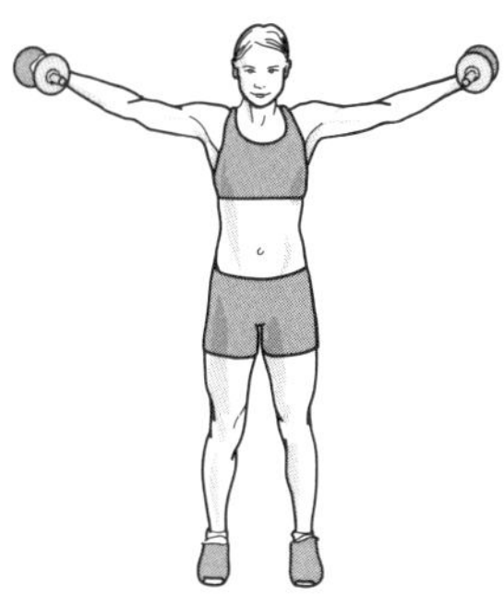

8 Seitheben mit Gewichten

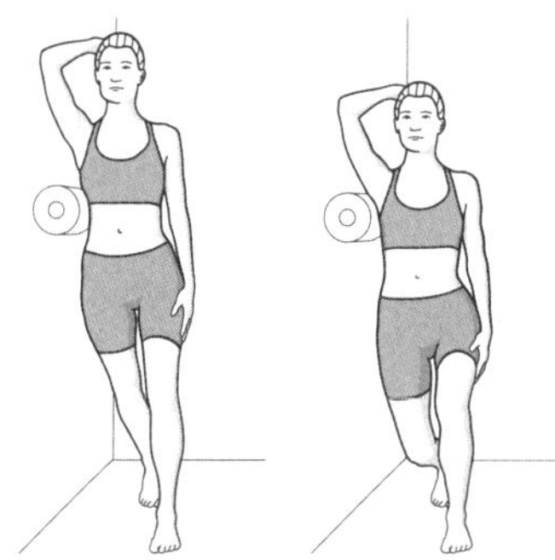

9 Flanke ausrollen

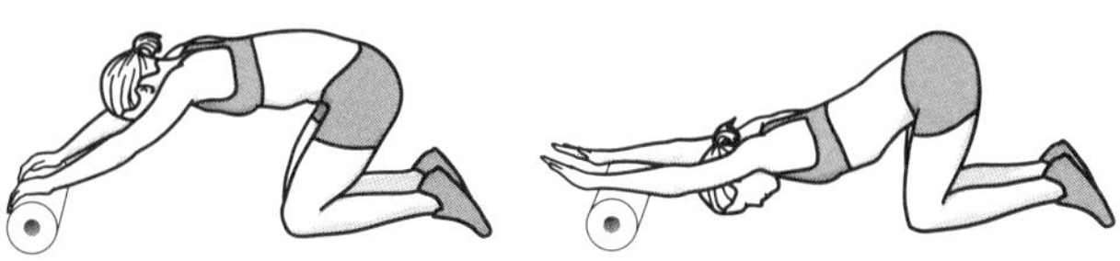

10 Brust und Schulter dehnen mit Rolle

17 Für eine bewegliche HWS und mobile Schultern

1 2 3

Trainingsdauer: 17 Minuten
Equipment: Matte, Rolle, Band

	Übungen	Ausführungshinweis	Dauer/Wdh.	Sätze	Pause	Seite
1	Kopfkreisel	langsam, bewusst	10 Wdh.	1	–	137
2	Kopf auf verschiedenen Ebenen verschieben	kontrolliert, gesamtes Bewegungsausmaß	15 Wdh. je Richtung	1	–	141
3	Nacken-Schulter-Rotation	kontrolliert	10 Wdh.	2	10 Sek.	141
4	Schulterkreisel	kontrolliert	15 Wdh. in beide Richtungen	2	10 Sek.	137
5	HWS-BWS-Mobilisation im Stehen	gesamtes Bewegungsausmaß	10–15 Wdh.	1	–	140
6	Schulterspirale	kontrolliert	10 Wdh. je Seite	2	10 Sek.	143
7	Schulterkarussell	langsam, bewusst	20 Wdh.	2	30 Sek.	138
8	Schultermobilisation mit Band	langsam, bewusst	15 Wdh.	2	10 Sek.	139
9	Schultermobilisation mit Band im Sitzen	gesamtes Bewegungsausmaß, bewusst	15 Wdh. je Seite	2	10 Sek.	138
10	Brustkorb öffnen auf der Rolle mit Armüberzug (ohne Gewicht)	kontrolliert, maximal nach hinten	15 Wdh.	2	10 Sek.	135

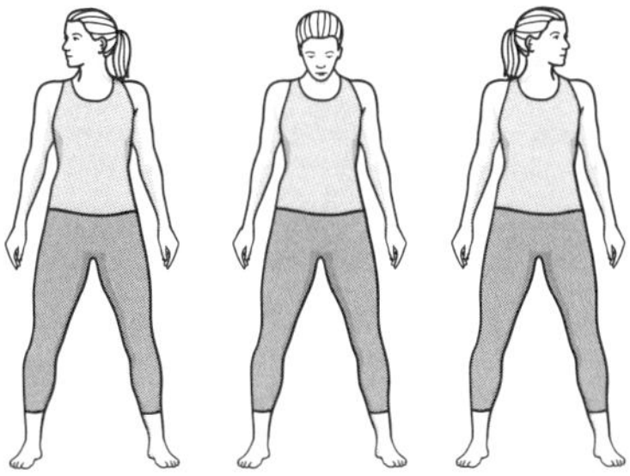

1 Kopfkreisel

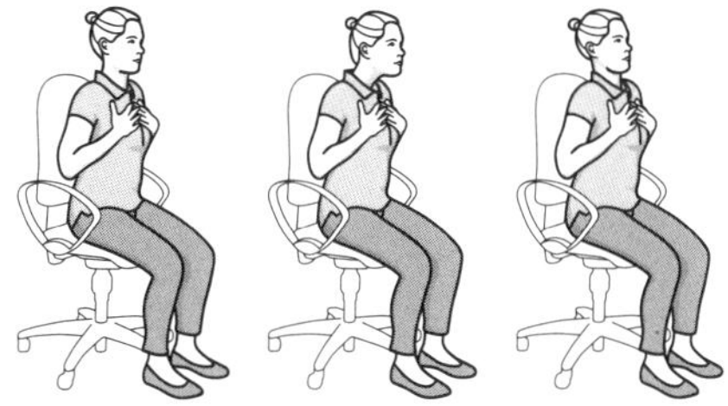

2 Kopf auf verschiedenen Ebenen verschieben

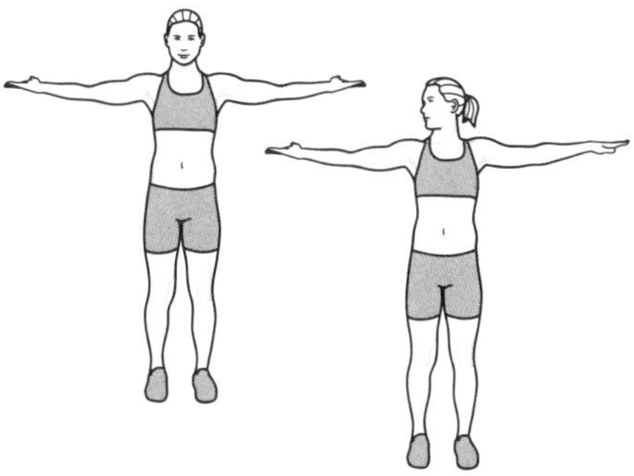

3 Nacken-Schulter-Rotation

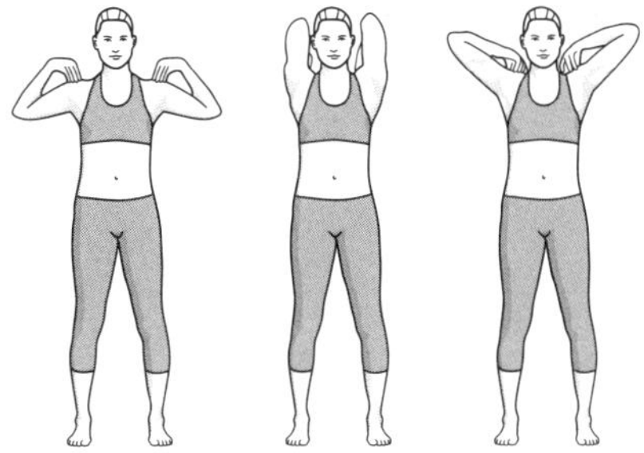

4 Schulterkreisel

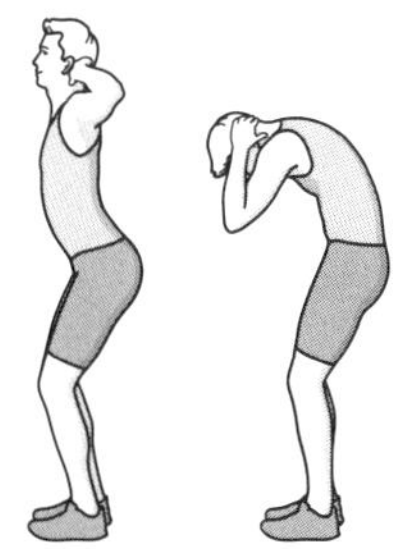

5 HWS-BWS-Mobilisation im Stehen

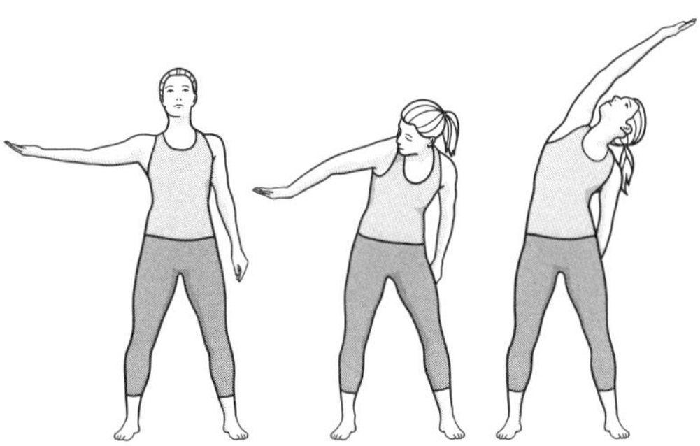

6 Schulterspirale

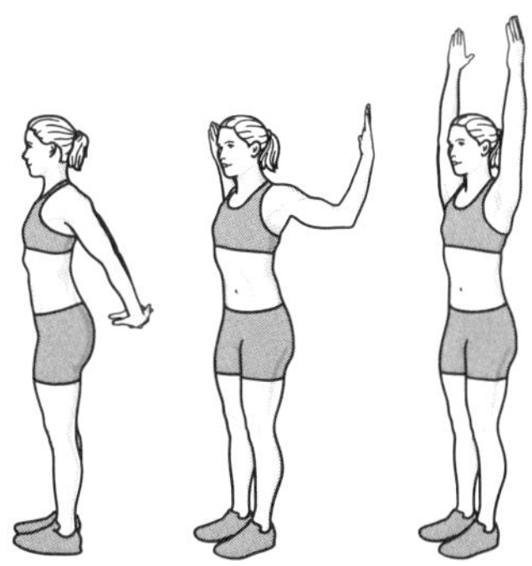

7 Schulterkarussell

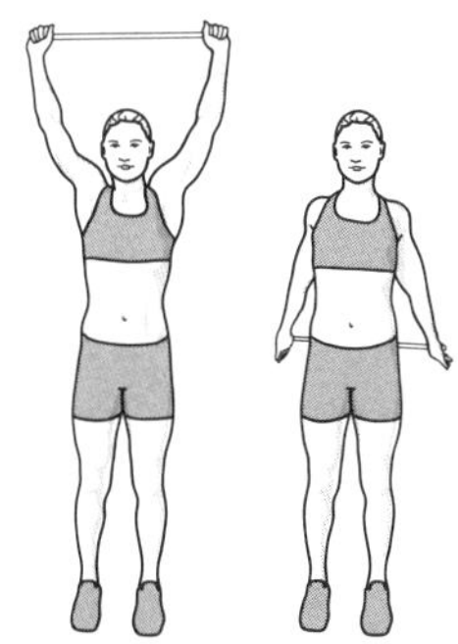

8 Schultermobilisation mit Band

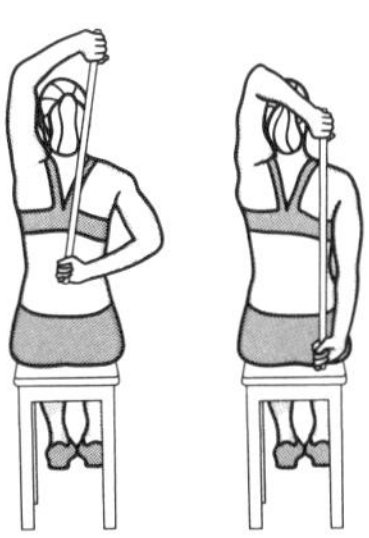

9 Schultermobilisation mit Band im Sitzen

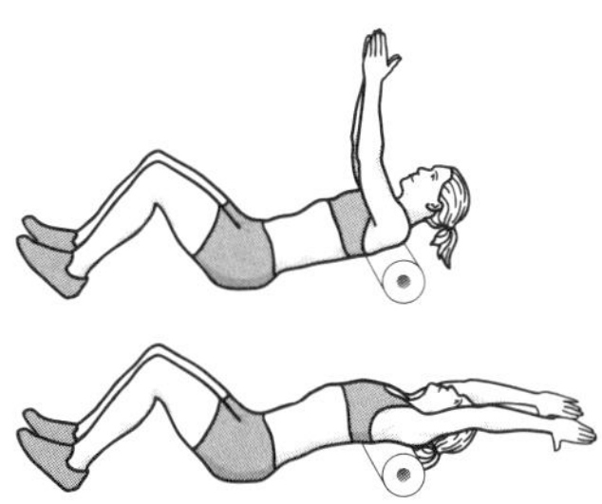

10 Brustkorb öffnen auf der Rolle mit Armüberzug (ohne Gewicht)

18 Für einen kräftigen Schultergürtel für Einsteiger

1 2 3

Trainingsdauer: 12 Minuten
Equipment: Matte, Band

	Übungen	Ausführungshinweis	Dauer/Wdh.	Sätze	Pause	Seite
1	Reverse Fly in Bauchlage	maximal anziehen	4–6 Wdh.	2	30 Sek.	131
2	Schulterdrücken ohne Gewichte	langsam, kontrolliert	10–15 Wdh.	2	10 Sek.	134
3	Schulterblatt-aktivierung mit Band	kontrolliert, maximal anziehen	8–10 Wdh.	2	20 Sek.	132
4	Seitheben ohne Gewichte	langsam, kontrolliert	20 Wdh.	2	10 Sek.	135
5	Stabilisierung im Vierfüßlerstand	kontrolliert, Fokus auf stabilen Stütz	15 Wdh.	2	20 Sek.	136
6	Außenrotation mit Band	gesamtes Bewegungsausmaß	15 Wdh.	1	–	133
7	Innenrotation mit Band	gesamtes Bewegungsausmaß	15 Wdh. je Seite	1	–	133

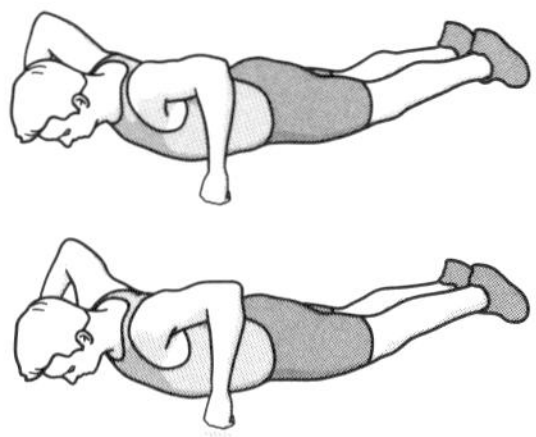

1 Reverse Fly in Bauchlage

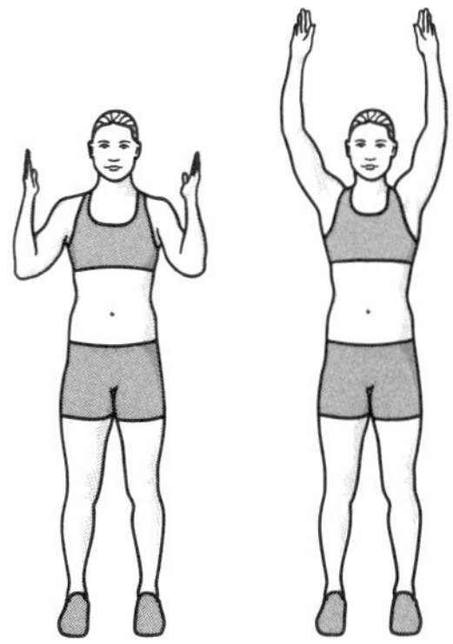

2 Schulterdrücken ohne Gewichte

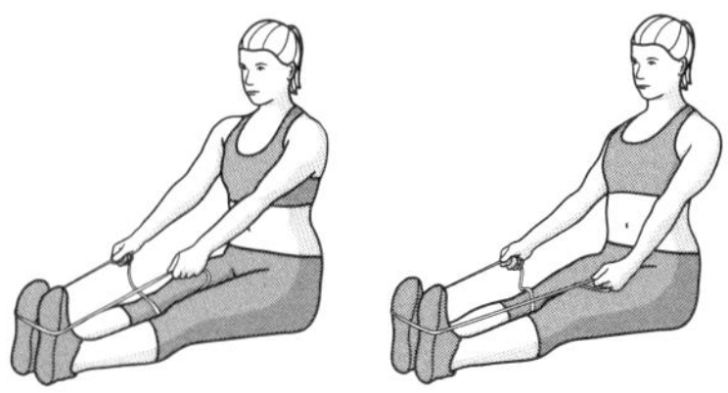

3 Schulterblattaktivierung mit Band

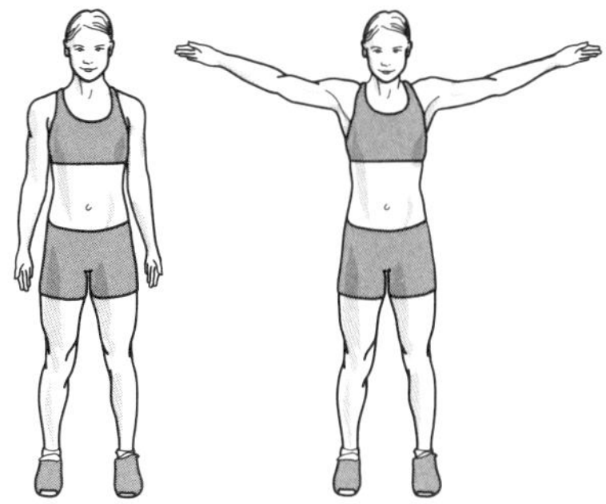

4 Seitheben ohne Gewichte

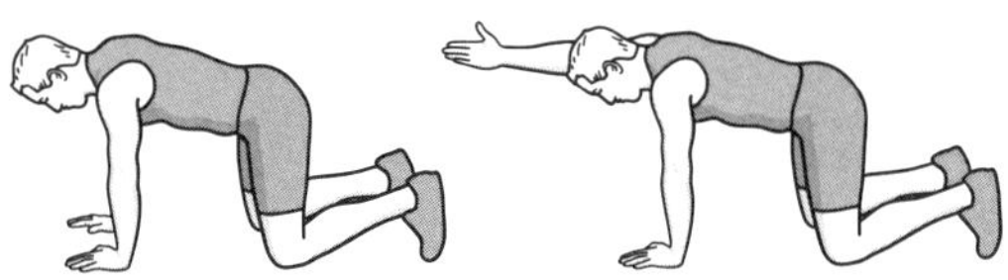

5 Stabilisierung im Vierfüßlerstand

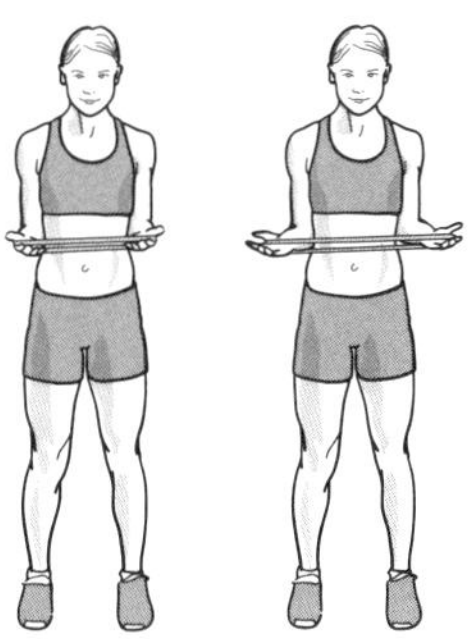

6 Außenrotation mit Band

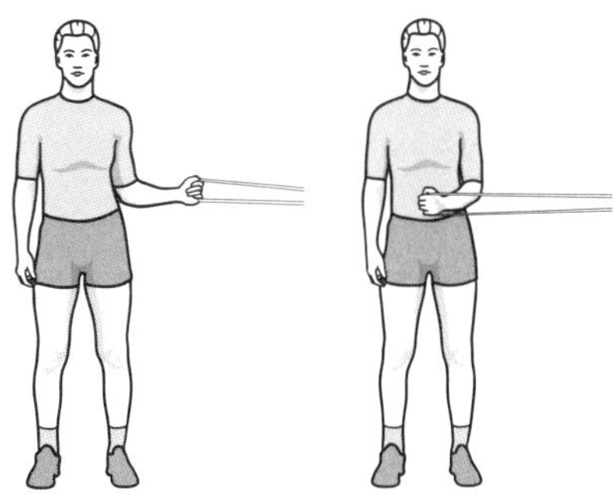

7 Innenrotation mit Band

19 Für einen kräftigen Schultergürtel für Geübte

1 **2** 3

Trainingsdauer: 16 Minuten
Equipment: Matte, Rolle, Band, Gewichte

	Übungen	Ausführungshinweis	Dauer/Wdh.	Sätze	Pause	Seite
1	Reverse Fly in Bauchlage	maximal anziehen	4–6 Wdh.	2	30 Sek.	131
2	Schulterdrücken mit Gewichten	langsam, kontrolliert	10–15 Wdh.	2	20 Sek.	134
3	Schulterblatt-aktivierung mit Band	kontrolliert, maximal anziehen	10–12 Wdh.	2	20 Sek.	132
4	Seitheben mit Gewichten	langsam, kontrolliert	15 Wdh.	2	20 Sek.	135
5	Stabilisierung im Vierfüßlerstand auf der Rolle	kontrolliert, Fokus auf stabilen Stütz	15 Wdh.	2	20 Sek.	136
6	Außenrotation mit Band	gesamtes Bewegungsausmaß	15 Wdh.	2	20 Sek.	133
7	Innenrotation mit Band	gesamtes Bewegungsausmaß	15 Wdh. je Seite	2	20 Sek.	133
8	Wechselseitiger Holzfäller	dynamisch	15 Wdh.	2	20 Sek.	130

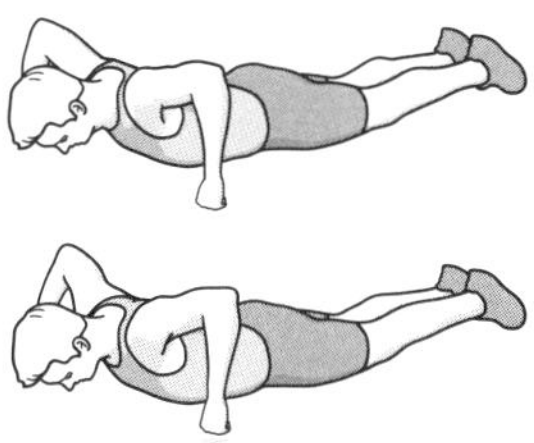

1 Reverse Fly in Bauchlage

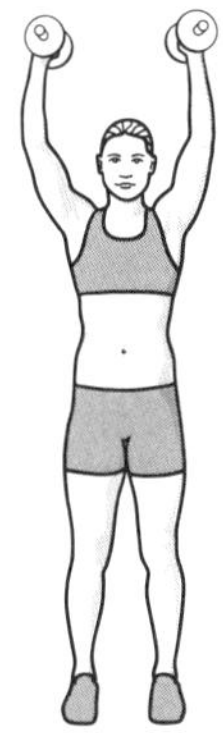

2 Schulterdrücken mit Gewichten

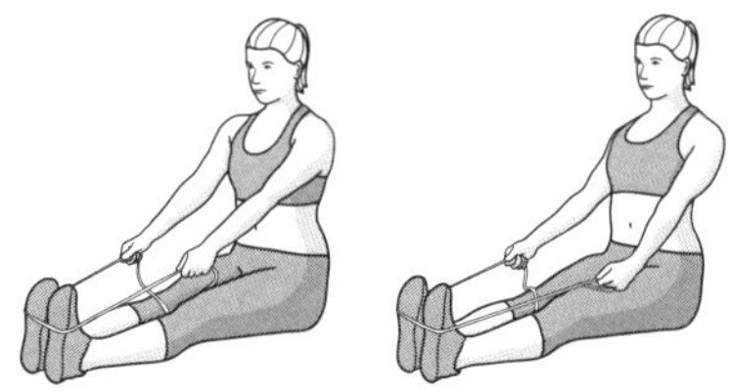

3 Schulterblattaktivierung mit Band

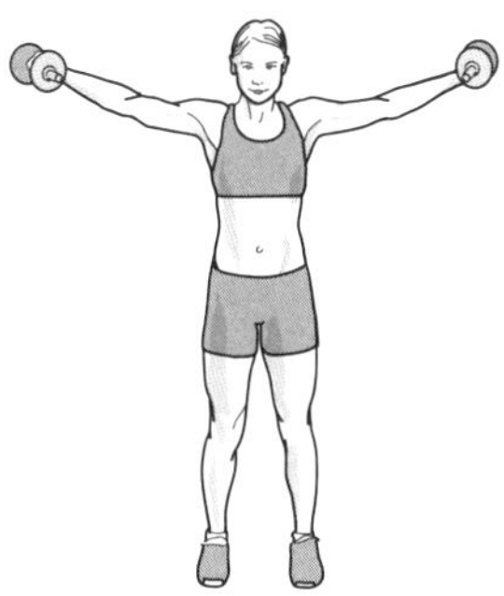

4 Seitheben mit Gewichten

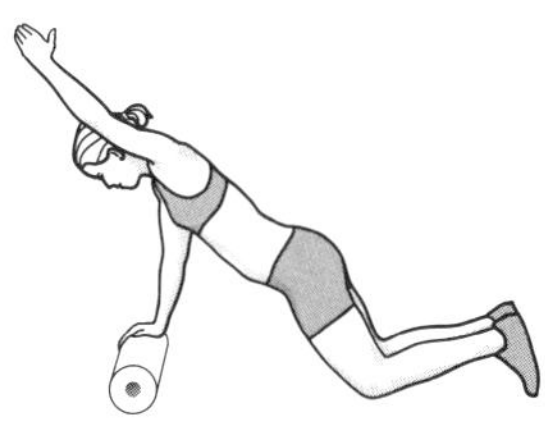

5 Stabilisierung im Vierfüßlerstand auf der Rolle

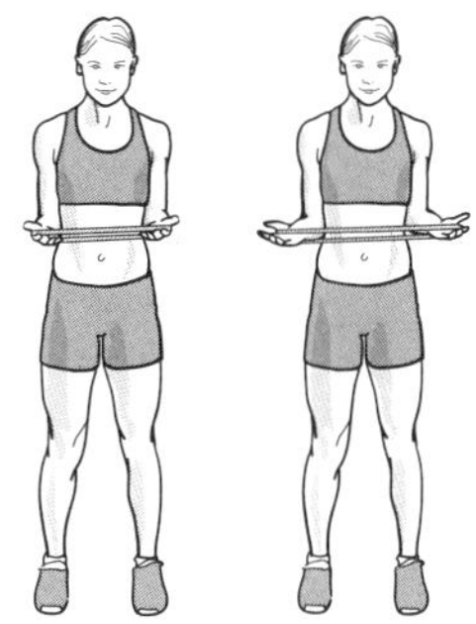

6 Außenrotation mit Band

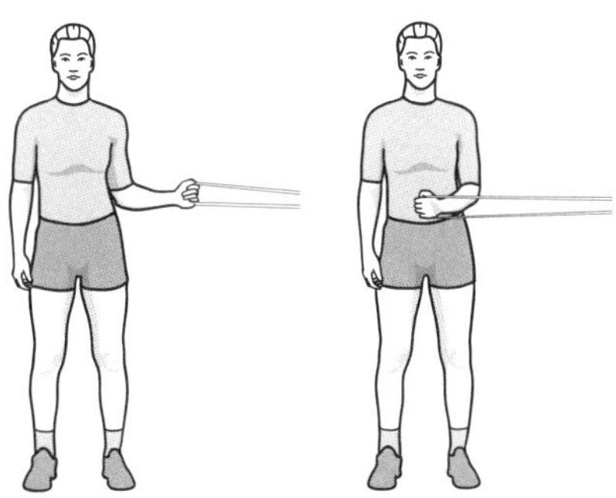

7 Innenrotation mit Band

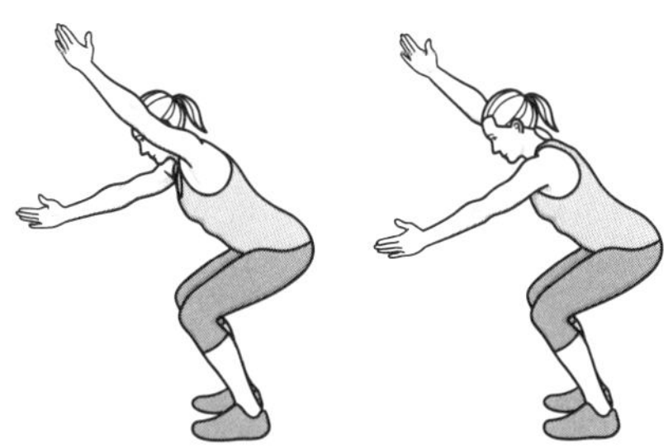

8 Wechselseitiger Holzfäller

20 Für einen kräftigen Schultergürtel – Intensivprogramm für Profis

1 2 **3**

Trainingsdauer: 21 Minuten
Equipment: Matte, Rolle, Band, Gewichte, Kissen oder Decke

	Übungen	Ausführungshinweis	Dauer/Wdh.	Sätze	Pause	Seite
1	Schwimmer in Bauchlage	langsam, bewusst	15 Wdh.	2	10 Sek.	130
2	Schulterdrücken mit Gewichten	langsam, kontrolliert	10–15 Wdh.	2	20 Sek.	134
3	Schulterblattaktivierung mit Band	kontrolliert, maximal anziehen	15 Wdh.	2	20 Sek.	132
4	Seitheben mit Gewichten	langsam, kontrolliert	15 Wdh.	2	20 Sek.	135
5	Brustkorb öffnen auf der Rolle mit Armüberzug mit Gewicht	kontrolliert, maximal nach hinten	15 Wdh.	2	20 Sek.	135
6	Stabilisierung im Vierfüßlerstand auf der Rolle mit Gewicht	kontrolliert, Fokus auf stabilen Stütz	15 Wdh. je Seite	2	10 Sek.	136
7	Außenrotation mit Band	gesamtes Bewegungsausmaß	15 Wdh.	2	10 Sek.	133
8	Innenrotation mit Band	gesamtes Bewegungsausmaß	15 Wdh. je Seite	2	10 Sek.	133
9	Schulterrotation mit Gewichten	kontrolliert, maximales Bewegungsausmaß	15 Wdh.	2	20 Sek.	134
10	Wechselseitiges Frontheben mit Band	dynamisch, aber kontrolliert	15 Wdh.	2	20 Sek.	133
11	Diagonale Lifts mit Band	dynamisch	10–12 Wdh. je Seite	2	20 Sek.	134

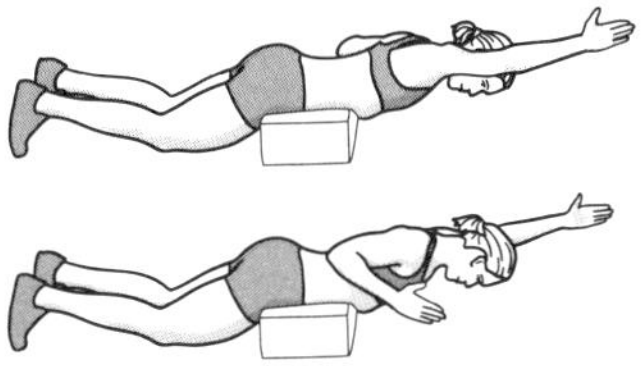

1 Schwimmer in Bauchlage

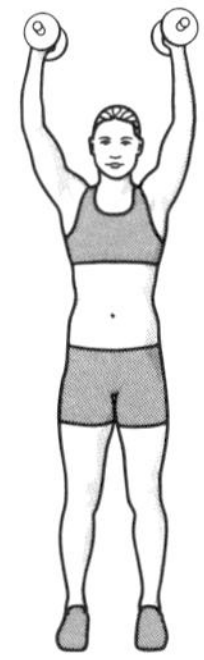

2 Schulterdrücken mit Gewichten

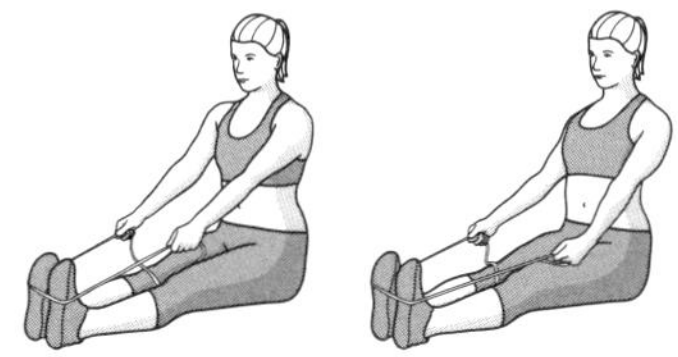

3 Schulterblattaktivierung mit Band

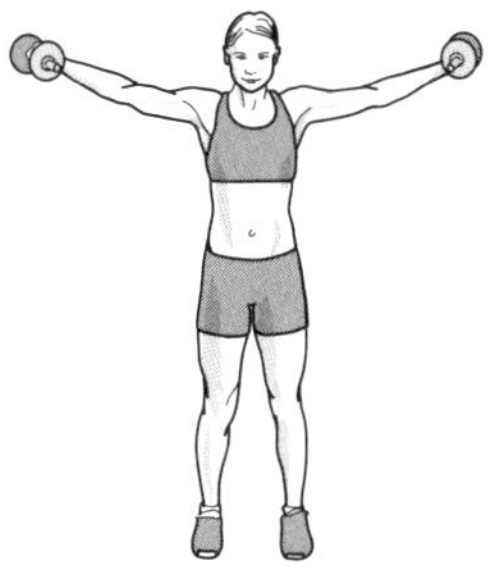

4 Seitheben mit Gewichten

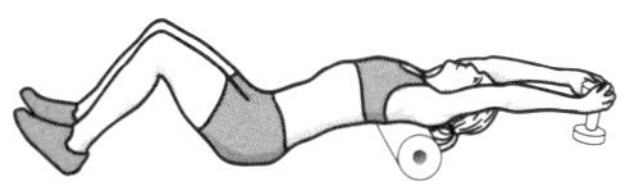

5 Brustkorb öffnen auf der Rolle mit Armüberzug mit Gewicht

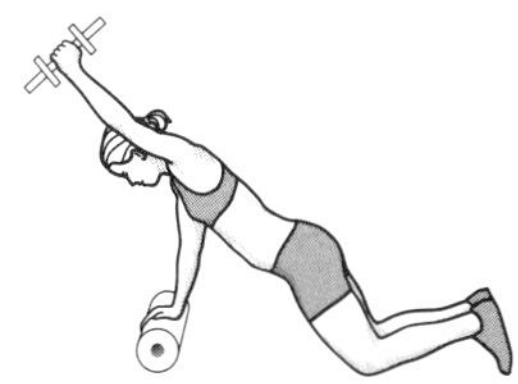

6 Stabilisierung im Vierfüßlerstand auf der Rolle mit Gewicht

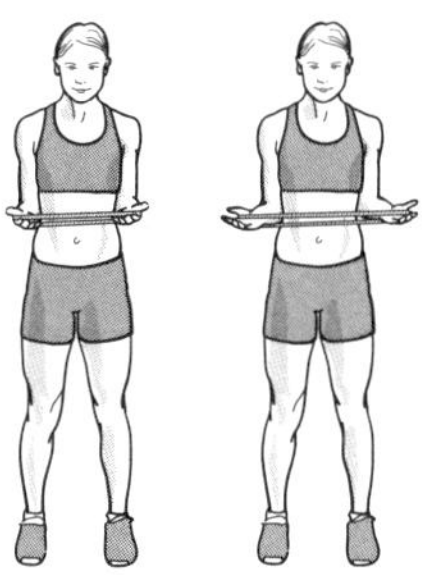

7 Außenrotation mit Band

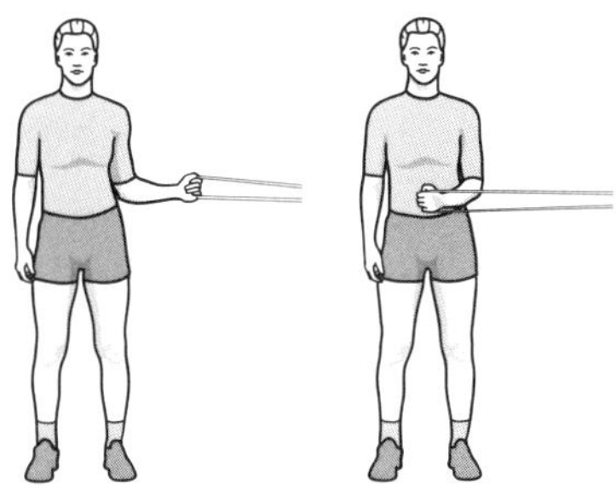

8 Innenrotation mit Band

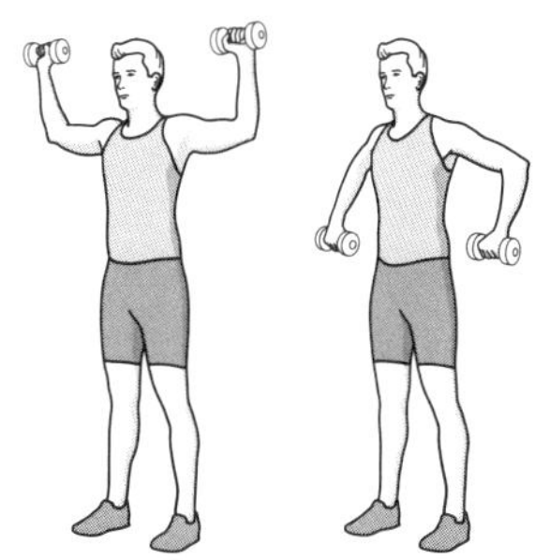

9 Schulterrotation mit Gewichten

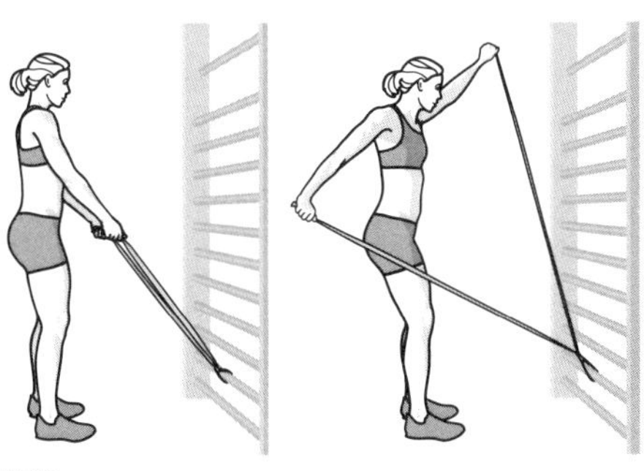

10 Wechselseitiges Frontheben mit Band

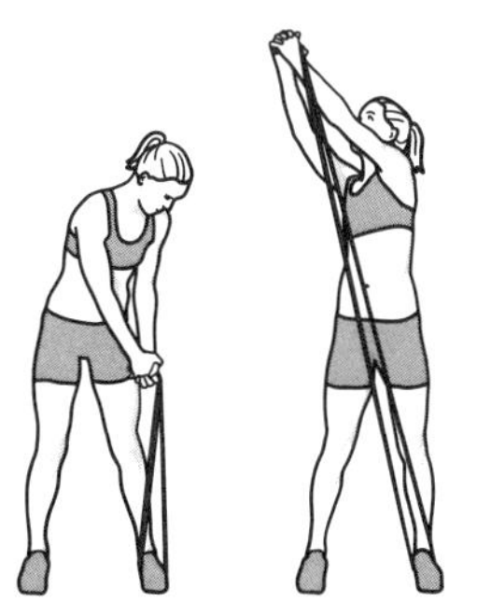

11 Diagonale Lifts mit Band

21 Für eine aufrechte Körperhaltung – Kurzprogramm

1 2 3

Trainingsdauer: 13 Minuten
Equipment: Matte, Ball, Rolle, Band, Gewichte

	Übungen	Ausführungshinweis	Dauer/Wdh.	Sätze	Pause	Seite
1	Kopf-Nacken-Übergang ausrollen	langsam, bewusst	1 Min. je Seite	1	–	124
2	Längenkräftigung der Brust	Dehnung mit Kraftaktivierung	3 Wdh. je Seite	1	–	131
3	Längenkräftigung der vorderen myofaszialen Kette	bis zur Erschöpfung der Muskulatur, auf die Kopfhaltung achten	max. 20 Sek.	3–6	5 Sek.	131
4	Schulterkarussell	langsam, bewusst	20 Wdh.	2	30 Sek.	138
5	Schulterblatt-aktivierung mit Band	kontrolliert, maximal anziehen	15 Wdh.	1	–	132
6	Nackenheben mit Gewichten	langsam, kontrolliert	15 Wdh.	1	–	136
7	Brust und Schulter dehnen mit Rolle	ruhig und bewusst atmen	2 Min.	1	–	127

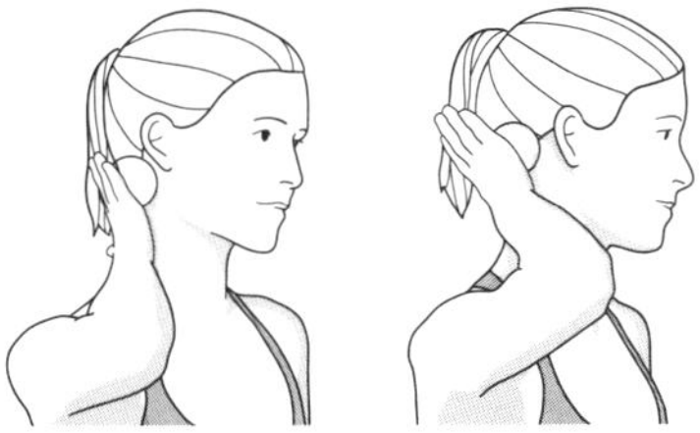

1 Kopf-Nacken-Übergang ausrollen

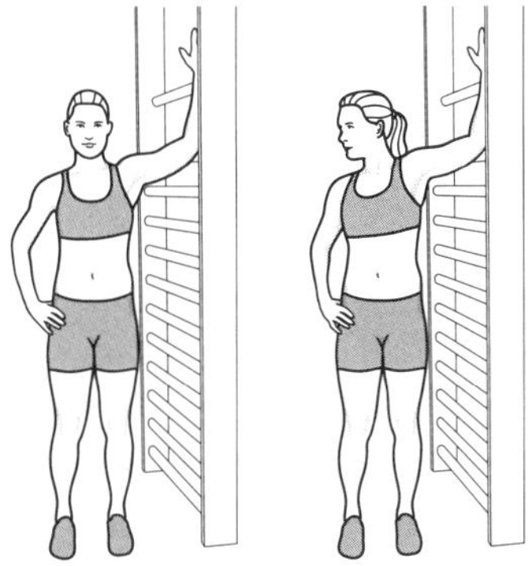

2 Längenkräftigung der Brust

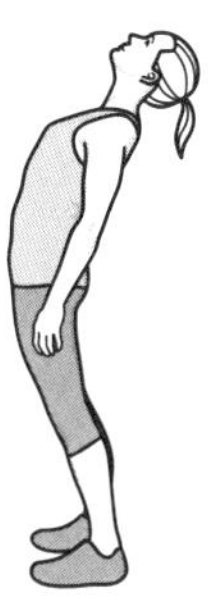

3 Längenkräftigung der vorderen myofaszialen Kette

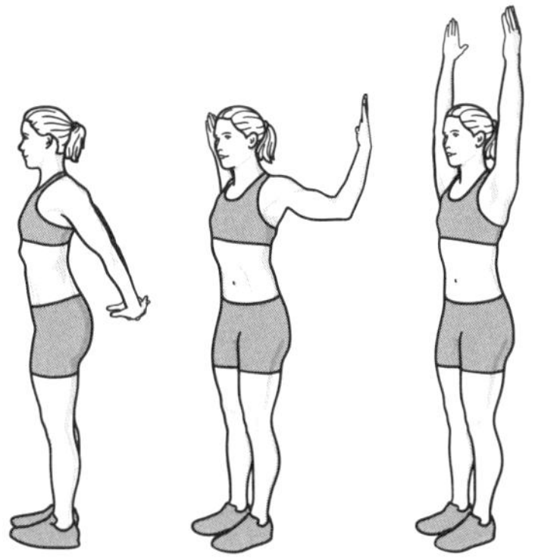

4 Schulterkarussell

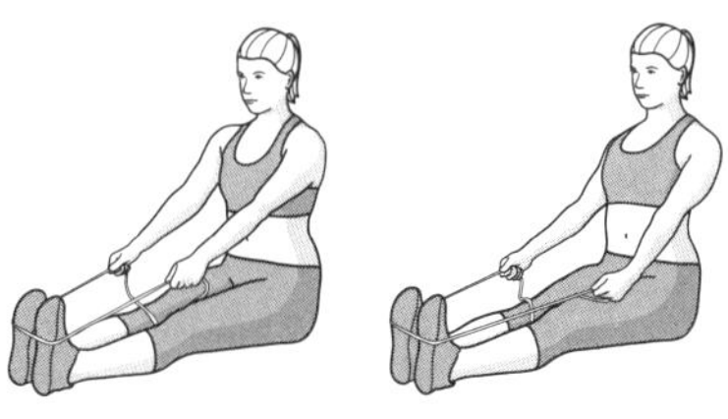

5 Schulterblattaktivierung mit Band

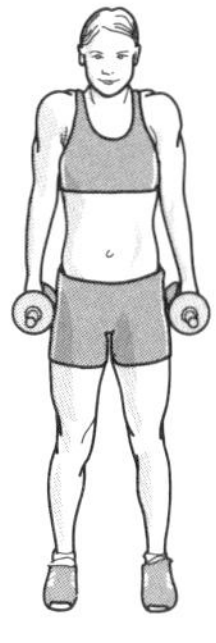

6 Nackenheben mit Gewichten

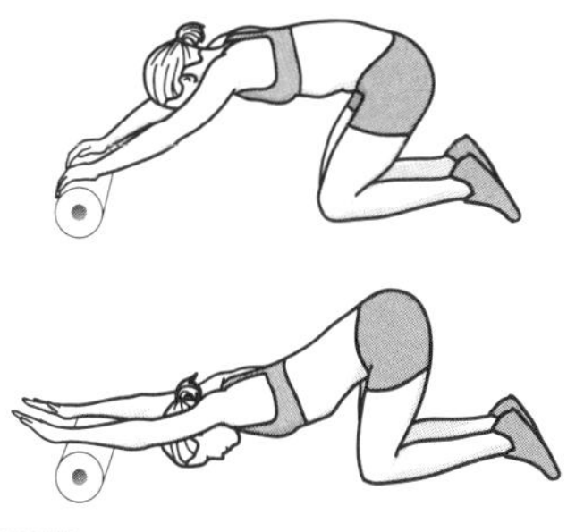

7 Brust und Schulter dehnen mit Rolle

22 Für eine aufrechte Körperhaltung

Trainingsdauer: 29 Minuten
Equipment: Matte, Ball, Rolle, Band, Gewichte

1 **2** 3

	Übungen	Ausführungshinweis	Dauer/Wdh.	Sätze	Pause	Seite
1	Kopf-Nacken-Übergang ausrollen	langsam, bewusst	1 Min. je Seite	1	–	124
2	Brustmuskel ausrollen	langsam, bewusst	2 Min. je Seite	1	–	126
3	Längenkräftigung der Brust	Dehnung mit Kraftaktivierung	3 Wdh. je Seite	1	–	131
4	Brust öffnen mit Armschwung	von locker zu dynamisch steigern	15 Wdh.	2	10 Sek.	129
5	Längenkräftigung der vorderen myofaszialen Kette	bis zur Erschöpfung der Muskulatur, auf die Kopfhaltung achten	max. 20 Sek.	3–6	5 Sek.	131
6	Oberen Rücken ausrollen	langsam, bewusst, beidseits der Wirbelsäule	2 Min. je Seite	1	–	127
7	Schulterkarussell	langsam, bewusst	20 Wdh.	2	30 Sek.	138
8	Schulterblatt-aktivierung mit Band	kontrolliert, maximal anziehen	10–12 Wdh.	2	20 Sek.	132
9	Nackenheben mit Gewichten	langsam, kontrolliert	15 Wdh.	2	10 Sek.	136
10	Schultermobilisation mit Band	langsam, bewusst	15 Wdh.	2	10 Sek.	139
11	HWS-BWS-Mobilisation im Stehen	gesamtes Bewegungsausmaß	10–15 Wdh.	1	–	140
12	Brustkorb öffnen auf der Rolle	ruhig und bewusst atmen	1 Min.	1	–	139
13	Brust und Schulter dehnen mit Rolle	ruhig und bewusst atmen	2 Min.	1	–	127

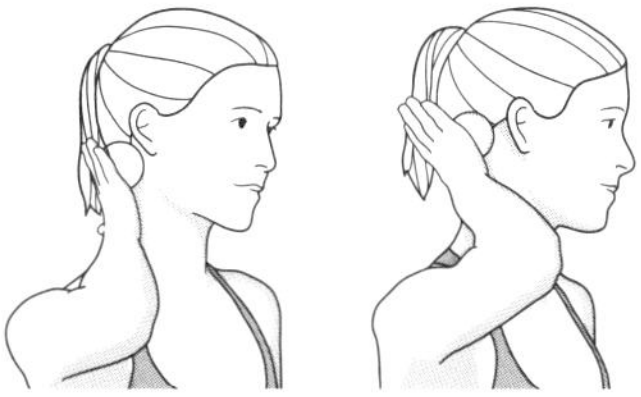

1 Kopf-Nacken-Übergang ausrollen

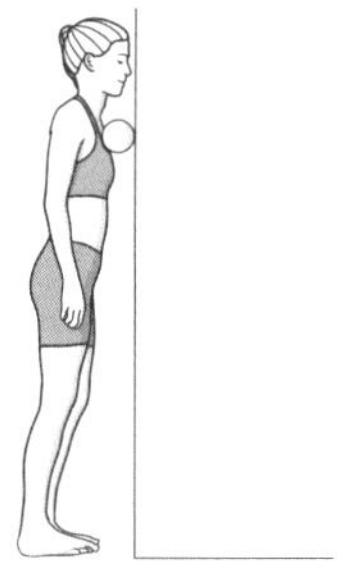

2 Brustmuskel ausrollen

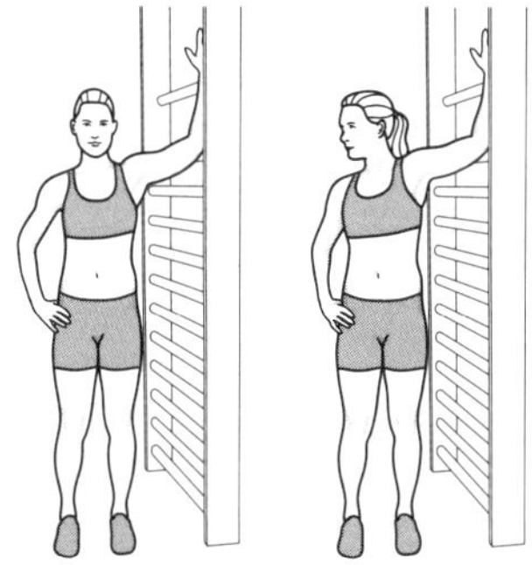

3 Längenkräftigung der Brust

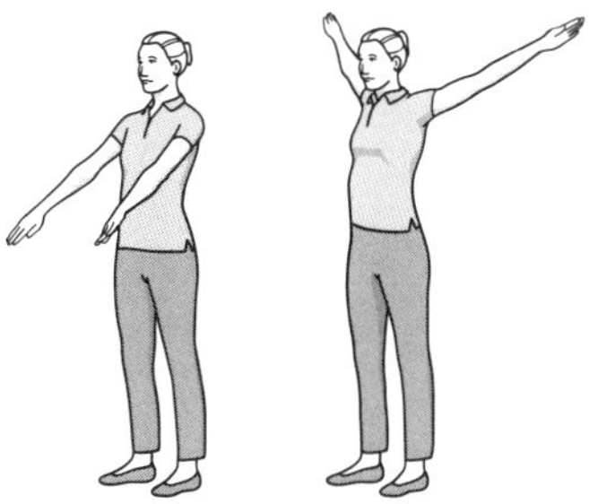

4 Brust öffnen mit Armschwung

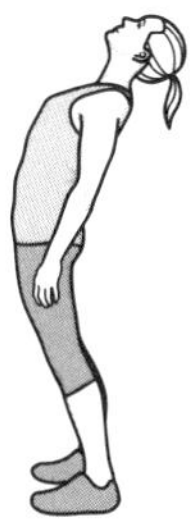

5 Längenkräftigung der vorderen myofaszialen Kette

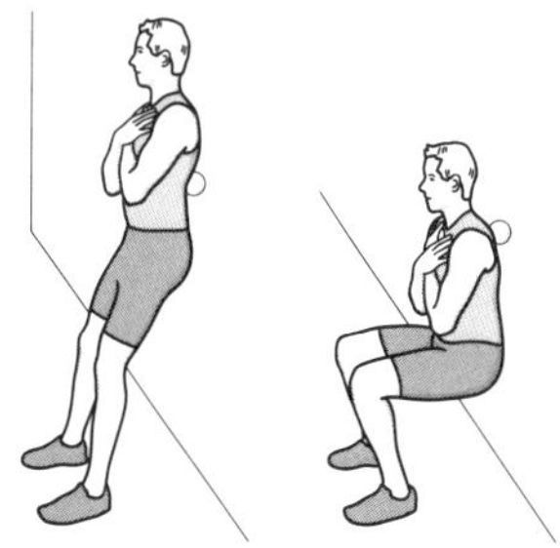

6 Oberen Rücken ausrollen

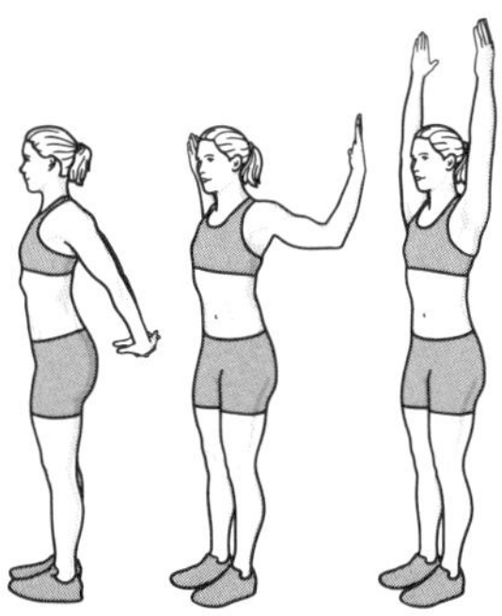

7 Schulterkarussell

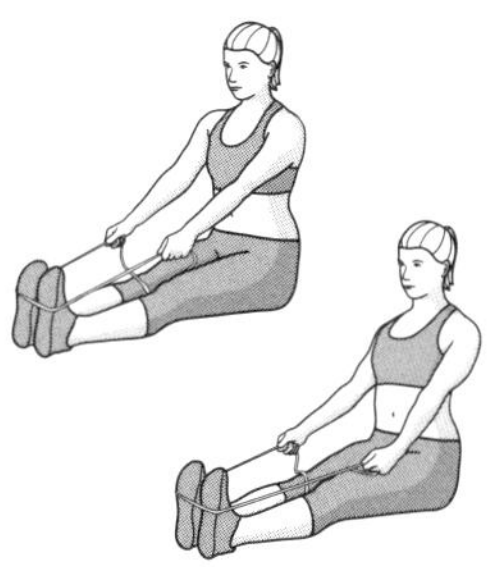

8 Schulterblatt-aktivierung mit Band

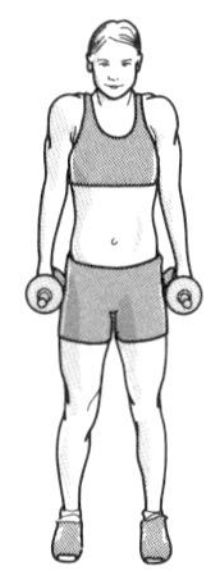

9 Nackenheben mit Gewichten

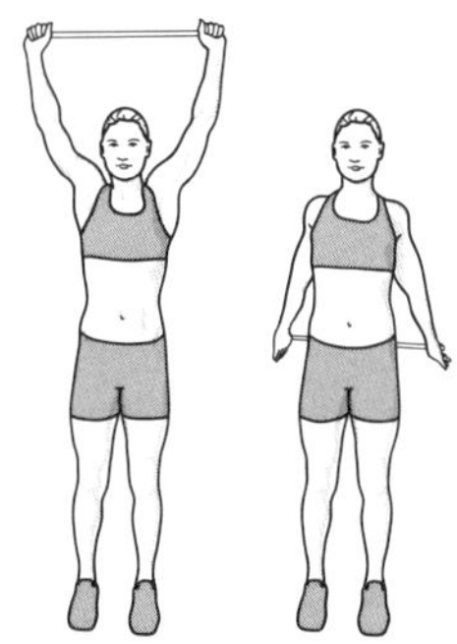

10 Schultermobilisation mit Band

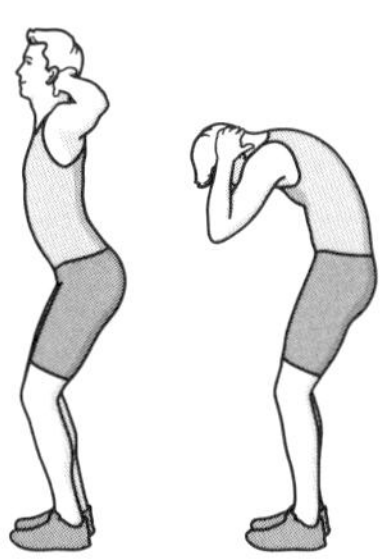

11 HWS-BWS-Mobilisation im Stehen

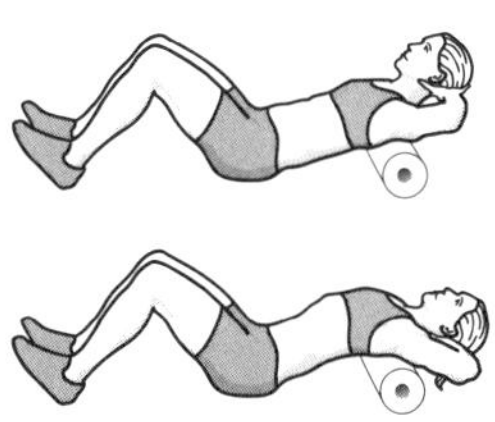

12 Brustkorb öffnen auf der Rolle

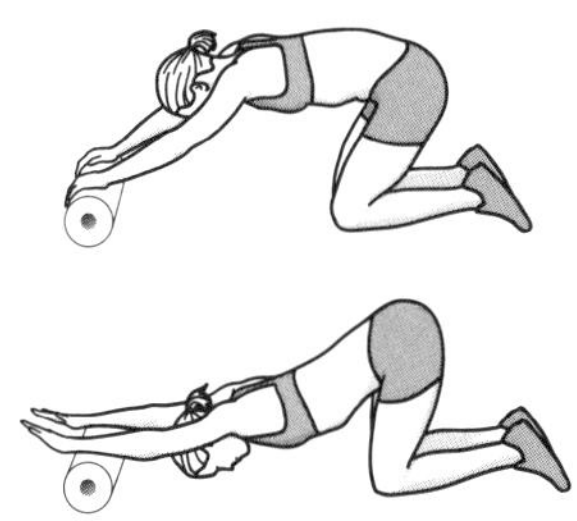

13 Brust und Schulter dehnen mit Rolle

23 Zur Verbesserung der neuronalen Muskelansteuerung – Spezialprogramm ohne Geräte

1 **2** 3

Trainingsdauer: 9 Minuten

	Übungen	Ausführungshinweis	Dauer/Wdh.	Sätze	Pause	Seite
1	Kopf auf verschiedenen Ebenen verschieben	kontrolliert, gesamtes Bewegungsausmaß	15 Wdh. je Richtung	1	–	141
2	Nacken-Schulter-Rotation	kontrolliert	10 Wdh.	2	10 Sek.	141
3	Versetztes Armkreisen	von locker zu dynamisch steigern	15 Wdh. je Richtung	2	10 Sek.	142
4	Schulterkreisel	kontrolliert	15 Wdh. in beide Richtungen	2	10 Sek.	137
5	Wechselseitiger Holzfäller	dynamisch	15 Wdh.	2	20 Sek.	130

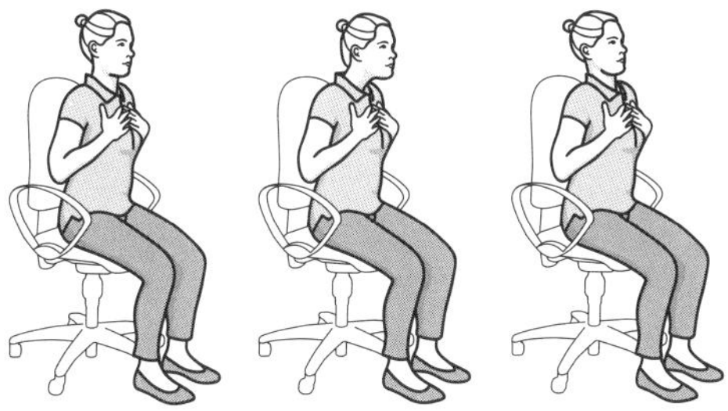

1 Kopf auf verschiedenen Ebenen verschieben

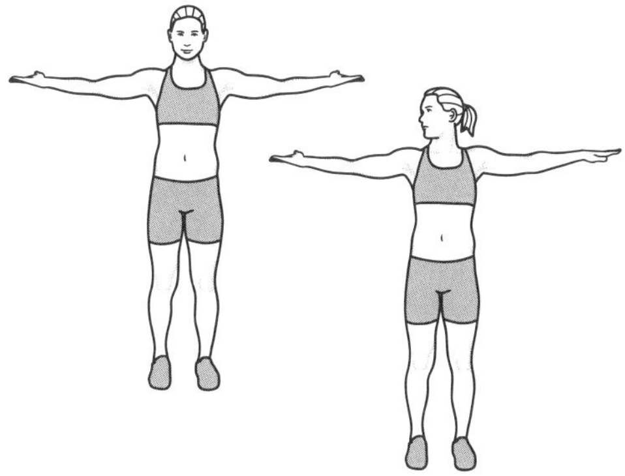

2 Nacken-Schulter-Rotation

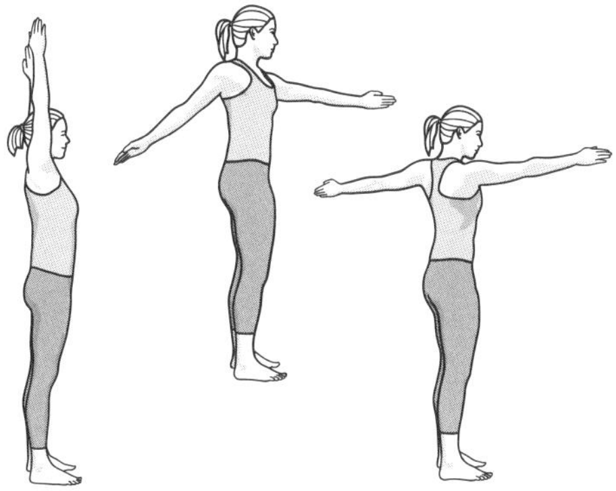

3 Versetztes Armkreisen

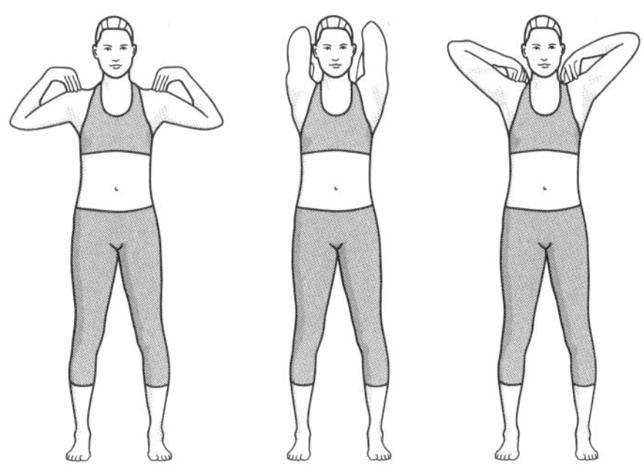

4 Schulterkreisel

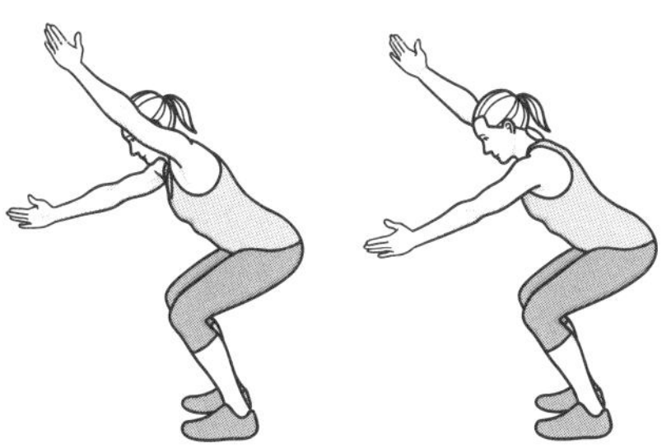

5 Wechselseitiger Holzfäller

24 Workout bei allgemeinen Schulterschmerzen

Trainingsdauer: 30 Minuten
Equipment: Matte, Rolle, Ball, Band

1 **2** 3

	Übungen	Ausführungshinweis	Dauer/Wdh.	Sätze	Pause	Seite
1	Brustmuskel ausrollen	langsam, bewusst	2 Min. je Seite	1	–	126
2	Seitliche Schulter ausrollen	langsam, bewusst, ggf. auf den Arm ausweiten	2 Min. je Seite	1	–	126
3	Flanke ausrollen	vor allem die obere Flanke, langsam, bewusst	2 Min. je Seite	1	–	127
4	Breiten Rückenmuskel und Schulter dehnen	federn	45 Sek. je Seite	2	10 Sek.	129
5	Schulterblattmobilisation	langsam, bewusst	1 Min. je Seite	1	–	138
6	Schultern ein- und ausdrehen	langsam, gesamtes Bewegungsausmaß	15 Wdh.	2	10 Sek.	137
7	Außenrotation mit Band	gesamtes Bewegungsausmaß	15 Wdh.	2	20 Sek.	133
8	Innenrotation mit Band	gesamtes Bewegungsausmaß	15 Wdh. je Seite	2	20 Sek.	133
9	Schulterblattaktivierung mit Band	kontrolliert, maximal anziehen	10–12 Wdh.	2	20 Sek.	132
10	Schultermobilisation mit Band im Sitzen	gesamtes Bewegungsausmaß, bewusst	15 Wdh. je Seite	2	10 Sek.	138
11	Stabilisierung im Vierfüßlerstand auf der Rolle	kontrolliert, Fokus auf stabilen Stütz	10–12 Wdh.	2	20 Sek.	136
12	Brust und Schulter dehnen mit Rolle	langsam loslassen	45 Sek.	1	–	127

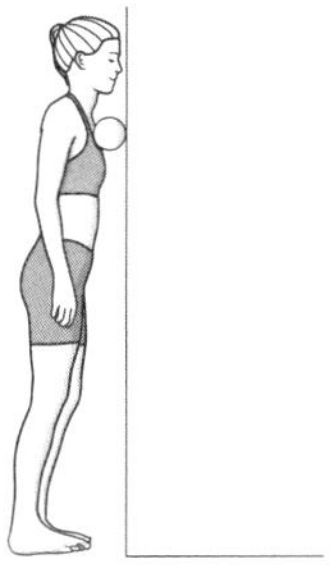

1 Brustmuskel ausrollen

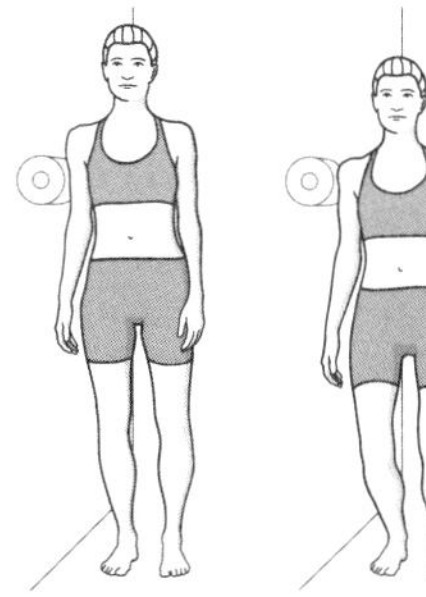

2 Seitliche Schulter ausrollen

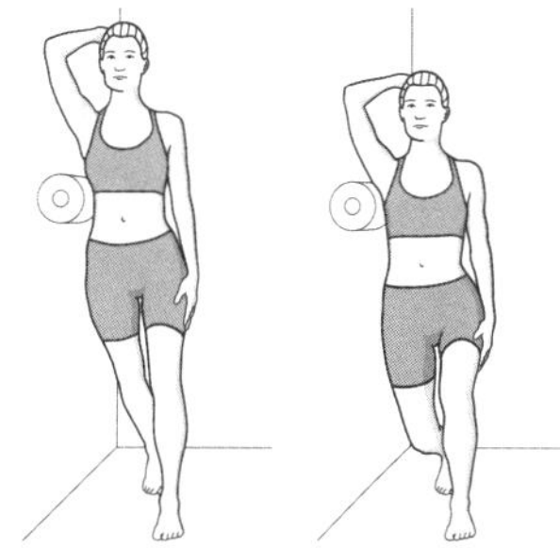

3 Flanke ausrollen

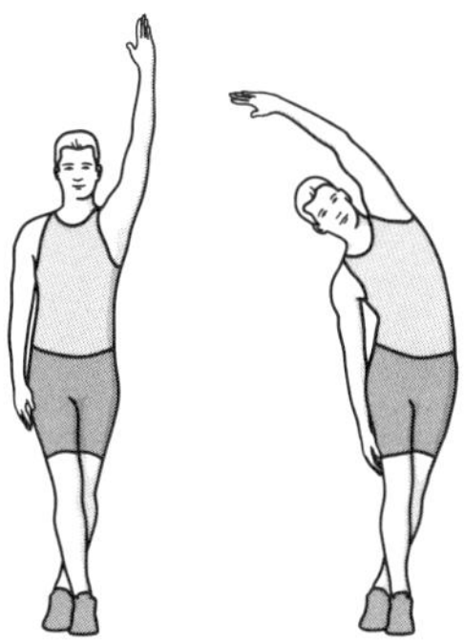

4 Breiten Rückenmuskel und Schulter dehnen

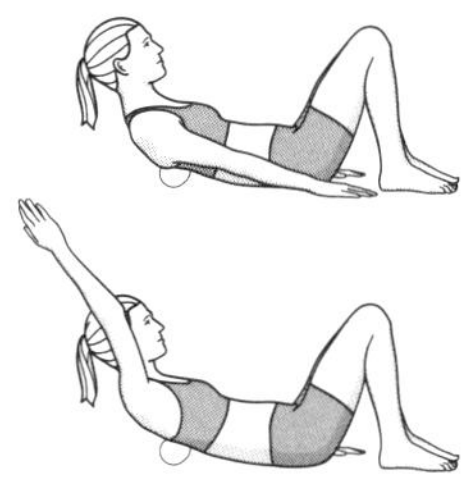

5 Schulterblattmobilisation

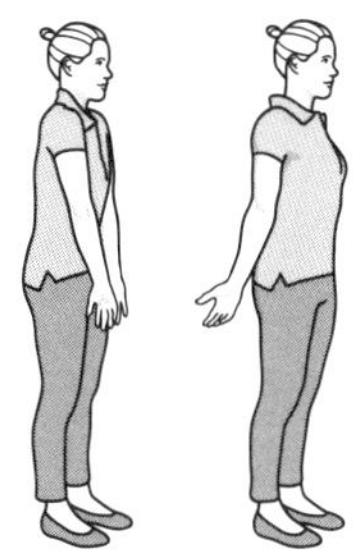

6 Schultern ein- und ausdrehen

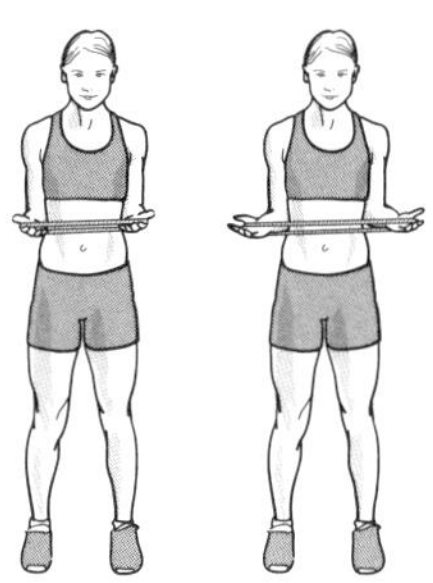

7 Außenrotation mit Band

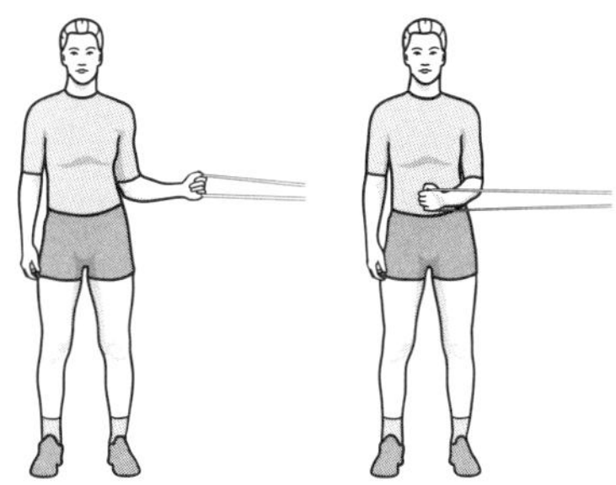

8 Innenrotation mit Band

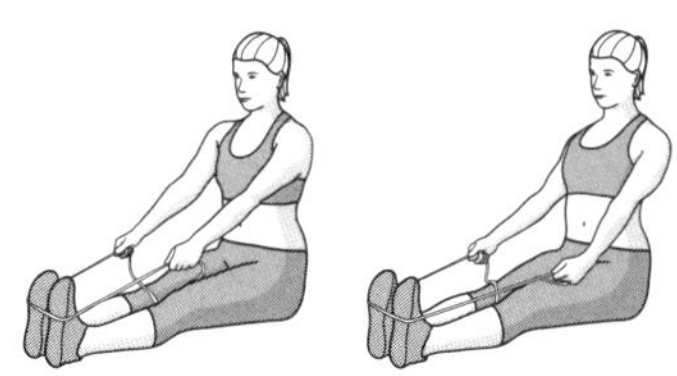

9 Schulterblattaktivierung mit Band

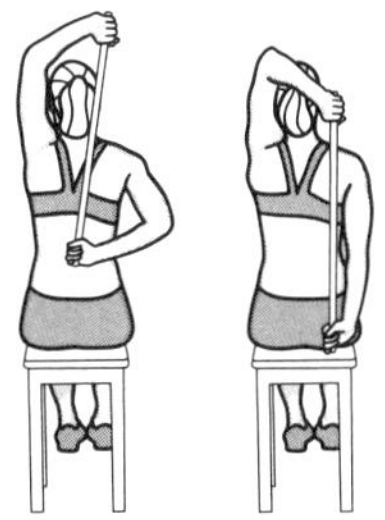

10 Schultermobilisation mit Band im Sitzen

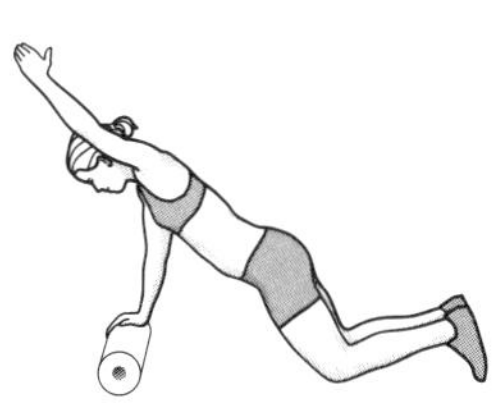

11 Stabilisierung im Vierfüßlerstand auf der Rolle

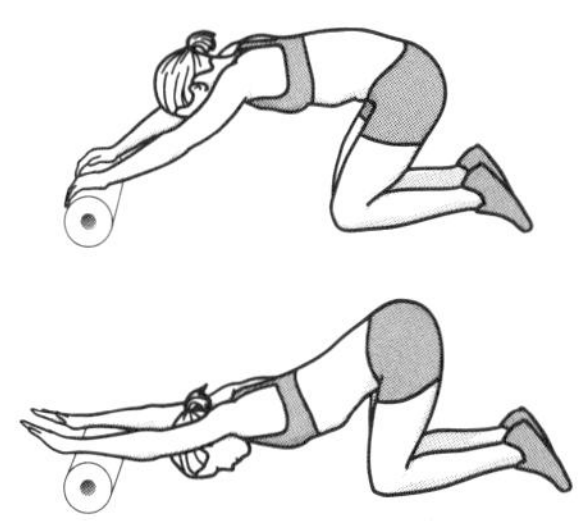

12 Brust und Schulter dehnen mit Rolle

25 Workout gegen Handynacken

Trainingsdauer: 21 Minuten
Equipment: Matte, Rolle, Ball

1 2 3

	Übungen	Ausführungshinweis	Dauer/Wdh.	Sätze	Pause	Seite
	Ein heißer Tipp: Handy öfter weglegen!	–	so oft wie möglich	–	–	
1	Brustkorb öffnen auf der Rolle	ruhig und bewusst atmen	1 Min.	1	–	139
2	Längenkräftigung der Finger und des Arms	Dehnung mit Kraftaktivierung	3 Wdh. je Seite	1	–	132
3	Längenkräftigung der Brust	Dehnung mit Kraftaktivierung	3 Wdh. je Seite	1	–	131
4	Kopf-Nacken-Übergang ausrollen	langsam, bewusst, beidseits der Wirbelsäule	30 Sek. je Seite	1	–	124
5	Kopfkreisel	langsam, bewusst	10 Wdh.	1	–	137
6	Längenkräftigung der vorderen myofaszialen Kette	bis zur Erschöpfung der Muskulatur, auf die Kopfhaltung achten	max. 20 Sek.	3–6	5 Sek.	131
7	Oberen Rücken ausrollen	langsam, bewusst, beidseits der Wirbelsäule	2 Min. je Seite	1	–	127
8	Stabilisierung im Vierfüßlerstand	kontrolliert, Fokus auf stabilen Stütz	15 Wdh.	2	10 Sek.	136
9	Dehnung von Brust, vorderen Schultern und Armen	dehnen	45 Sek.	2	10 Sek.	128
10	HWS-BWS-Rotation im Liegen	fließend ein- und ausatmen und entspannen	1,5 Min. je Seite	1	–	139

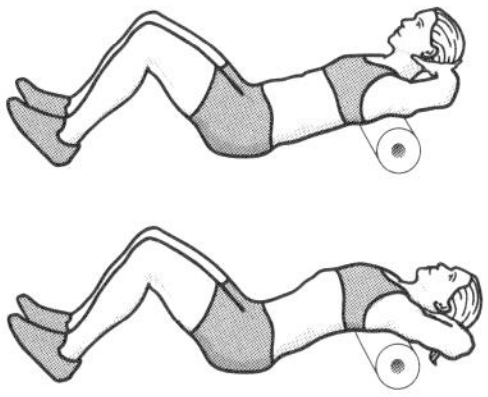

1 Brustkorb öffnen auf der Rolle

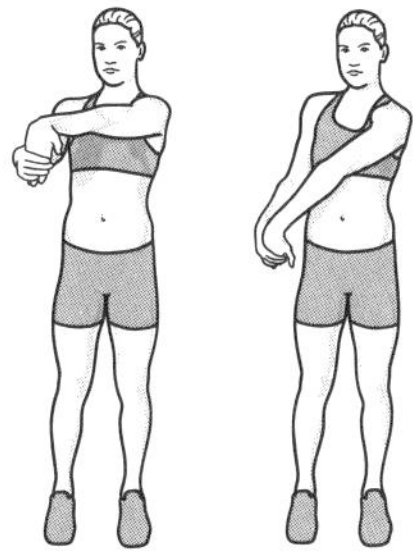

2 Längenkräftigung der Finger und des Arms

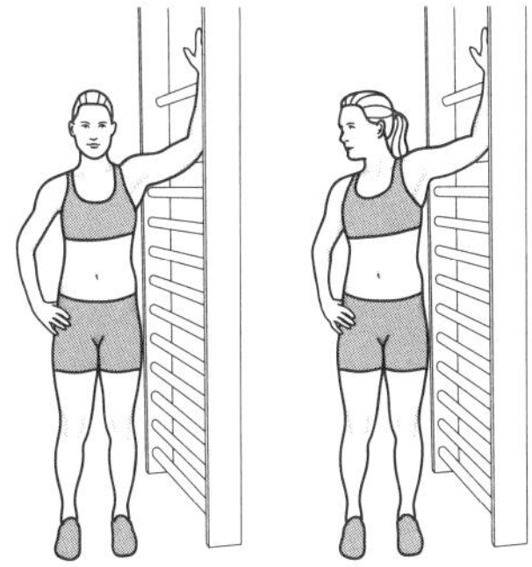

3 Längenkräftigung der Brust

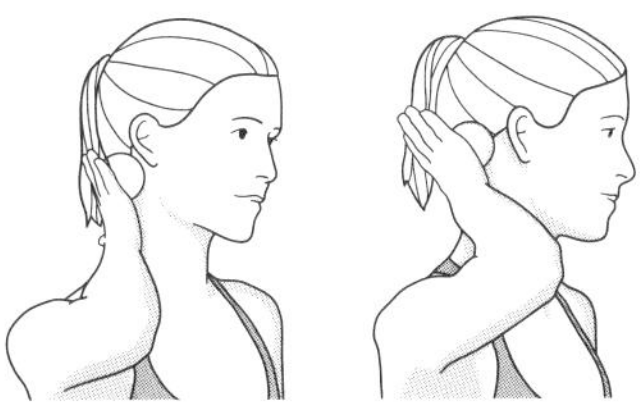

4 Kopf-Nacken-Übergang ausrollen

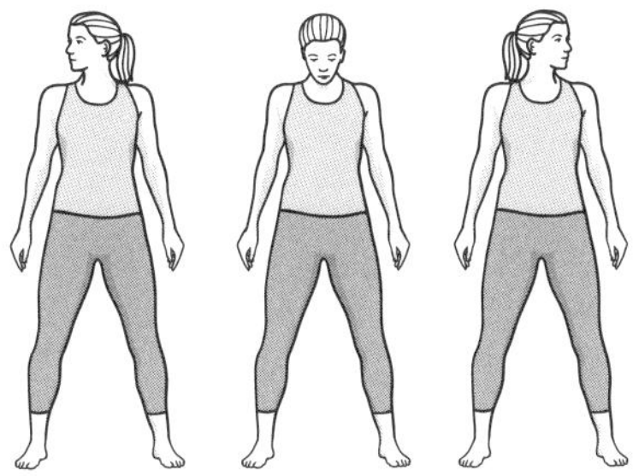

5 Kopfkreisel

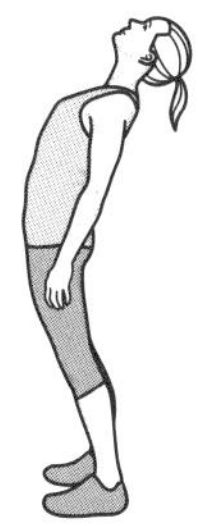

6 Längenkräftigung der vorderen myofaszialen Kette

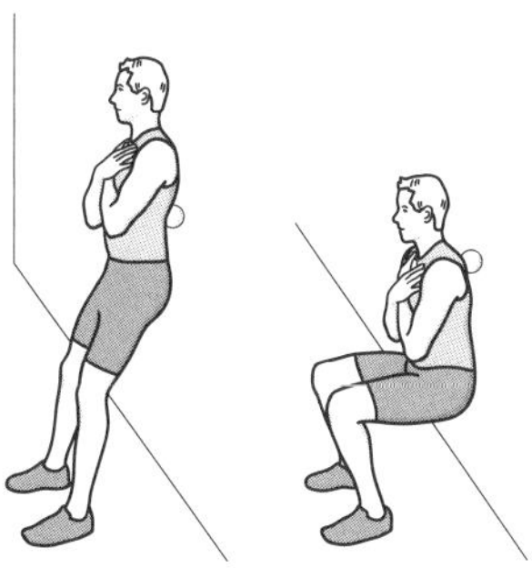

7 Oberen Rücken ausrollen

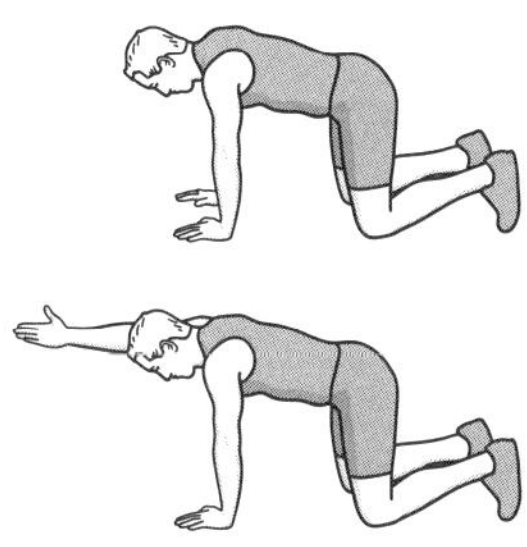

8 Stabilisierung im Vierfüßlerstand

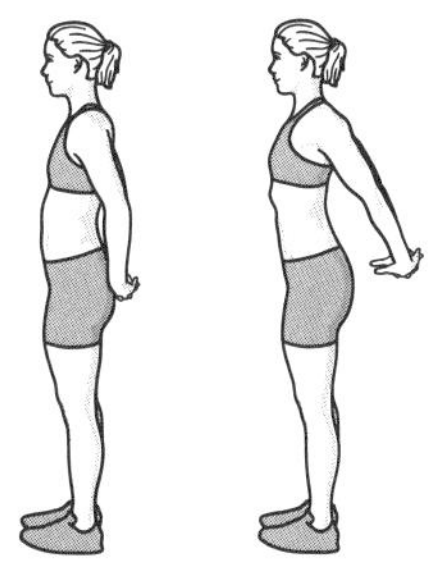

9 Dehnung von Brust, vorderen Schultern und Armen

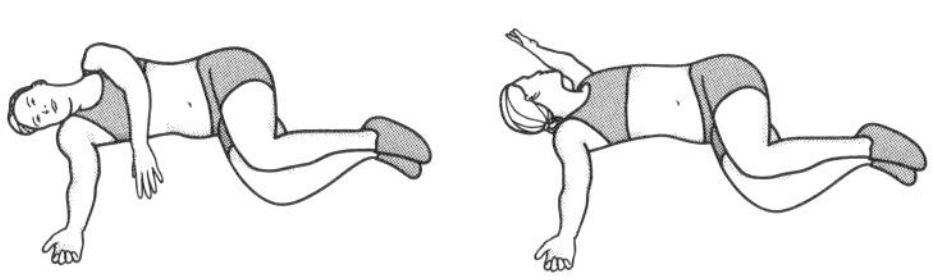

10 HWS-BWS-Rotation im Liegen

26 Workout gegen Witwenbuckel und Geierhals

1 **2** 3

Trainingsdauer: 23 Minuten
Equipment: Matte, Rolle, Ball, Band, Gewichte

	Übungen	Ausführungshinweis	Dauer/Wdh.	Sätze	Pause	Seite
1	Nacken lockern	langsam, bewusst	2 Min.	1	–	125
2	Kopf auf verschiedenen Ebenen verschieben	kontrolliert, gesamtes Bewegungsausmaß	15 Wdh. je Richtung	1	–	141
3	HWS-BWS-Mobilisation im Stehen	gesamtes Bewegungsausmaß	10–15 Wdh.	1	–	140
4	Brustmuskel ausrollen	langsam, bewusst	2 Min. je Seite	1	–	126
5	Längenkräftigung der Brust	Dehnung mit Kraftaktivierung	3 Wdh. je Seite	1	–	131
6	Reverse Fly in Bauchlage	maximal anziehen	4–6 Wdh.	2	30 Sek.	131
7	Längenkräftigung der vorderen myofaszialen Kette	bis zur Erschöpfung der Muskulatur, auf die Kopfhaltung achten	max. 20 Sek.	3–6	5 Sek.	131
8	Schulterblatt-mobilisation	langsam, bewusst	1 Min. je Seite	1	–	138
9	Brustkorb öffnen auf der Rolle mit Armüberzug mit Gewicht	kontrolliert, maximal nach hinten	15 Wdh.	2	20 Sek.	135
10	Diagonale Lifts mit Band	dynamisch	10–12 Wdh. je Seite	2	20 Sek.	134
11	Brust und Schulter dehnen mit Rolle	langsam loslassen	45 Sek.	1	–	127

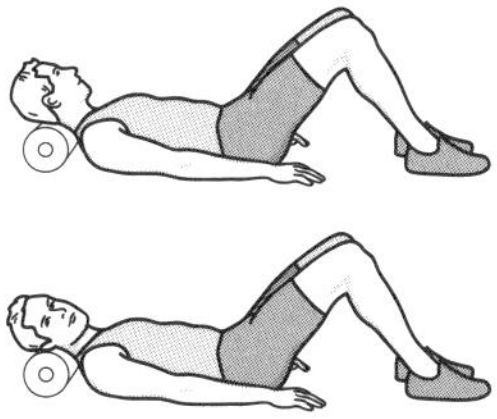

1 Nacken lockern

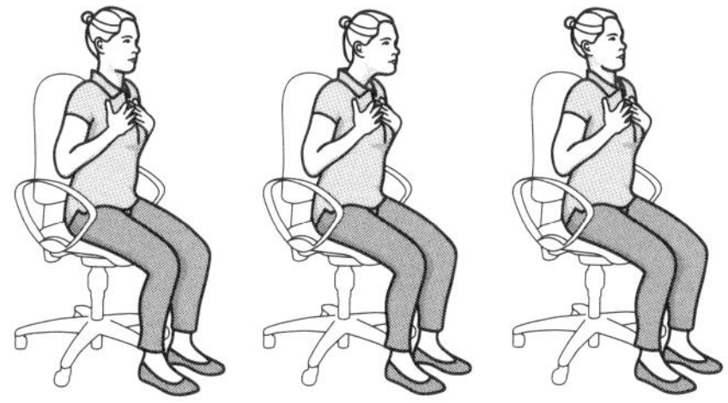

2 Kopf auf verschiedenen Ebenen verschieben

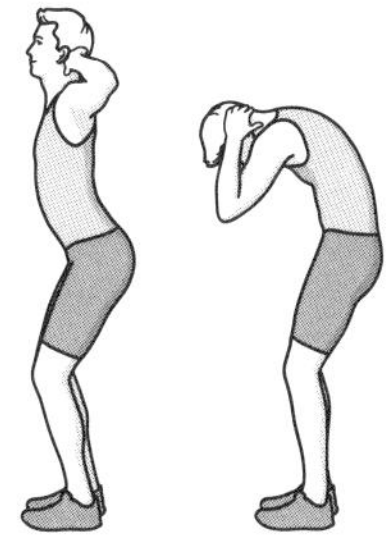

3 HWS-BWS-Mobilisation im Stehen

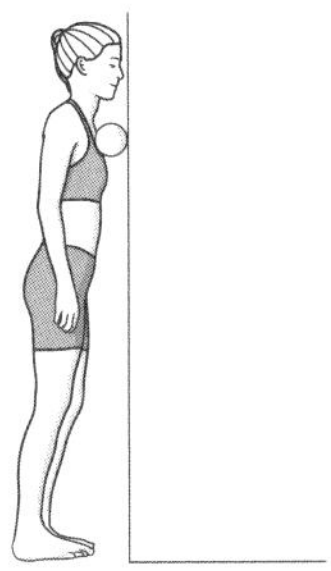

4 Brustmuskel ausrollen

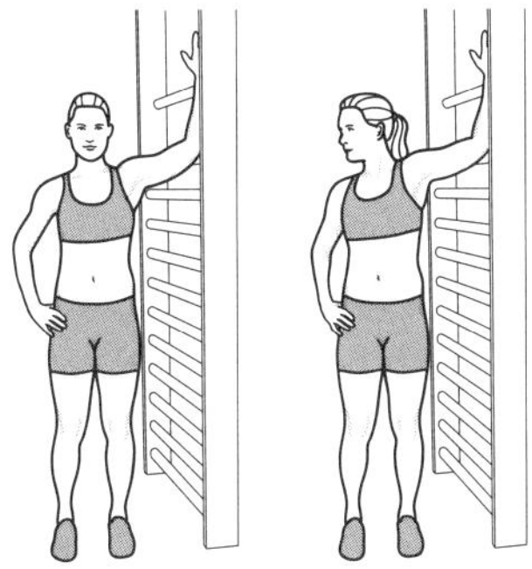

5 Längenkräftigung der Brust

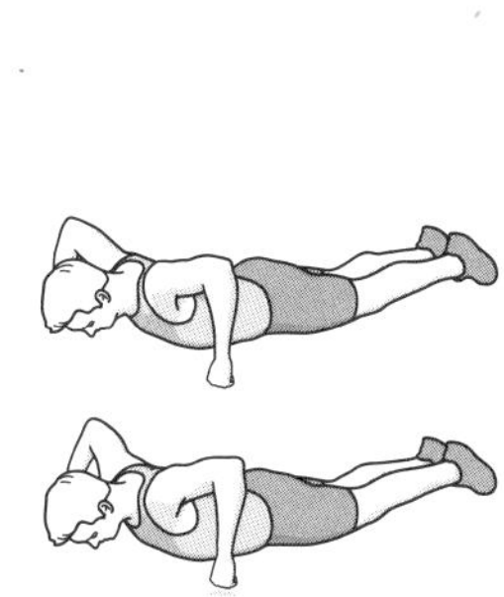

6 Reverse Fly in Bauchlage

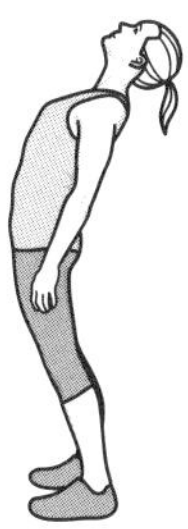

7 Längenkräftigung der vorderen myofaszialen Kette

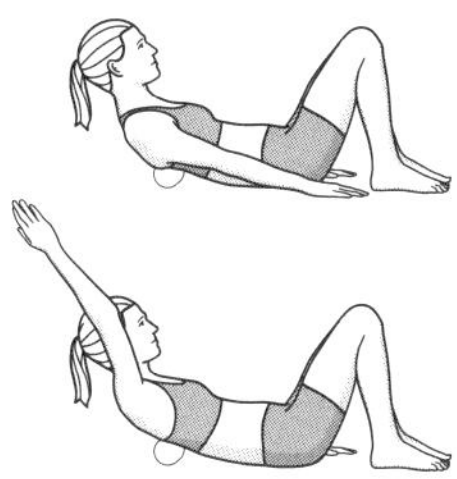

8 Schulterblattmobilisation

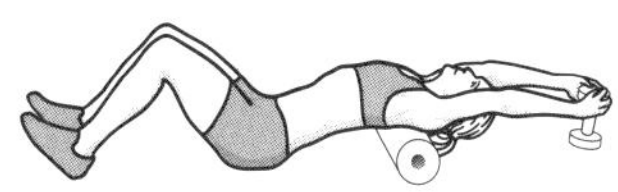

9 Brustkorb öffnen auf der Rolle mit Armüberzug mit Gewicht

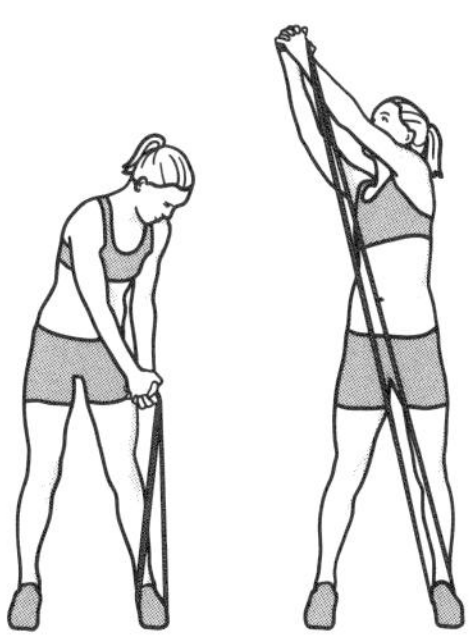

10 Diagonale Lifts mit Band

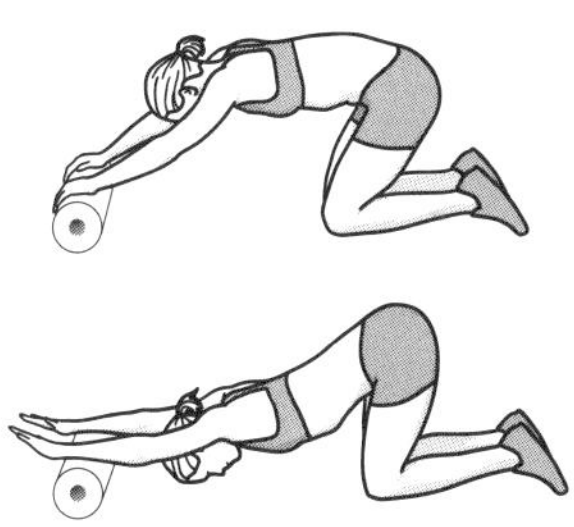

11 Brust und Schulter dehnen mit Rolle

27 Linderung von Nackenverspannungen mit Kopfschmerzen

1 **2** 3

Trainingsdauer: 18 Minuten
Equipment: Matte, Rolle, Ball

	Übungen	Ausführungshinweis	Dauer/Wdh.	Sätze	Pause	Seite
1	Kopfhaut lösen	langsam, bewusst	1 Min.	1	–	124
2	Kopf-Nacken-Übergang ausrollen	langsam, bewusst, beidseits der Wirbelsäule	30 Sek. je Seite	1	–	124
3	Trapezmuskel von oben ausrollen	langsam, bewusst	1 Min. je Seite	1	–	125
4	Längenkräftigung des Nackens	Dehnung mit Kraftaktivierung	3 Wdh. je Seite	1	–	130
5	Kopf auf verschiedenen Ebenen verschieben	kontrolliert, gesamtes Bewegungsausmaß	15 Wdh. je Richtung	1	–	141
6	Brustmuskel ausrollen	langsam, bewusst	2 Min. je Seite	1	–	126
7	Längenkräftigung der vorderen myofaszialen Kette	bis zur Erschöpfung der Muskulatur, auf die Kopfhaltung achten	max. 20 Sek.	3–6	5 Sek.	131
8	Brustkorb öffnen auf der Rolle	ruhig und bewusst atmen	1 Min.	1	–	139
9	Schulterblatt-mobilisation	langsam, bewusst	1 Min. je Seite	1	–	138

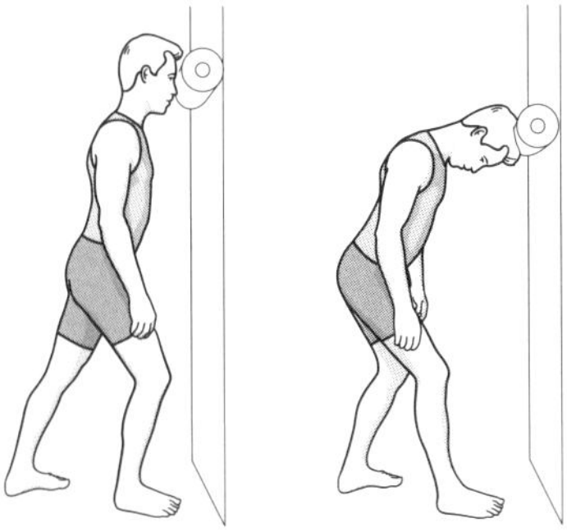

1 Kopfhaut lösen

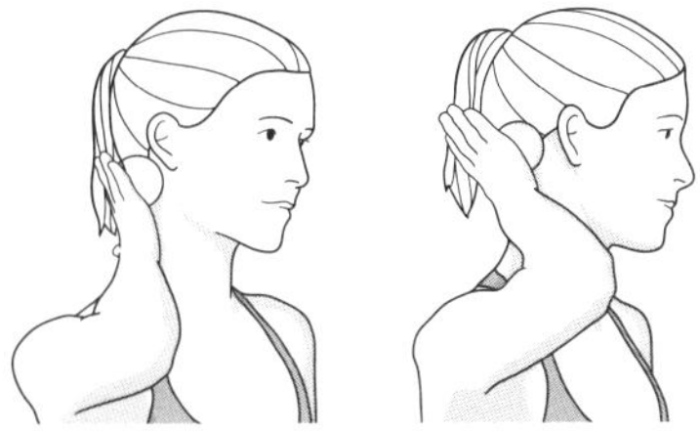

2 Kopf-Nacken-Übergang ausrollen

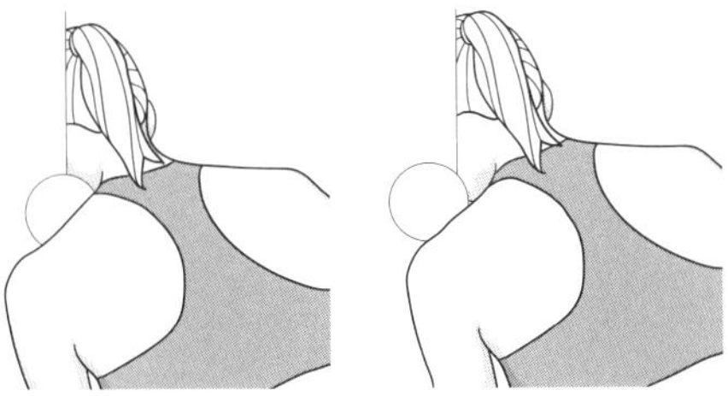

3 Trapezmuskel von oben ausrollen

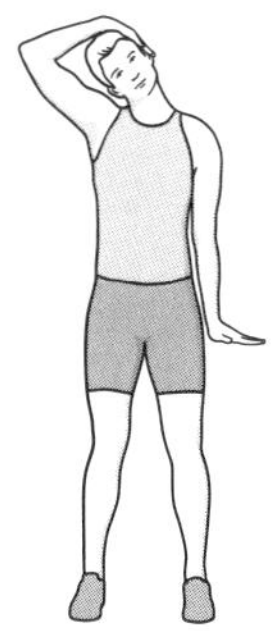

4 Längenkräftigung des Nackens

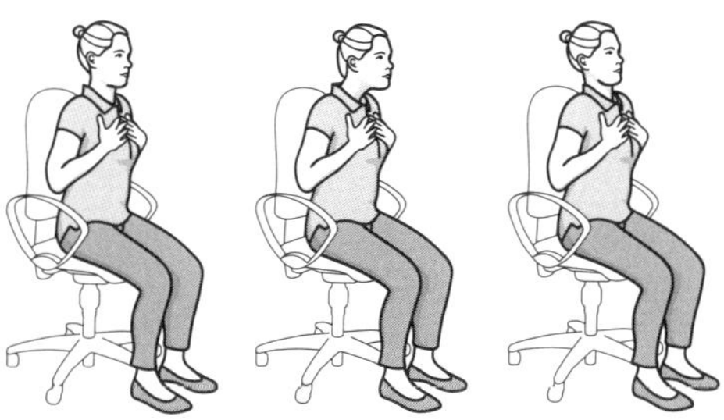

5 Kopf auf verschiedenen Ebenen verschieben

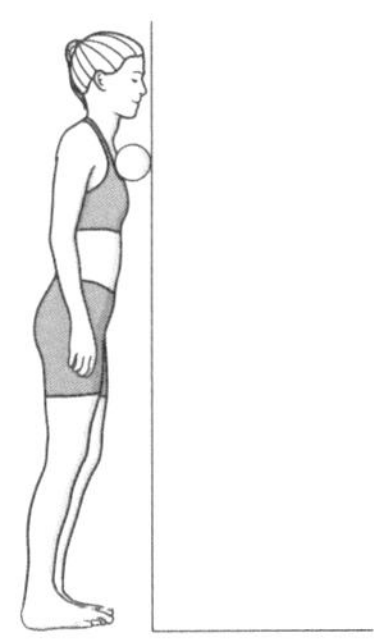

6 Brustmuskel ausrollen

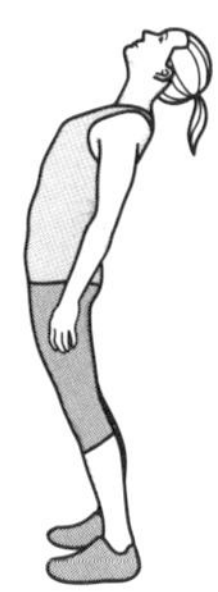

7 Längenkräftigung der vorderen myofaszialen Kette

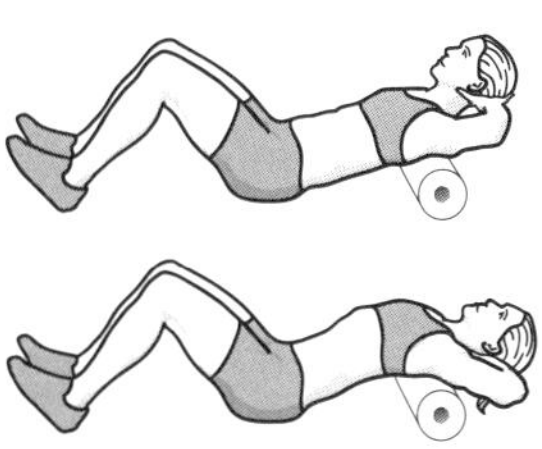

8 Brustkorb öffnen auf der Rolle

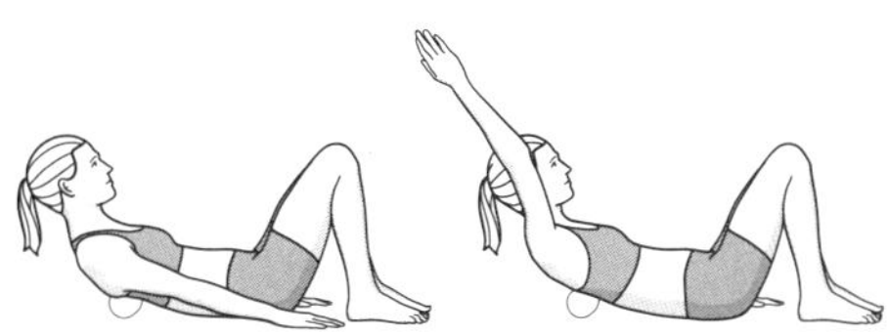

9 Schulterblattmobilisation

28 Linderung von Nackenverspannungen mit Kieferbeschwerden

1 2 3

Trainingsdauer: 19 Minuten
Equipment: Ball

	Übungen	Ausführungshinweis	Dauer/Wdh.	Sätze	Pause	Seite
1	Kiefermuskel lösen	langsam, bewusst	1 Min. je Seite	1	–	124
2	Nackenmuskeln verdrehen	langsam, bewusst	1 Min. je Seite	1	–	125
3	Kopf auf verschiedenen Ebenen verschieben	kontrolliert, gesamtes Bewegungsausmaß	15 Wdh. je Richtung	1	–	141
4	Längenkräftigung des Nackens	Dehnung mit Kraftaktivierung	3 Wdh. je Seite	1	–	130
5	Brustmuskel ausrollen	langsam, bewusst	2 Min. je Seite	1	–	126
6	Brust öffnen mit Armschwung	von locker zu dynamisch steigern	15 Wdh.	2	10 Sek.	129
7	Oberen Rücken ausrollen	langsam, bewusst, beidseits der Wirbelsäule	2 Min. je Seite	1	–	127
8	HWS-BWS-Mobilisation im Stehen	gesamtes Bewegungsausmaß	10–15 Wdh.	1	–	140

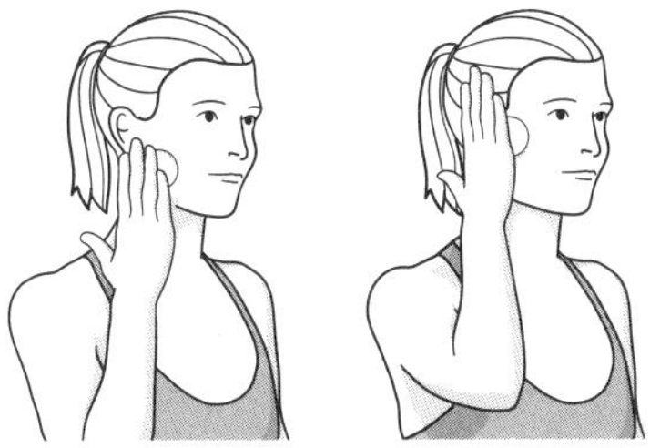

1 Kiefermuskel lösen

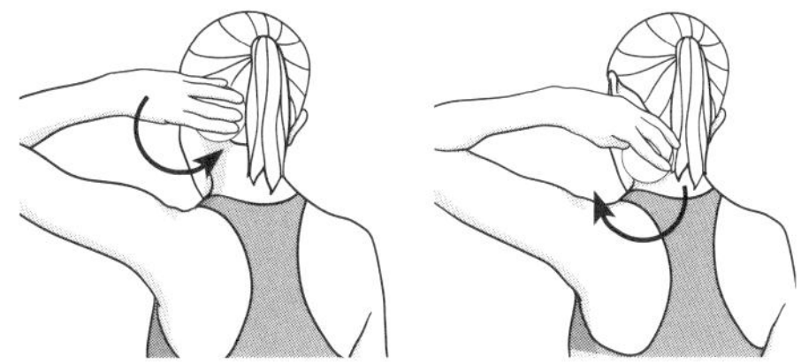

2 Nackenmuskeln verdrehen

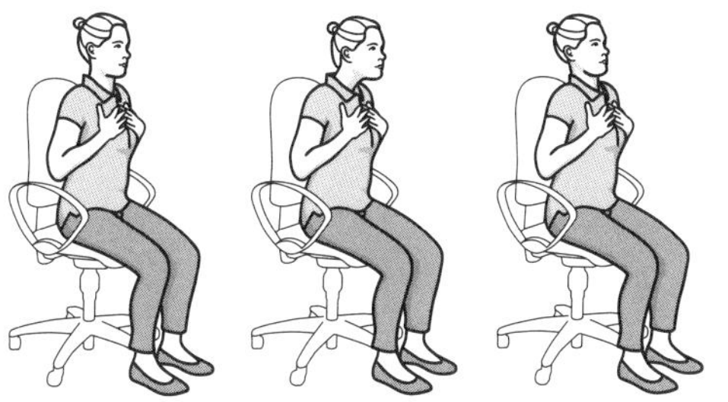

3 Kopf auf verschiedenen Ebenen verschieben

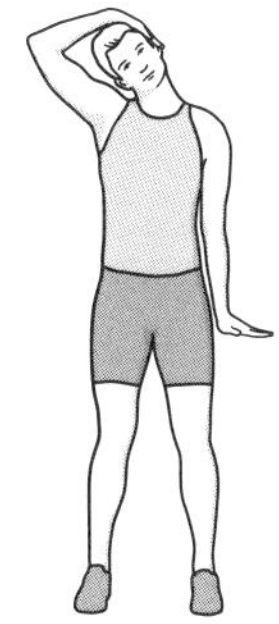

4 Längenkräftigung des Nackens

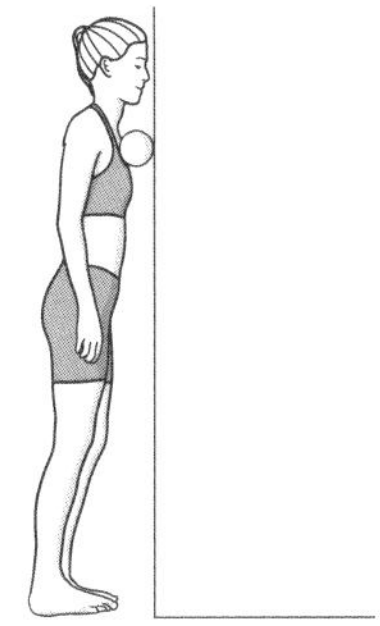

5 Brustmuskel ausrollen

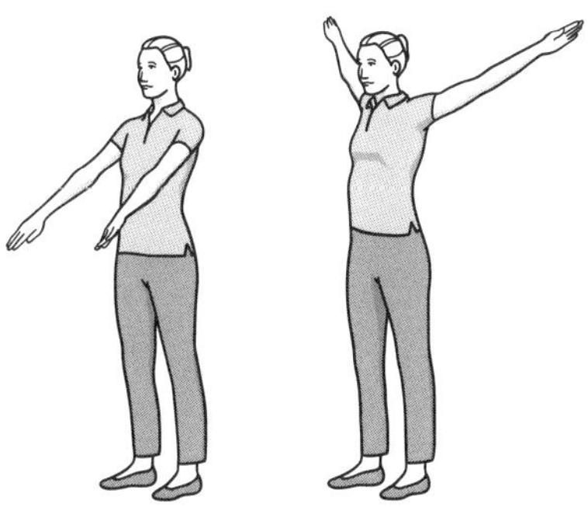

6 Brust öffnen mit Armschwung

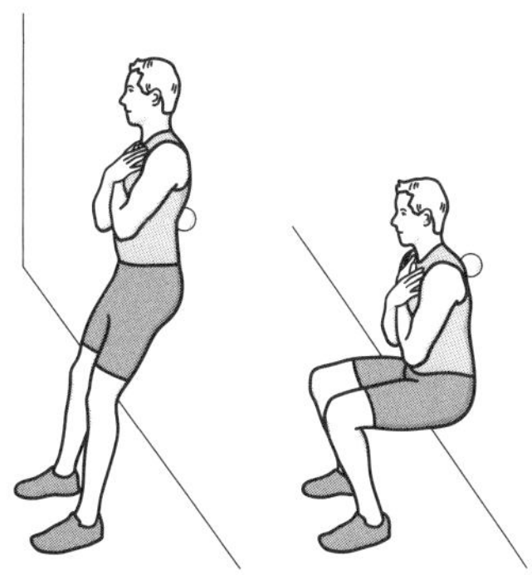

7 Oberen Rücken ausrollen

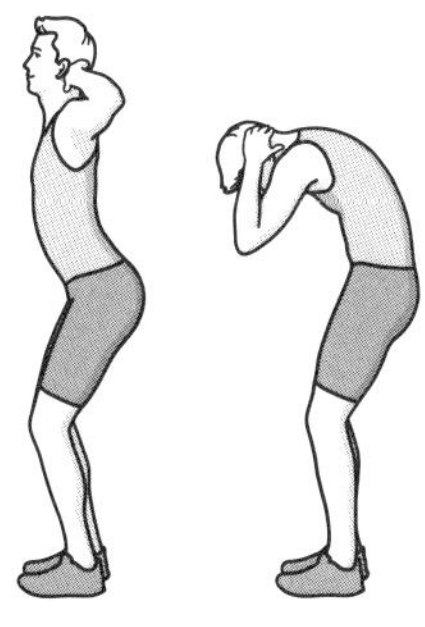

8 HWS-BWS-Mobilisation im Stehen

29 Linderung bei Ausstrahlung in Arme und Finger

1 **2** 3

Trainingsdauer: 21 Minuten
Equipment: Matte, Rolle, Ball, Klimmzugstange oder Ähnliches

	Übungen	Ausführungshinweis	Dauer/Wdh.	Sätze	Pause	Seite
1	Nacken lockern	langsam, bewusst	2 Min.	1	–	125
2	Nacken-Schulter-Rotation	kontrolliert	10 Wdh.	2	10 Sek.	141
3	Kleinen Brustmuskel lösen	in den Schmerzpunkt atmen	1 Min. je Seite	1	–	126
4	Längenkräftigung der Brust	Dehnung mit Kraftaktivierung	3 Wdh. je Seite	1	–	131
5	Aushängen	locker	so lange wie möglich (mind. 1 Min.)	3	20 Sek.	129
6	Längenkräftigung der Finger und des Arms	Dehnung mit Kraftaktivierung	3 Wdh. je Seite	1	–	132
7	Brust öffnen mit Armschwung	von locker zu dynamisch steigern	15 Wdh.	2	10 Sek.	129
8	Dehnung von Brust, vorderen Schultern und Armen	dehnen	45 Sek.	2	10 Sek.	128
9	Schulterkarussell	langsam, bewusst	20 Wdh.	2	30 Sek.	138

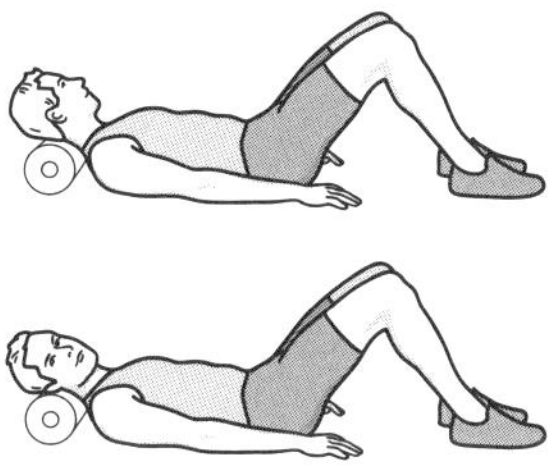

1 Nacken lockern

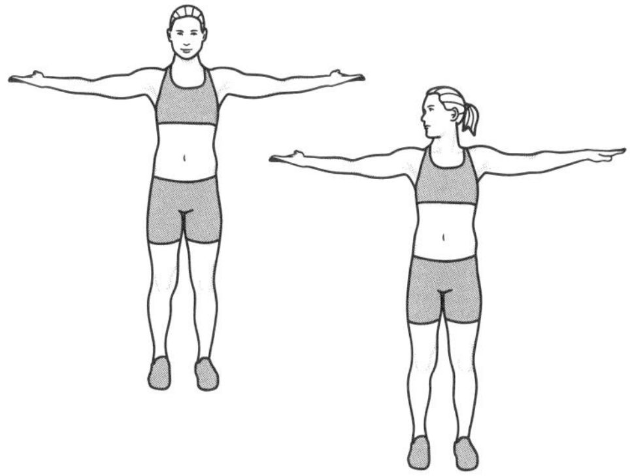

2 Nacken-Schulter-Rotation

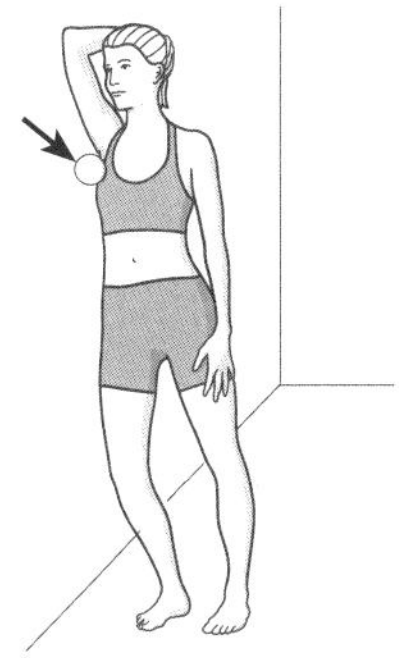

3 Kleinen Brustmuskel lösen

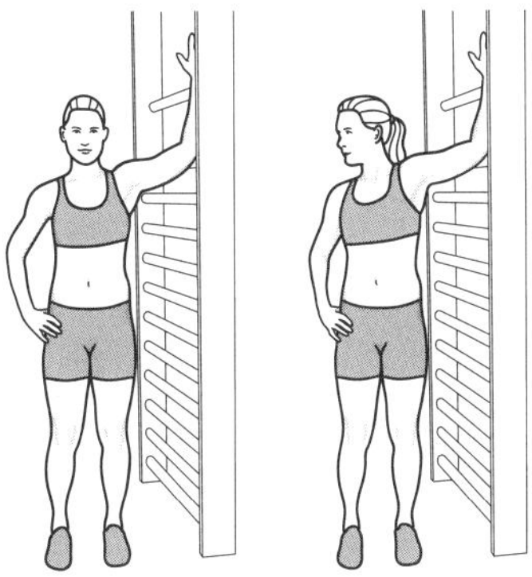

4 Längenkräftigung der Brust

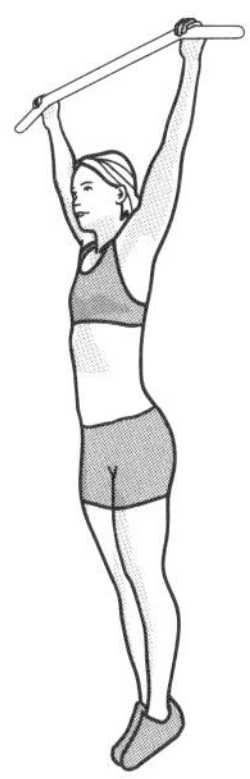

5 Aushängen

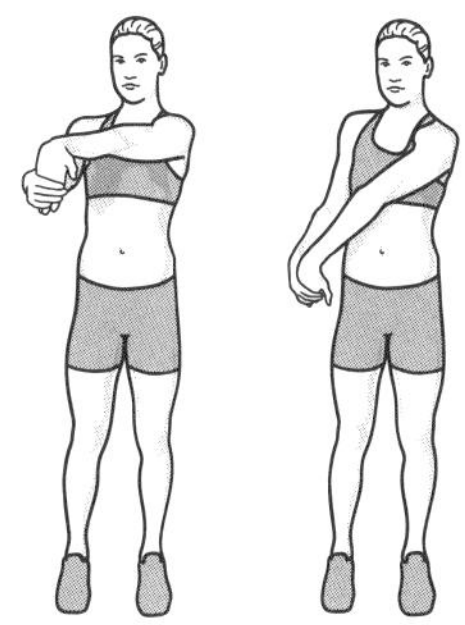

6 Längenkräftigung der Finger und des Arms

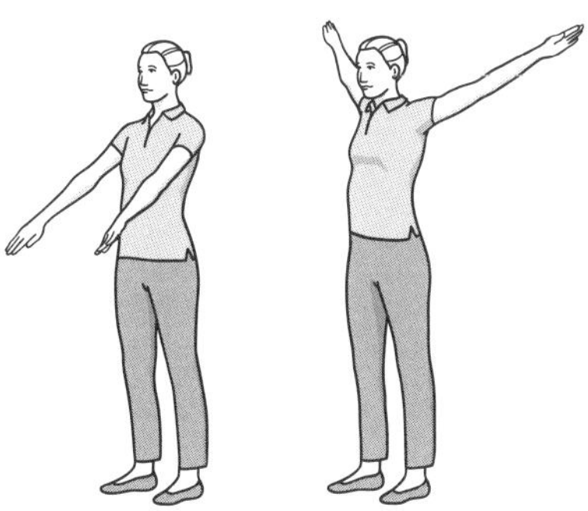

7 Brust öffnen mit Armschwung

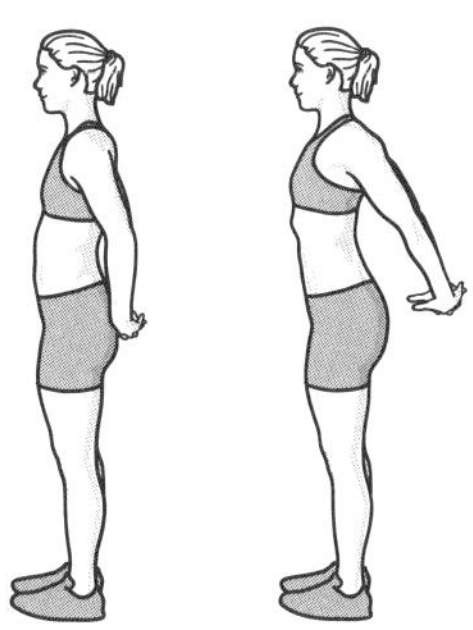

8 Dehnung von Brust, vorderen Schultern und Armen

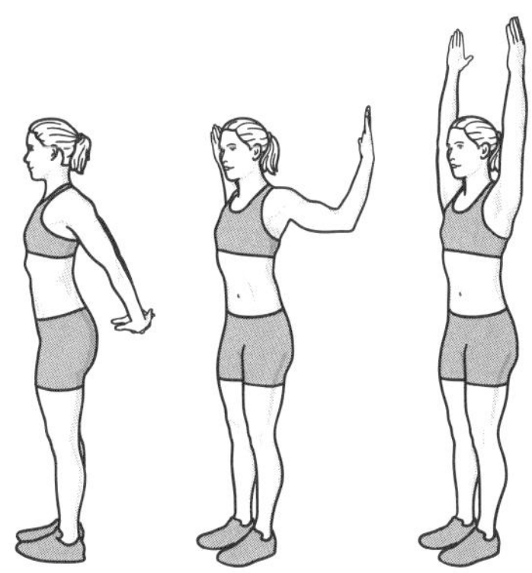

9 Schulterkarussell

30 Bei HWS-Syndrom

Trainingsdauer: 23 Minuten
Equipment: Matte, Ball, Band, Gewichte

1 **2** 3

	Übungen	Ausführungshinweis	Dauer/Wdh.	Sätze	Pause	Seite
1	Nackenmuskeln verdrehen	langsam, bewusst	1 Min. je Seite	1	–	125
2	Längenkräftigung des Nackens	Dehnung mit Kraftaktivierung	3 Wdh. je Seite	1	–	130
3	Nackenheben mit Gewichten	langsam, kontrolliert	15 Wdh.	2	10 Sek.	136
4	Lockernde Vorbeuge	lockern und entspannen	30 Sek.	1	–	128
5	Brustmuskel ausrollen	langsam, bewusst	2 Min. je Seite	1	–	126
6	Längenkräftigung der Brust	Dehnung mit Kraftaktivierung	3 Wdh. je Seite	1	–	131
7	Längenkräftigung der vorderen myofaszialen Kette	bis zur Erschöpfung der Muskulatur, auf die Kopfhaltung achten	max. 20 Sek.	3–6	5 Sek.	131
8	Schulterblatt-aktivierung mit Band	kontrolliert, maximal anziehen	10–12 Wdh.	2	20 Sek.	132
9	Schulterkarussell	langsam, bewusst	20 Wdh.	2	30 Sek.	138
10	HWS-BWS-Schulter-Mobilisation im Vierfüßlerstand	kontrolliert, gesamtes Bewegungsausmaß	10 Wdh. je Seite	2	10 Sek.	140

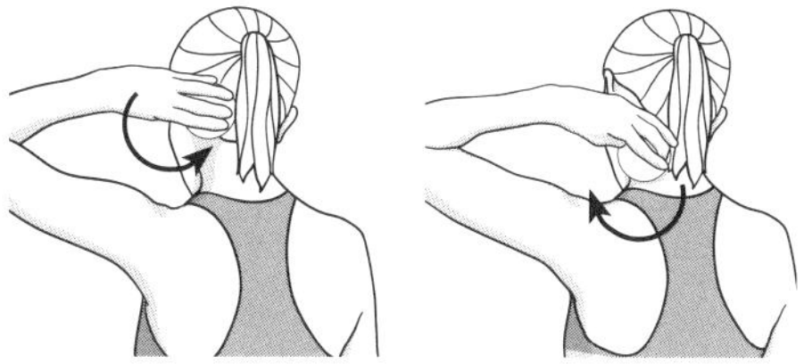

1 Nackenmuskeln verdrehen

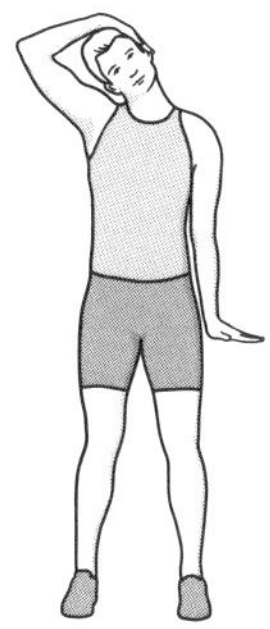

2 Längenkräftigung des Nackens

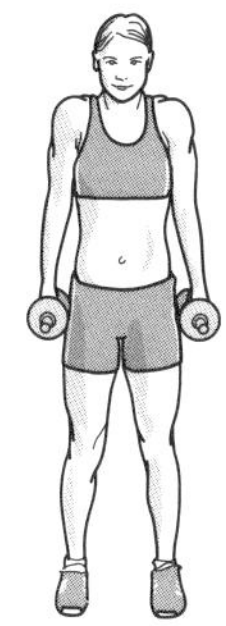

3 Nackenheben mit Gewichten

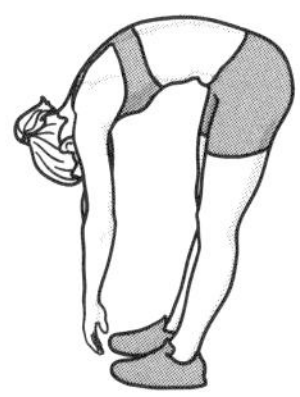

4 Lockernde Vorbeuge

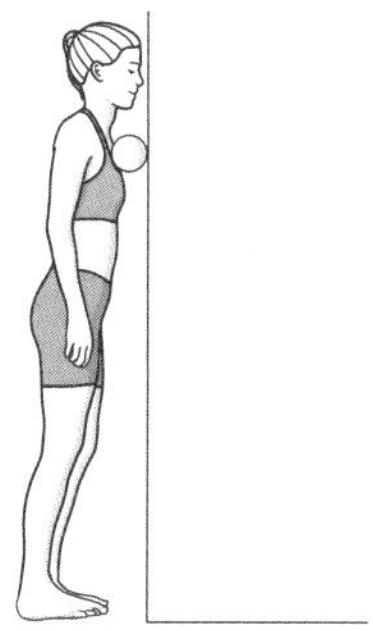

5 Brustmuskel ausrollen

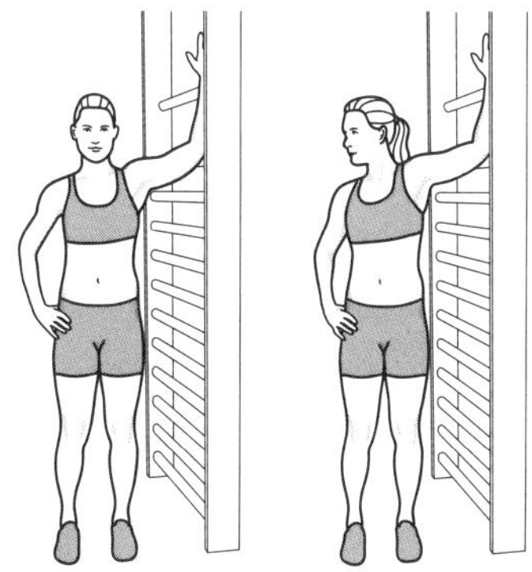

6 Längenkräftigung der Brust

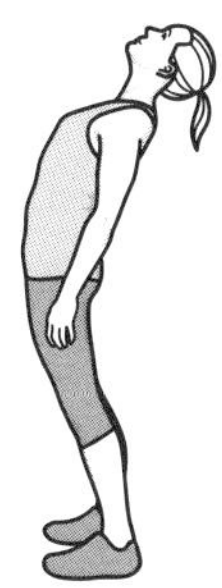

7 Längenkräftigung der vorderen myofaszialen Kette

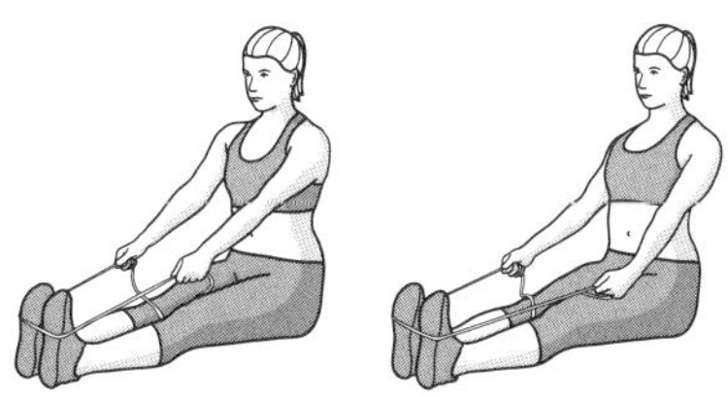

8 Schulterblattaktivierung mit Band

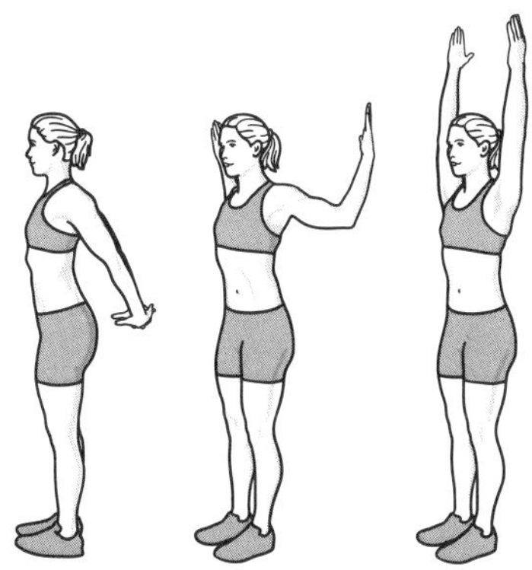

9 Schulterkarussell

10 HWS-BWS-Schulter-Mobilisation im Vierfüßlerstand

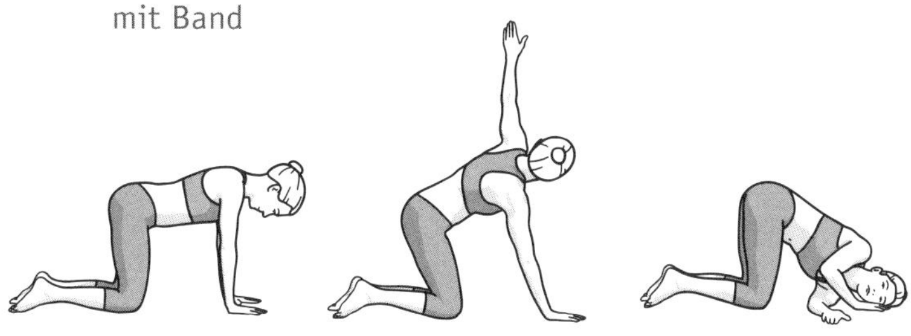

31 Bei Hexenschuss und Bandscheibenvorfall im Nacken

1 **2** 3

Trainingsdauer: 23 Minuten
Equipment: Matte, Rolle, Ball

	Übungen	Ausführungshinweis	Dauer/Wdh.	Sätze	Pause	Seite
1	Nacken lockern	langsam, bewusst	2 Min.	1	–	125
2	Kopf auf verschiedenen Ebenen verschieben	kontrolliert, gesamtes Bewegungsausmaß	15 Wdh. je Richtung	1	–	141
3	Längenkräftigung des Nackens	Dehnung mit Kraftaktivierung	3 Wdh. je Seite	1	–	130
4	Brustmuskel ausrollen	langsam, bewusst	2 Min. je Seite	1	–	126
5	Kleinen Brustmuskel lösen	in den Schmerzpunkt atmen	1 Min. je Seite	1	–	126
6	Dehnung von Brust, vorderen Schultern und Armen	dehnen	45 Sek.	2	10 Sek.	128
7	Längenkräftigung der Brust	Dehnung mit Kraftaktivierung	3 Wdh. je Seite	1	–	131
8	Längenkräftigung der vorderen myofaszialen Kette	bis zur Erschöpfung der Muskulatur, auf die Kopfhaltung achten	max. 20 Sek.	3–6	5 Sek.	131
9	Brustkorb öffnen auf der Rolle mit Armüberzug (ohne Gewicht)	kontrolliert, maximal nach hinten	15 Wdh.	2	20 Sek.	135
10	HWS-BWS-Schulter-Mobilisation im Vierfüßlerstand	kontrolliert, gesamtes Bewegungsausmaß	10 Wdh. je Seite	2	10 Sek.	140

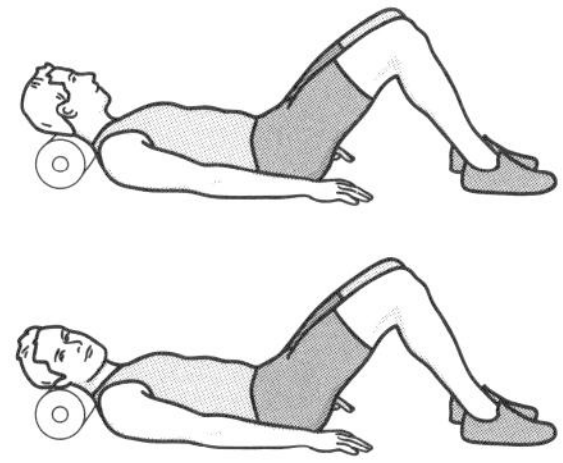

1 Nacken lockern

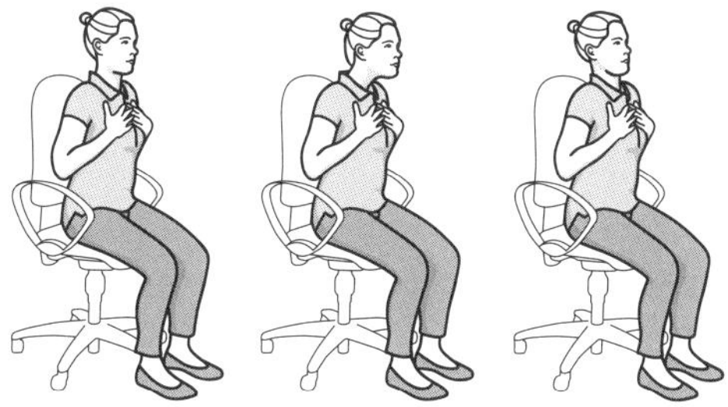

2 Kopf auf verschiedenen Ebenen verschieben

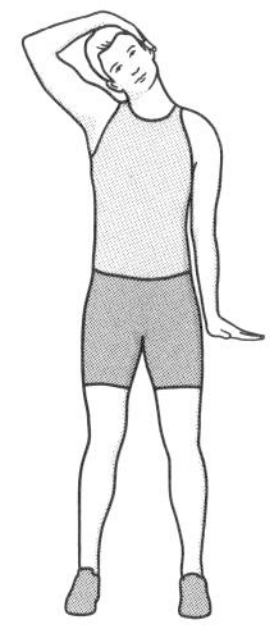

3 Längenkräftigung des Nackens

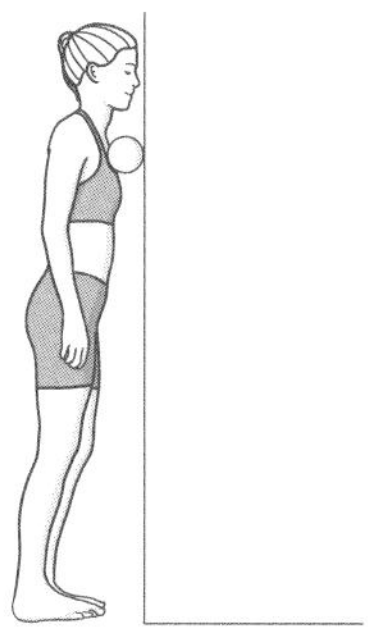

4 Brustmuskel ausrollen

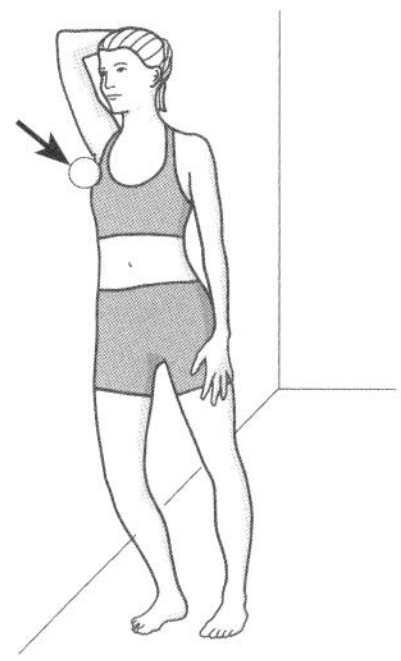

5 Kleinen Brustmuskel lösen

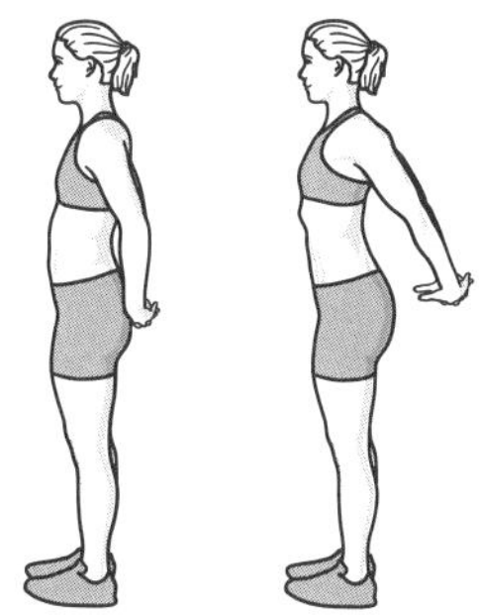

6 Dehnung von Brust, vorderen Schultern und Armen

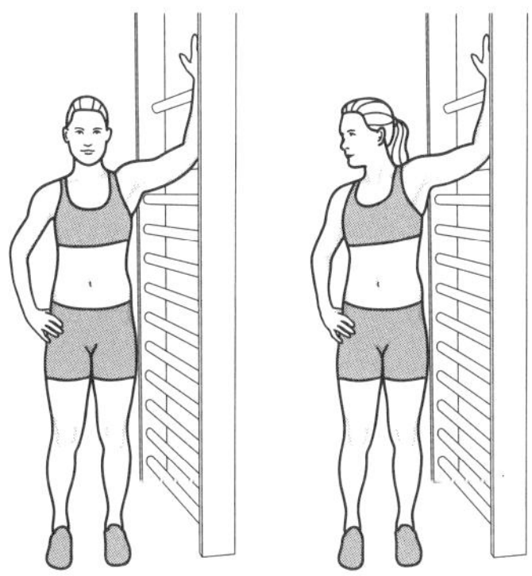

7 Längenkräftigung der Brust

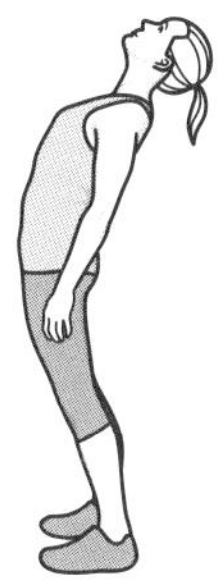

8 Längenkräftigung der vorderen myofaszialen Kette

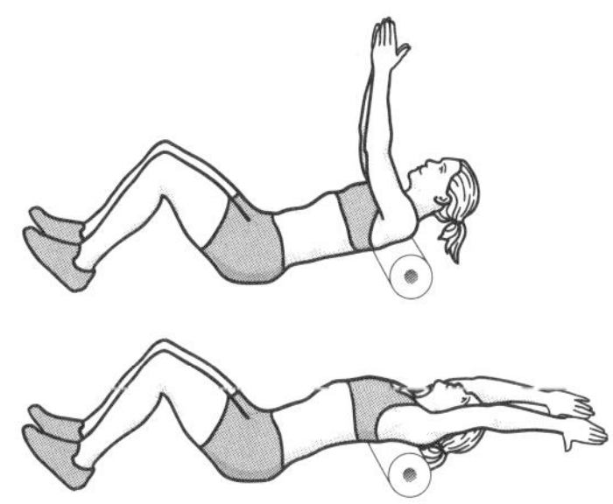

9 Brustkorb öffnen auf der Rolle mit Armüberzug (ohne Gewicht)

10 HWS-BWS-Schulter-Mobilisation im Vierfüßlerstand

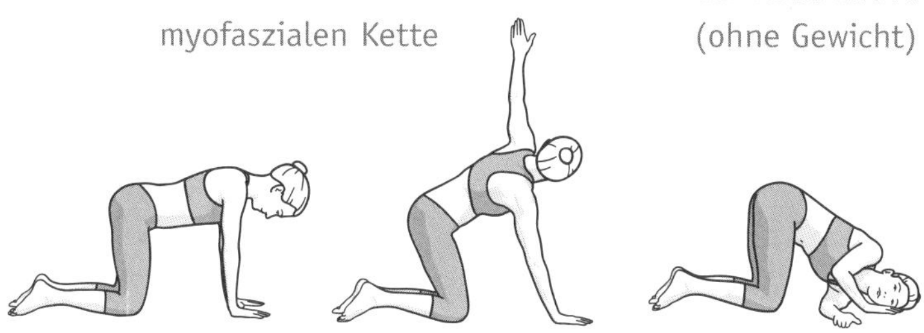

32 Bei instabiler Halswirbelsäule

Trainingsdauer: 19 Minuten
Equipment: Matte, Rolle, Band, Gewichte

1 **2** 3

	Übungen	Ausführungshinweis	Dauer/Wdh.	Sätze	Pause	Seite
1	Nacken lockern	langsam, bewusst	2 Min.	1	–	125
2	Stabilisierung im Vierfüßlerstand auf der Rolle	kontrolliert, Fokus auf stabilen Stütz	15 Wdh.	2	20 Sek.	136
3	Nackenheben mit Gewichten	langsam, kontrolliert	15 Wdh.	2	10 Sek.	136
4	Längenkräftigung des Nackens	Dehnung mit Kraftaktivierung	3 Wdh. je Seite	1	–	130
5	Reverse Fly in Bauchlage	maximal anziehen	4–6 Wdh.	2	30 Sek.	131
6	Schulterdrücken mit Gewichten	langsam, kontrolliert	10–15 Wdh.	2	20 Sek.	134
7	Brustkorb öffnen auf der Rolle mit Armüberzug mit Gewicht	kontrolliert, maximal nach hinten	15 Wdh.	2	20 Sek.	135
8	Diagonale Lifts mit Band	dynamisch	10–12 Wdh. je Seite	2	20 Sek.	134
9	Schulterkarussell	langsam, bewusst	20 Wdh.	2	30 Sek.	138

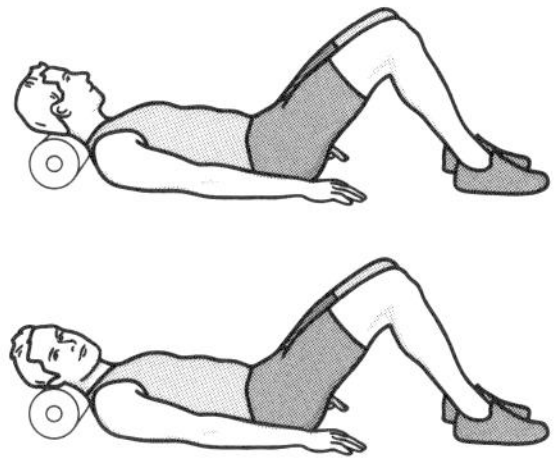

1 Nacken lockern

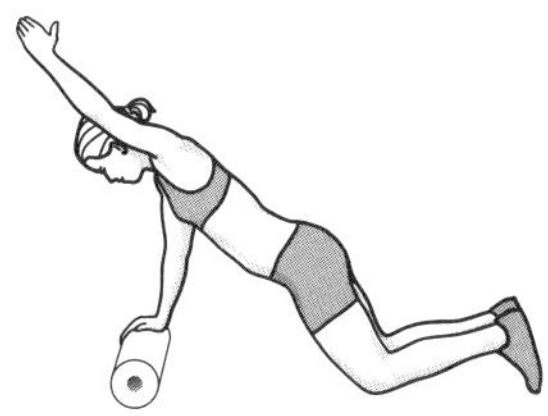

2 Stabilisierung im Vierfüßlerstand auf der Rolle

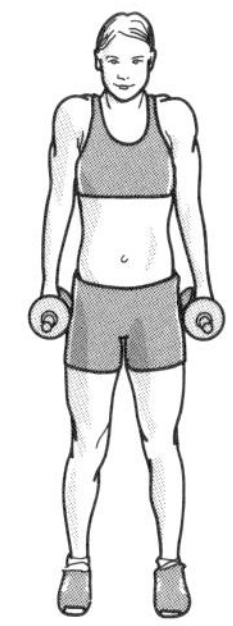

3 Nackenheben mit Gewichten

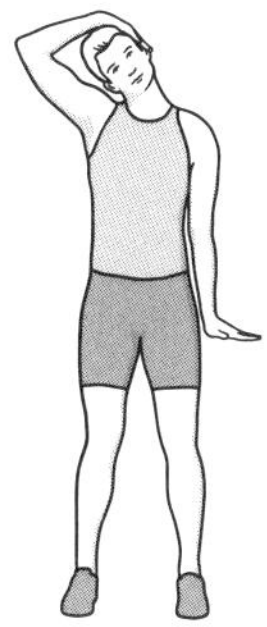

4 Längenkräftigung des Nackens

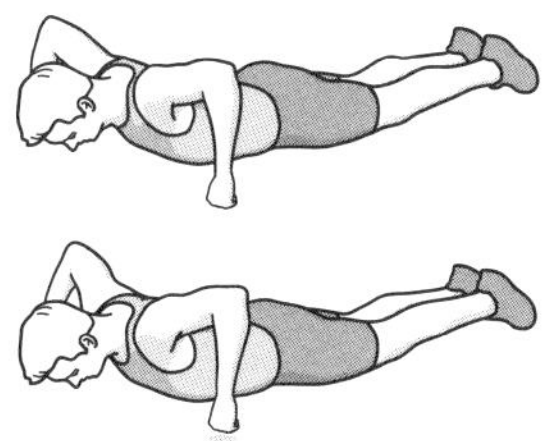

5 Reverse Fly in Bauchlage

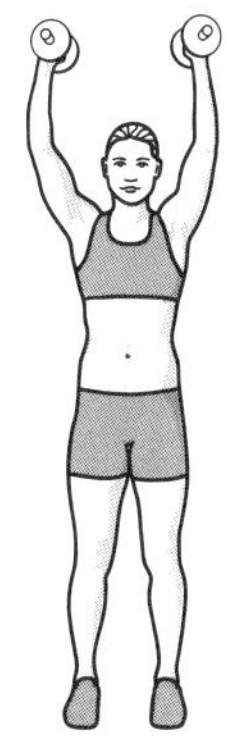

6 Schulterdrücken mit Gewichten

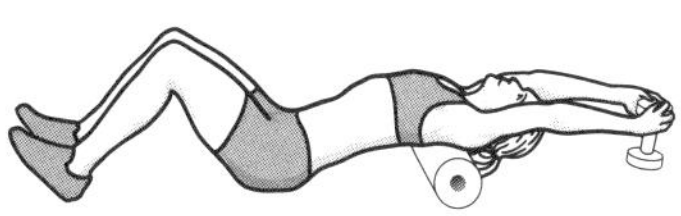

7 Brustkorb öffnen auf der Rolle mit Armüberzug mit Gewicht

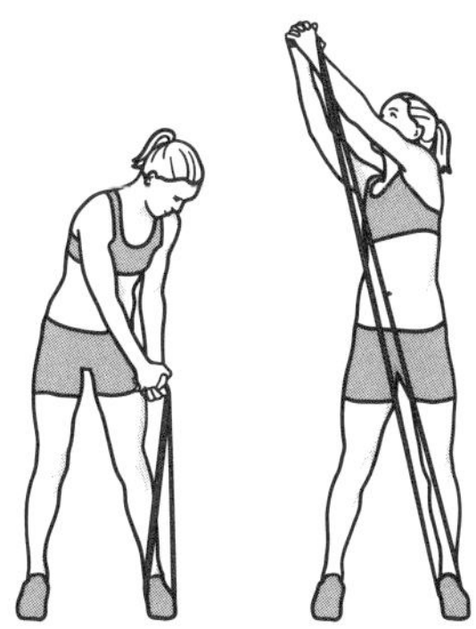

8 Diagonale Lifts mit Band

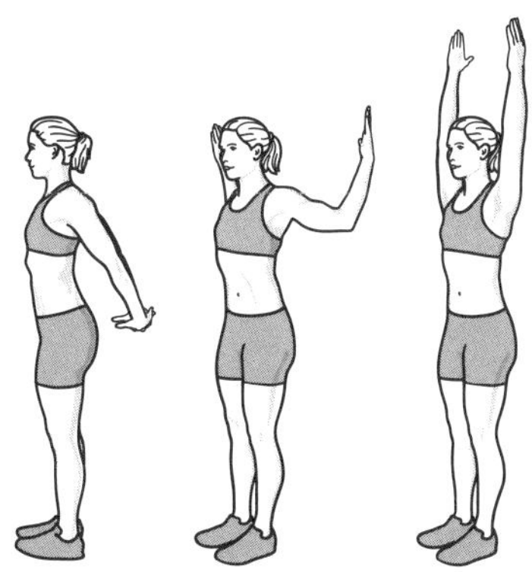

9 Schulterkarussell

33 Bei skoliotischer (Hals-)Wirbelsäule

Trainingsdauer: 27 Minuten
Equipment: Matte, Rolle, Ball, Kissen oder Decke

1 **2** 3

	Übungen	Ausführungshinweis	Dauer/Wdh.	Sätze	Pause	Seite
1	Trapezmuskel von oben ausrollen	langsam, bewusst	1 Min. je Seite	1	–	125
2	Kopf auf verschiedenen Ebenen verschieben	kontrolliert, gesamtes Bewegungsausmaß	15 Wdh. je Richtung	1	–	141
3	Längenkräftigung des Nackens	Dehnung mit Kraftaktivierung	3 Wdh. je Seite	1	–	130
4	Oberen Rücken ausrollen	langsam, bewusst, beidseits der Wirbelsäule	2 Min. je Seite	1	–	127
5	HWS-BWS-Mobilisation im Stehen	gesamtes Bewegungsausmaß	10–15 Wdh.	1	–	140
6	Flanke ausrollen	vor allem obere Flanke, langsam, bewusst	2 Min. je Seite	1	–	127
7	Schwimmer in Bauchlage	langsam, bewusst	15 Wdh.	2	20 Sek.	130
8	Schulterspirale	kontrolliert	10 Wdh. je Seite	2	10 Sek.	143
9	Wechselseitiger Holzfäller	dynamisch	15 Wdh.	2	20 Sek.	130
10	Breiten Rückenmuskel und Schulter dehnen	federn	45 Sek. je Seite	2	10 Sek.	129
11	Seitliche Rumpfverschiebung im Stehen	kontrolliert, bewusst	15 Wdh.	1	–	143
12	HWS-BWS-Rotation im Liegen	fließend ein- und ausatmen und entspannen	1,5 Min. je Seite	1	–	139

Hinweis: Bei den Übungen je Seite besonders die verkürzte Seite der skoliotischen Wirbelsäule fokussieren.

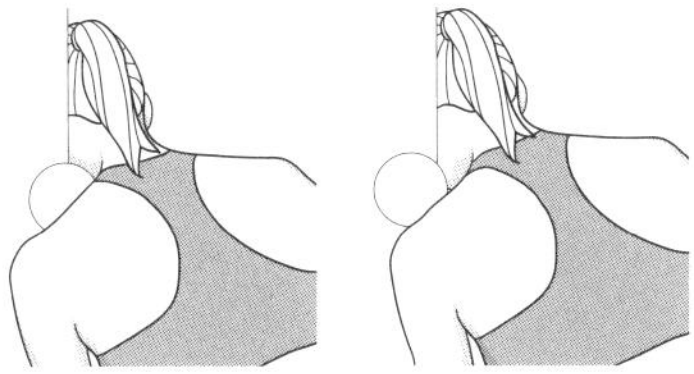

1 Trapezmuskel von oben ausrollen

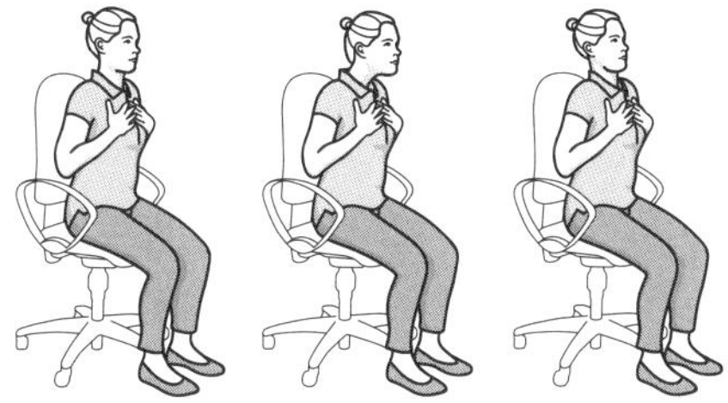

2 Kopf auf verschiedenen Ebenen verschieben

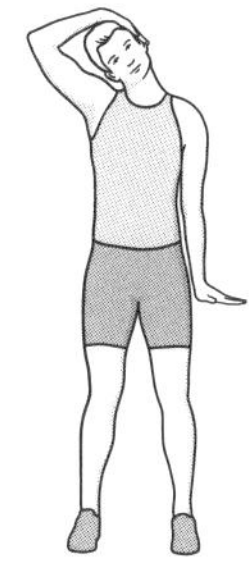

3 Längenkräftigung des Nackens

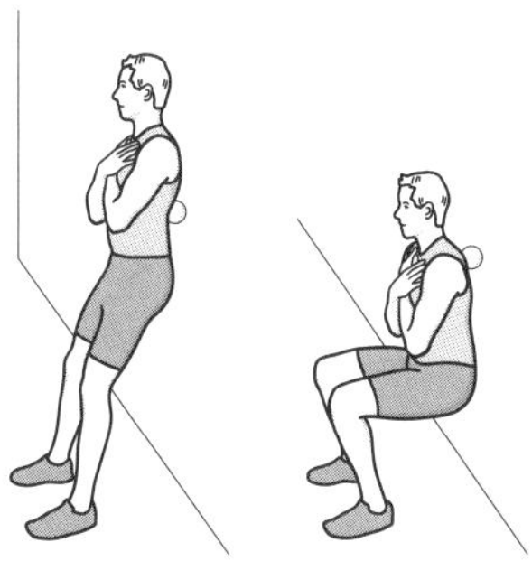

4 Oberen Rücken ausrollen

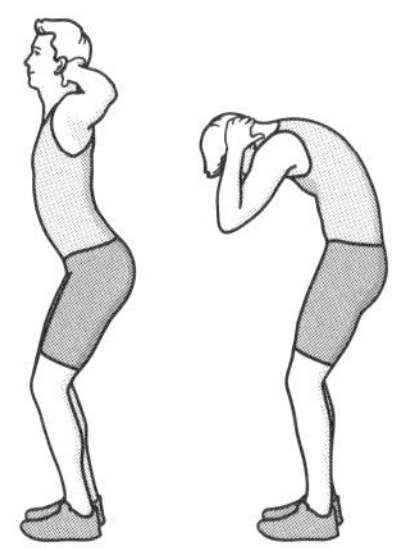

5 HWS-BWS-Mobilisation im Stehen

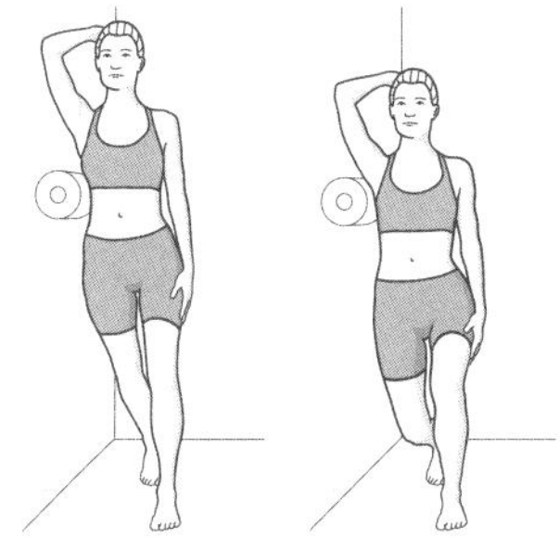

6 Flanke ausrollen

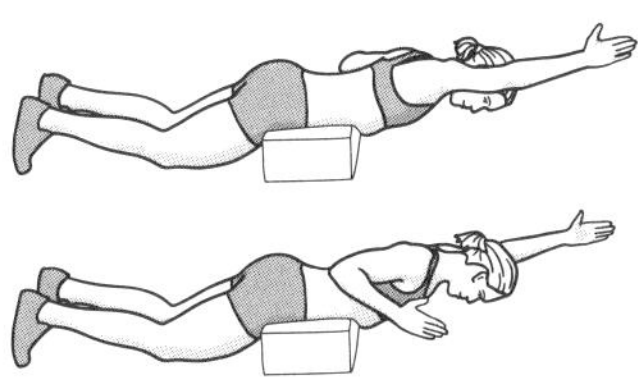

7 Schwimmer in Bauchlage

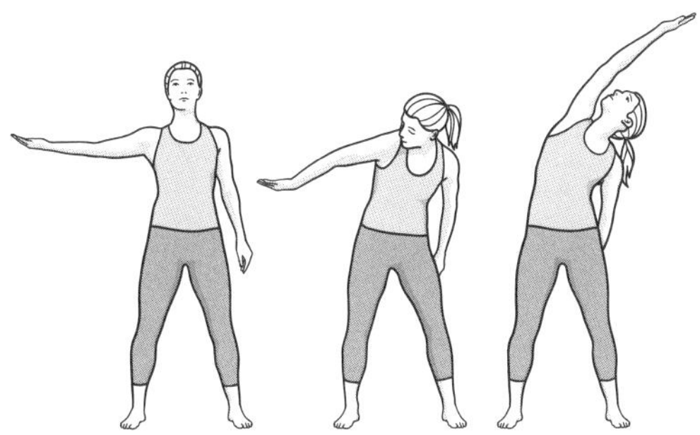

8 Schulterspirale

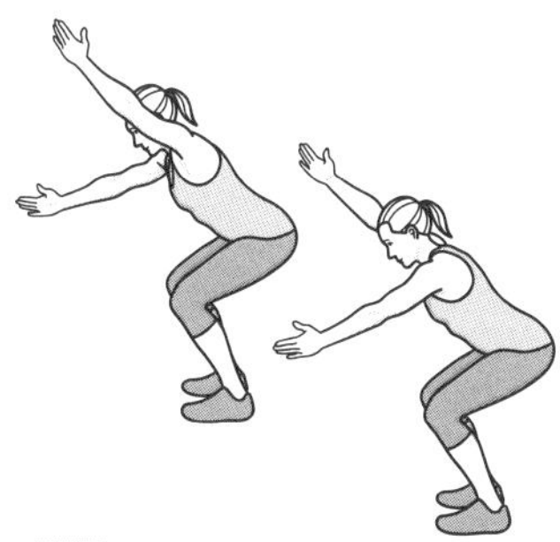

9 Wechselseitiger Holzfäller

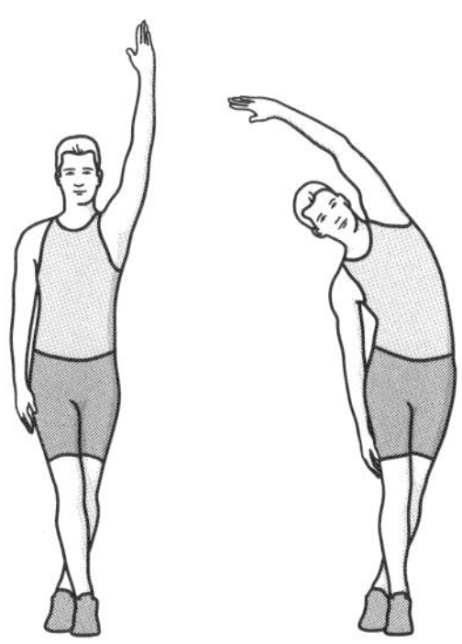

10 Breiten Rückenmuskel und Schulter dehnen

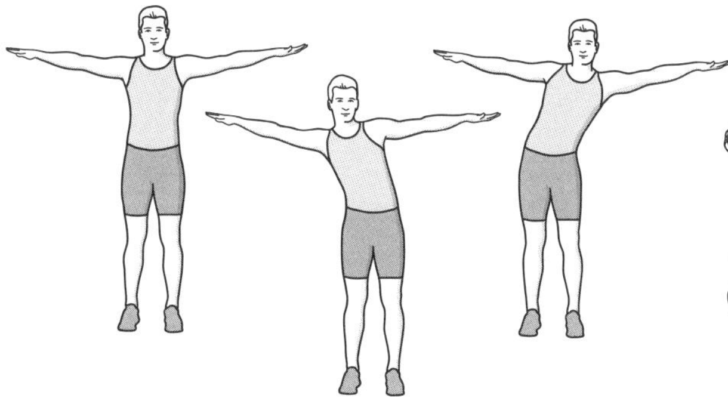

11 Seitliche Rumpfverschiebung im Stehen

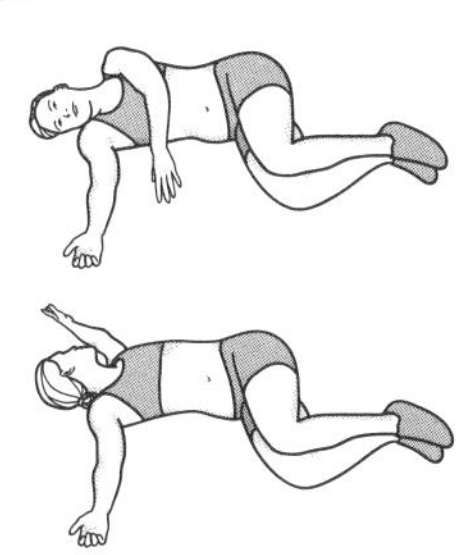

12 HWS-BWS-Rotation im Liegen

34 Bei Schulter-Arm-Syndrom

Trainingsdauer: 23 Minuten
Equipment: Matte, Rolle, Ball, Band

1 **2** 3

	Übungen	Ausführungshinweis	Dauer/Wdh.	Sätze	Pause	Seite
1	Nacken-Schulter-Rotation	kontrolliert	10 Wdh.	2	10 Sek.	141
2	Kleinen Brustmuskel lösen	in den Schmerzpunkt atmen	1 Min. je Seite	1	–	126
3	Seitliche Schulter ausrollen	langsam, bewusst, ggf. auf den Arm ausweiten	2 Min. je Seite	1	–	126
4	Längenkräftigung der Finger und des Arms	Dehnung mit Kraftaktivierung	3 Wdh. je Seite	1	–	132
5	Schulterblatt-mobilisation	langsam, bewusst	1 Min. je Seite	1	–	138
6	Schultern ein- und ausdrehen	langsam, gesamtes Bewegungsausmaß	15 Wdh.	2	10 Sek.	137
7	Brust öffnen mit Armschwung	von locker zu dynamisch steigern	15 Wdh.	2	10 Sek.	129
8	Breiten Rückenmuskel und Schulter dehnen	federn	45 Sek. je Seite	2	10 Sek.	129
9	Schultermobilisation mit Band	langsam, bewusst	15 Wdh.	2	10 Sek.	139
10	HWS-BWS-Schulter-Mobilisation im Vierfüßlerstand	kontrolliert, gesamtes Bewegungsausmaß	10 Wdh. je Seite	2	10 Sek.	140

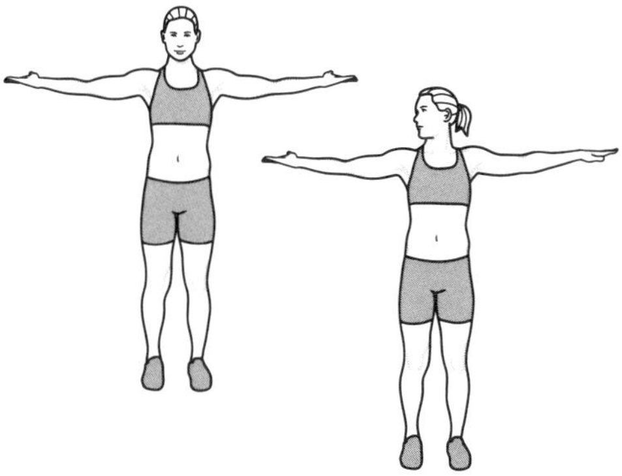

1 Nacken-Schulter-Rotation

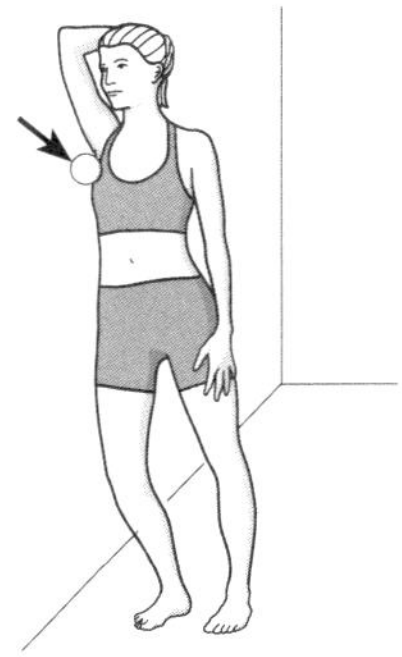

2 Kleinen Brustmuskel lösen

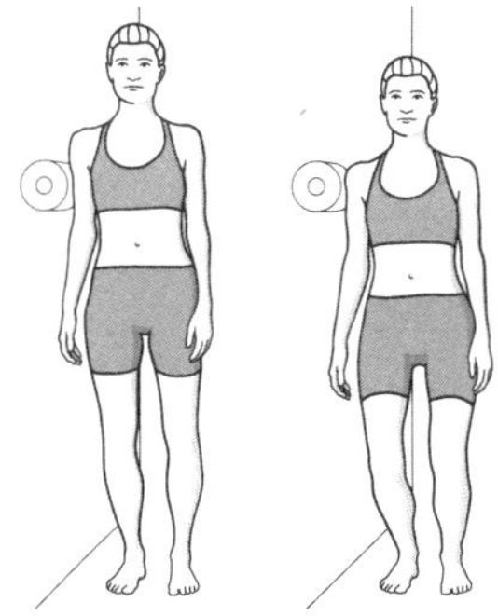

3 Seitliche Schulter ausrollen

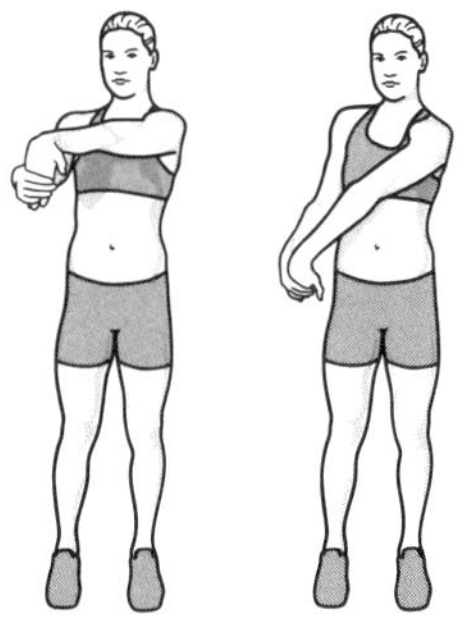

4 Längenkräftigung der Finger und des Arms

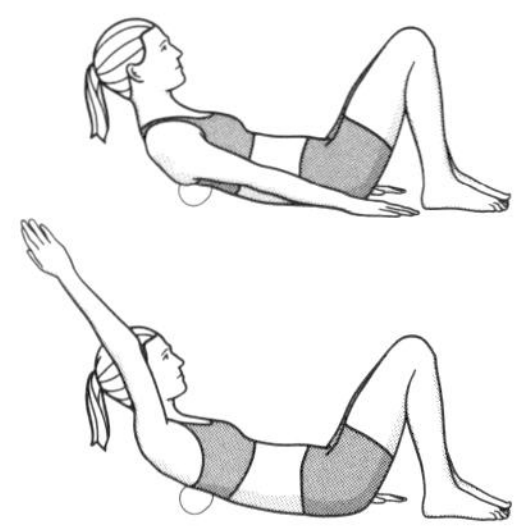

5 Schulterblattmobilisation

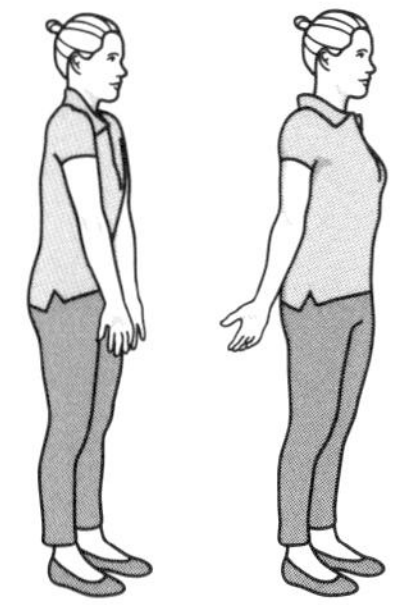

6 Schultern ein- und ausdrehen

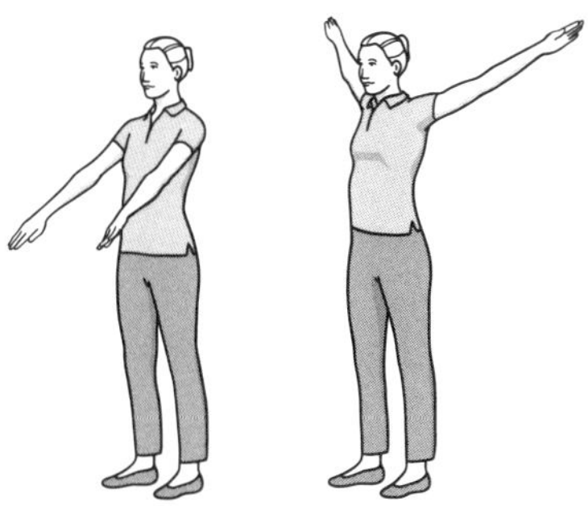

7 Brust öffnen mit Armschwung

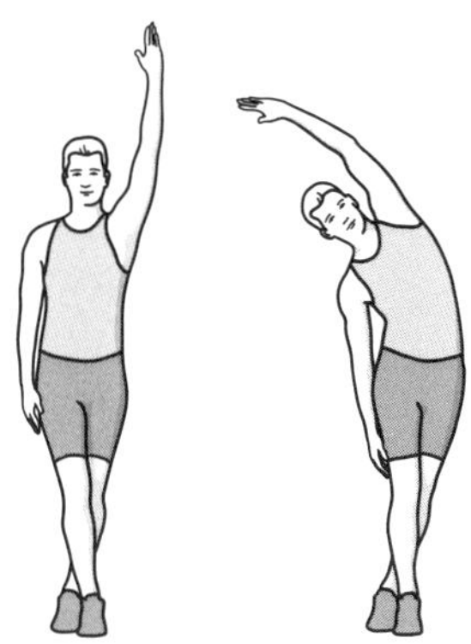

8 Breiten Rückenmuskel und Schulter dehnen

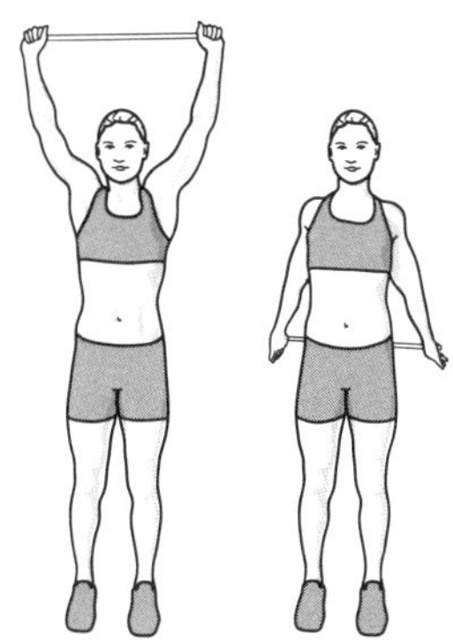

9 Schultermobilisation mit Band

10 HWS-BWS-Schulter-Mobilisation im Vierfüßlerstand

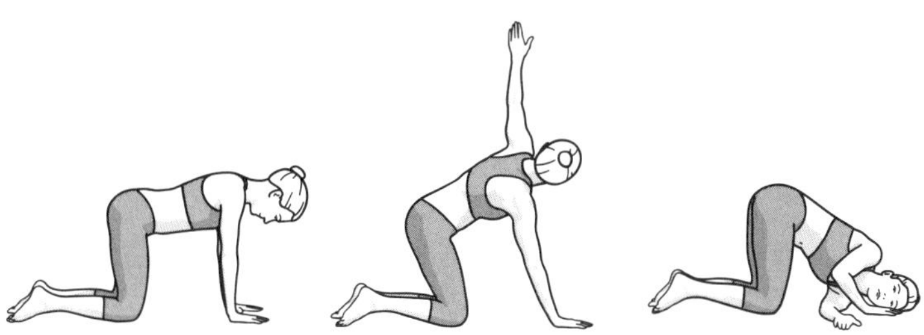

35 Bei Schulter-Impingement-Syndrom für Einsteiger

1 2 3

Trainingsdauer: 20 Minuten
Equipment: Matte, Ball, Rolle

	Übungen	Ausführungshinweis	Dauer/Wdh.	Sätze	Pause	Seite
1	Trapezmuskel von oben ausrollen	langsam, bewusst	1 Min. je Seite	1	–	125
2	Schulterkreisel	kontrolliert	15 Wdh. in beide Richtungen	2	10 Sek.	137
3	Brust und Schulter dehnen mit Rolle	ruhig und bewusst atmen	2 Min.	1	–	127
4	Arme vor dem Körper schwingen	von locker zu dynamisch steigern	15 Wdh.	2	10 Sek.	129
5	Brustmuskel ausrollen	langsam, bewusst	2 Min. je Seite	1	–	126
6	Längenkräftigung der Brust	Dehnung mit Kraftaktivierung	3 Wdh. je Seite	1	–	131
7	Breiten Rückenmuskel und Schulter dehnen	federn	45 Sek. je Seite	2	10 Sek.	129
8	Lockernde Vorbeuge	lockern und entspannen	30 Sek.	1	–	128
9	HWS-BWS-Rotation im Liegen	fließend ein- und ausatmen und entspannen	1,5 Min. je Seite	1	–	139

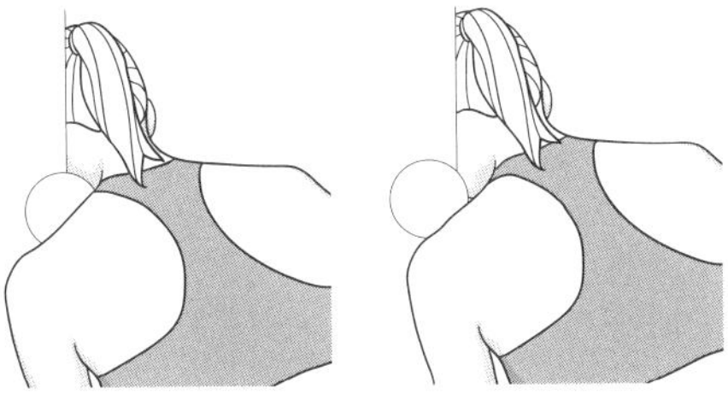

1 Trapezmuskel von oben ausrollen

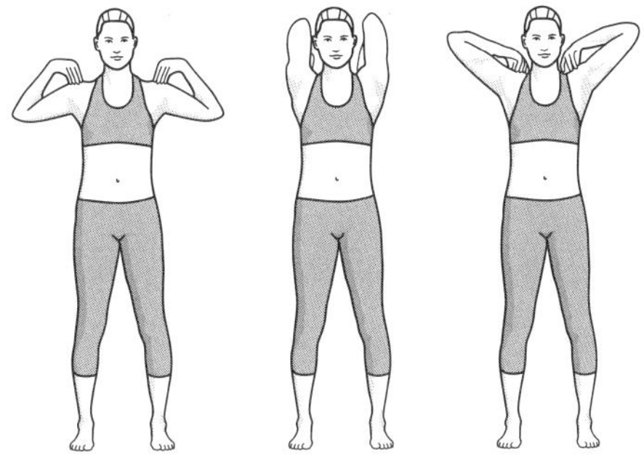

2 Schulterkreisel

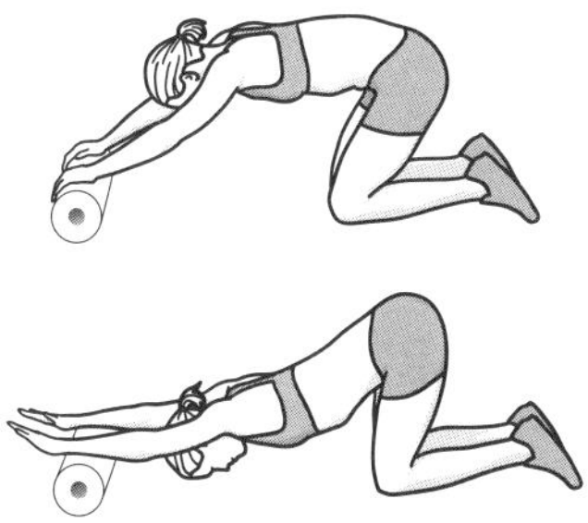

3 Brust und Schulter dehnen mit Rolle

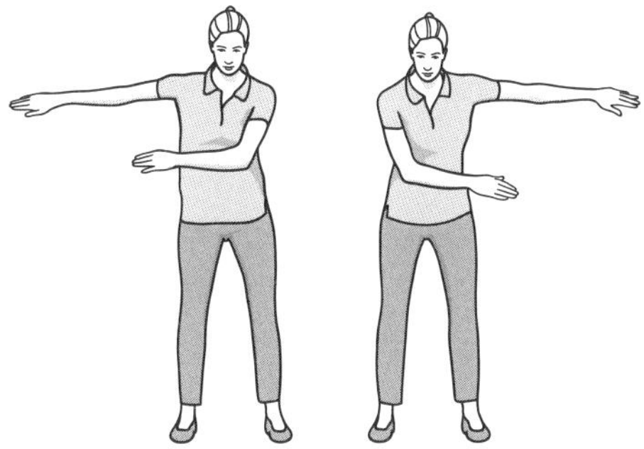

4 Arme vor dem Körper schwingen

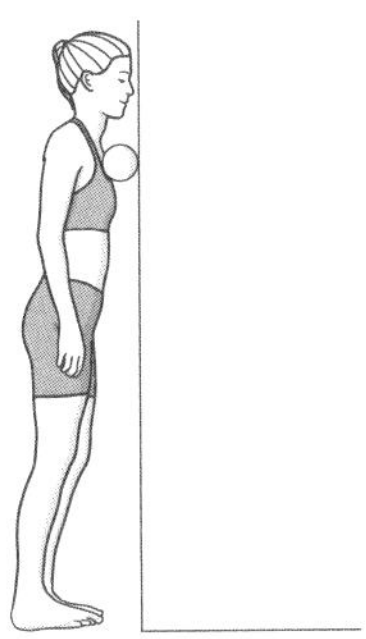

5 Brustmuskel ausrollen

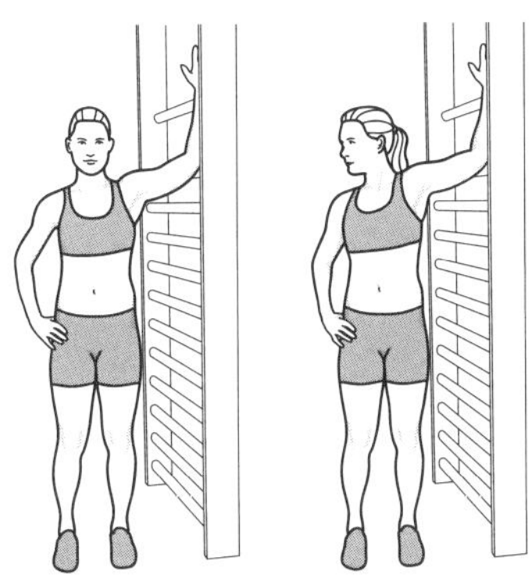

6 Längenkräftigung der Brust

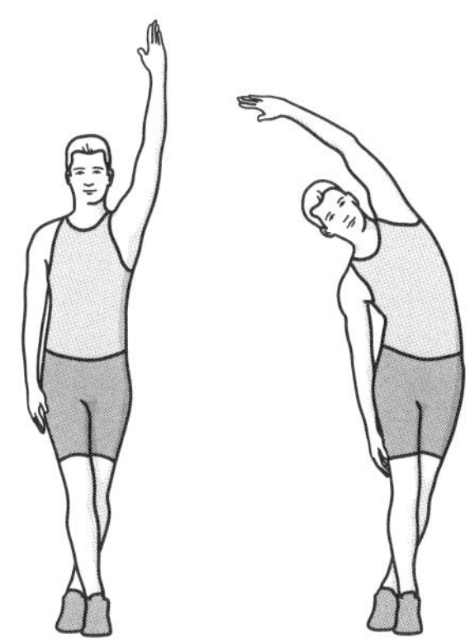

7 Breiten Rückenmuskel und Schulter dehnen

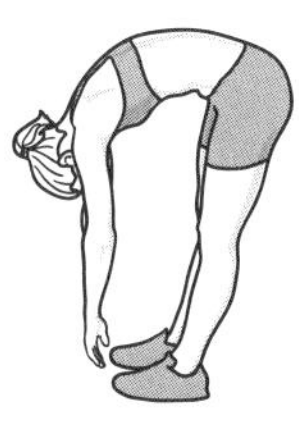

8 Lockernde Vorbeuge

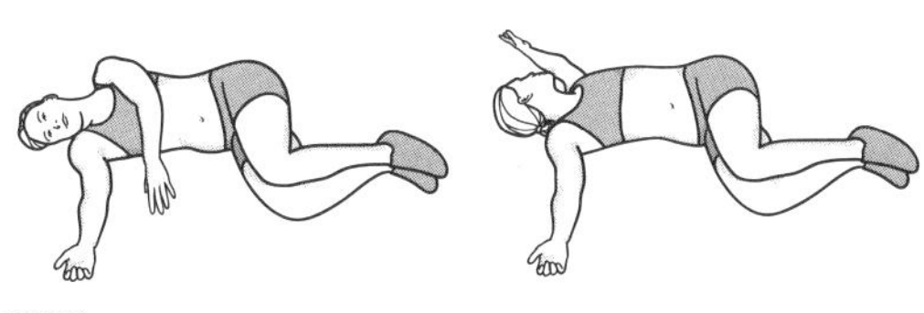

9 HWS-BWS-Rotation im Liegen

36 Bei Schulter-Impingement-Syndrom für Geübte

1 **2** 3

Trainingsdauer: 25 Minuten
Equipment: Matte, Ball, Band, Klimmzugstange oder Ähnliches

	Übungen	Ausführungshinweis	Dauer/Wdh.	Sätze	Pause	Seite
1	Trapezmuskel von oben ausrollen	langsam, bewusst	1 Min. je Seite	1	–	125
2	Kleinen Brustmuskel lösen	in den Schmerzpunkt atmen	1 Min. je Seite	1	–	126
3	Inneren Schulter-blattmuskel lösen	in den Schmerzpunkt atmen	1 Min. je Seite	1	–	126
4	Arme vor dem Körper schwingen	von locker zu dynamisch steigern	15 Wdh.	2	10 Sek.	129
5	Schulterkarussell	langsam, bewusst	20 Wdh.	2	30 Sek.	138
6	Längenkräftigung der Brust	Dehnung mit Kraftaktivierung	3 Wdh. je Seite	1	-	131
7	Schultermobilisation mit Band im Sitzen	gesamtes Bewegungs-ausmaß, bewusst	15 Wdh. je Seite	2	10 Sek.	138
8	Breiten Rückenmuskel und Schulter dehnen	federn	45 Sek. je Seite	2	10 Sek.	129
9	Aushängen	locker	so lange wie möglich (mind. 1 Min.)	3	20 Sek.	129
10	Versetztes Armkreisen	von locker zu dynamisch steigern	15 Wdh. je Richtung	2	10 Sek.	142
11	HWS-BWS-Schulter-Mobilisation im Vierfüßlerstand	kontrolliert, gesamtes Bewegungsausmaß	10 Wdh. je Seite	2	10 Sek.	140

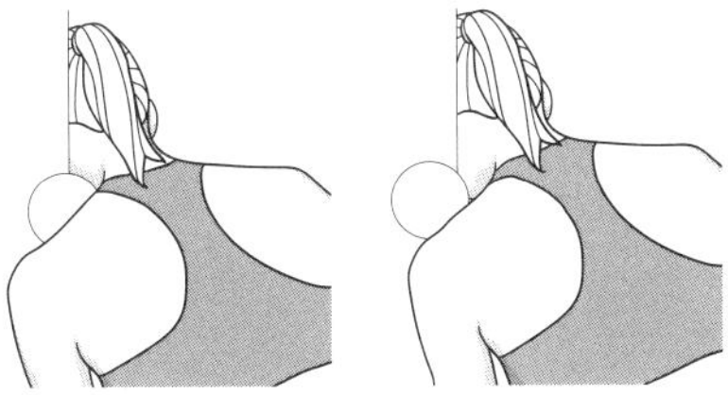

1 Trapezmuskel von oben ausrollen

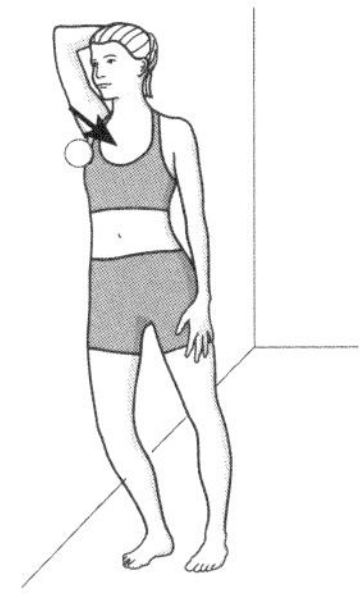

2 Kleinen Brustmuskel lösen

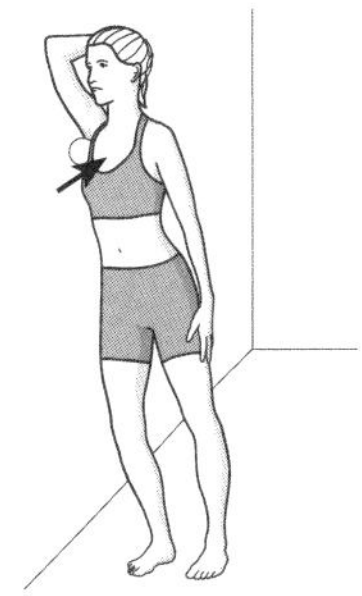

3 Inneren Schulterblattmuskel lösen

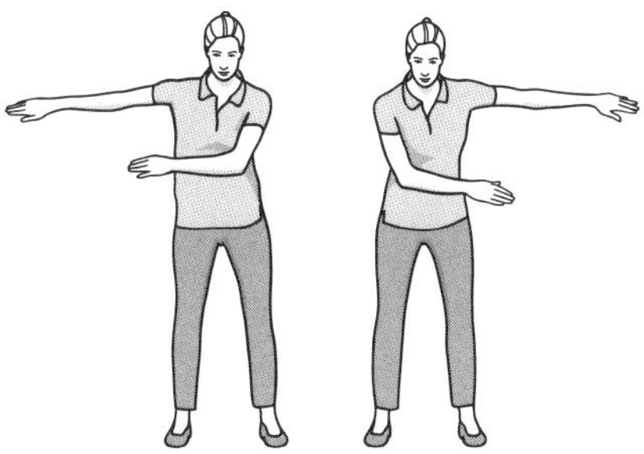

4 Arme vor dem Körper schwingen

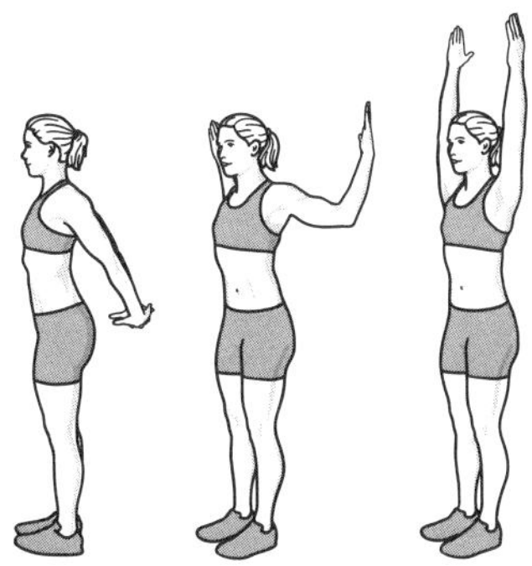

5 Schulterkarussell

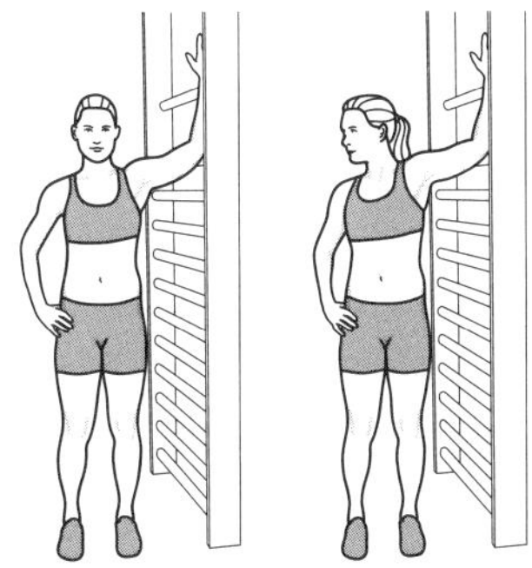

6 Längenkräftigung der Brust

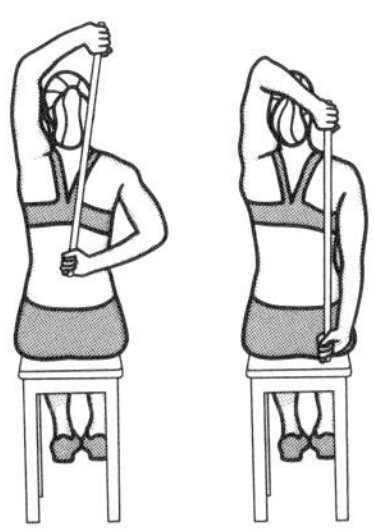

7 Schultermobilisation mit Band im Sitzen

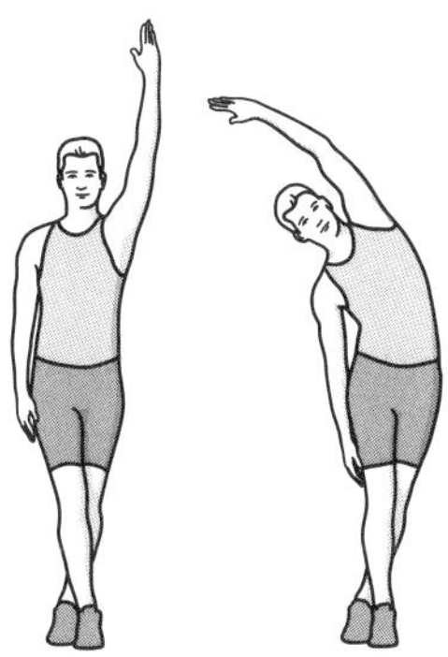

8 Breiten Rückenmuskel und Schulter dehnen

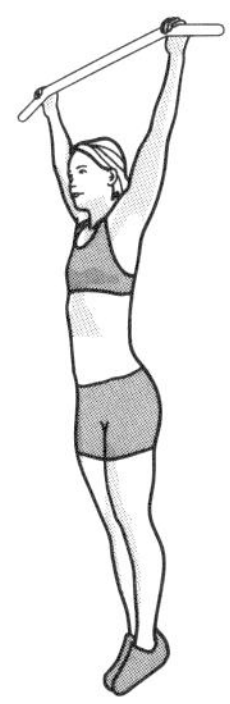

9 Aushängen

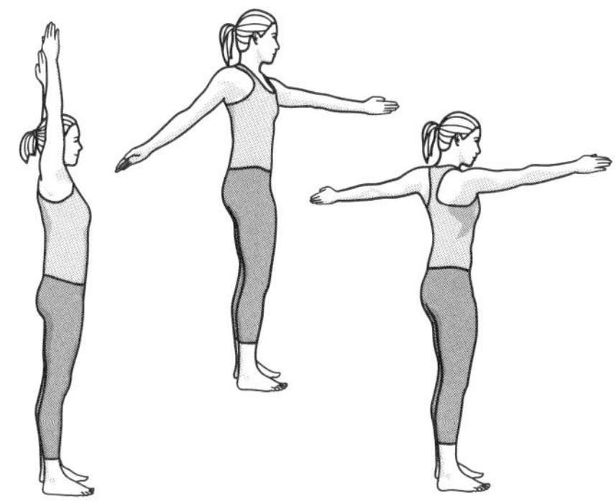

10 Versetztes Armkreisen

11 HWS-BWS-Schulter-Mobilisation im Vierfüßlerstand

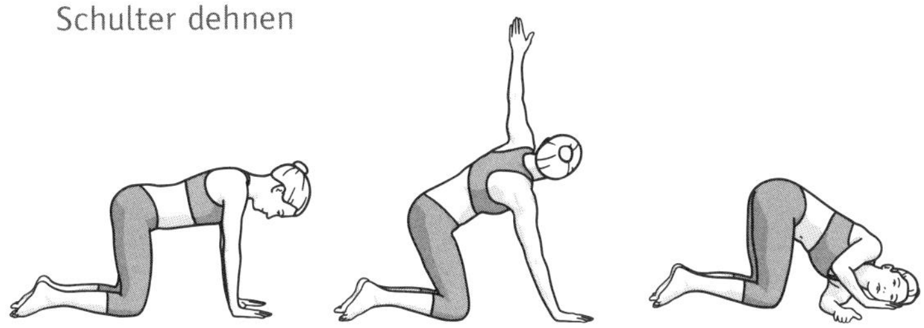

37 Bei Frozen Shoulder und Arthrose für Einsteiger

1 2 3

Trainingsdauer: 21 Minuten
Equipment: Matte, Rolle, Ball

	Übungen	Ausführungshinweis	Dauer/Wdh.	Sätze	Pause	Seite
1	Arme vor dem Körper schwingen	von locker zu dynamisch steigern	15 Wdh.	2	10 Sek.	129
2	Schultern ein- und ausdrehen	langsam, gesamtes Bewegungsausmaß	15 Wdh.	2	10 Sek.	137
3	Brustmuskel ausrollen	langsam, bewusst	2 Min. je Seite	1	–	126
4	Längenkräftigung der Brust	Dehnung mit Kraftaktivierung	3 Wdh. je Seite	1	–	131
5	Trapezmuskel von oben ausrollen	langsam, bewusst	1 Min. je Seite	1	–	125
6	Schulterspirale	kontrolliert	10 Wdh. je Seite	1	–	143
7	Flanke ausrollen	vor allem die obere Flanke, langsam, bewusst	2 Min. je Seite	1	–	127
8	Breiten Rückenmuskel und Schulter dehnen	federn	45 Sek. je Seite	2	10 Sek.	129
9	Lockernde Vorbeuge	lockern und entspannen	30 Sek.	1	–	128

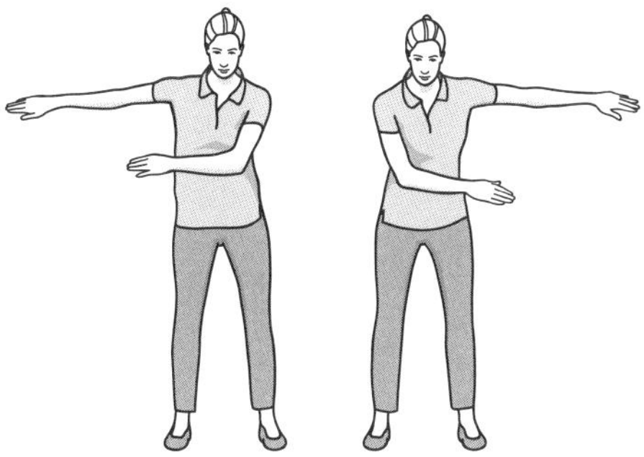

1 Arme vor dem Körper schwingen

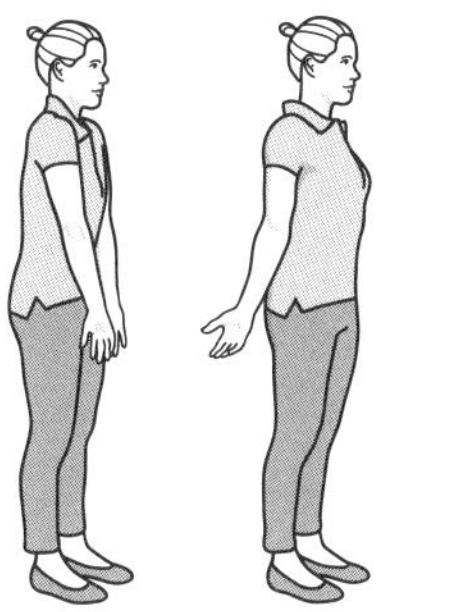

2 Schultern ein- und ausdrehen

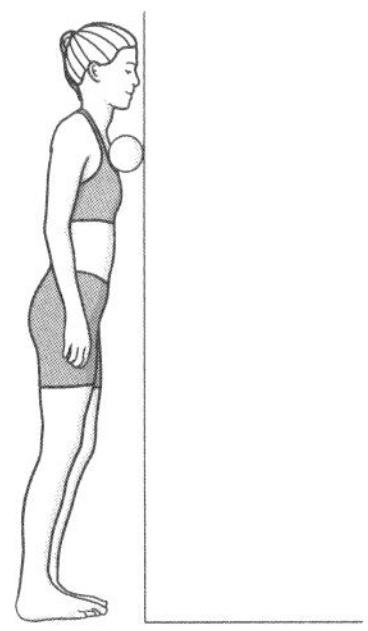

3 Brustmuskel ausrollen

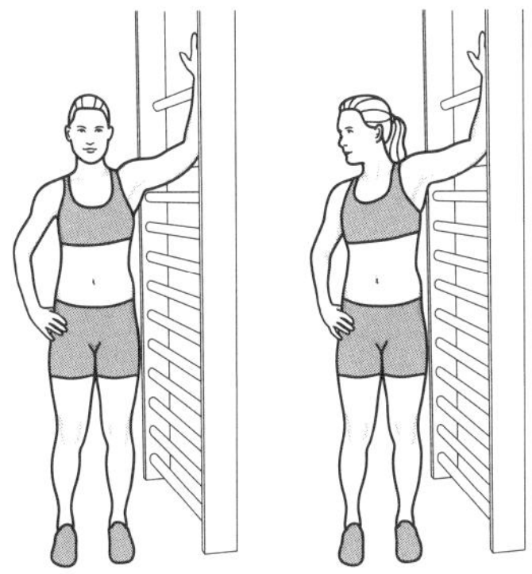

4 Längenkräftigung der Brust

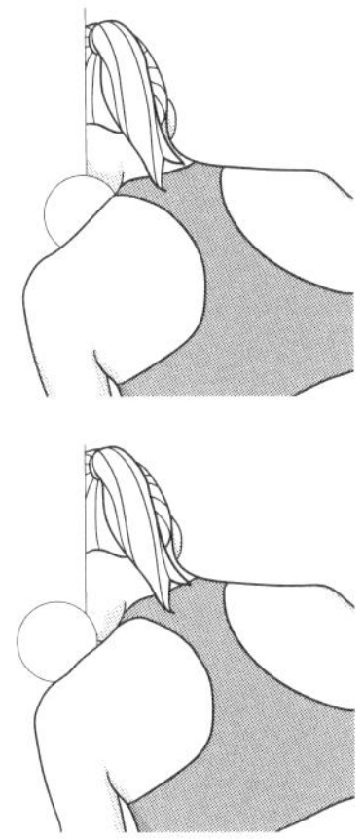

5 Trapezmuskel von oben ausrollen

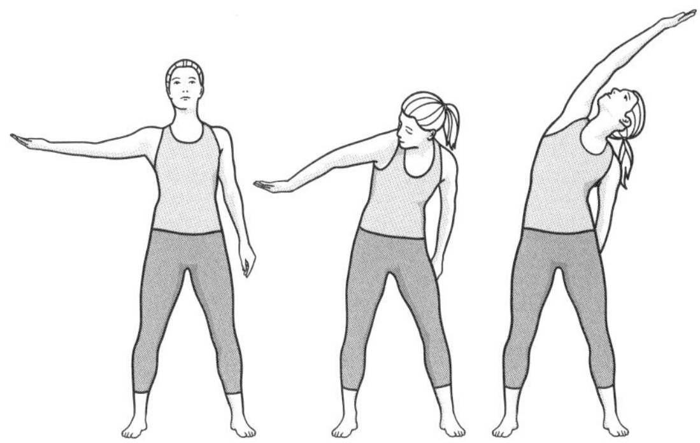

6 Schulterspirale

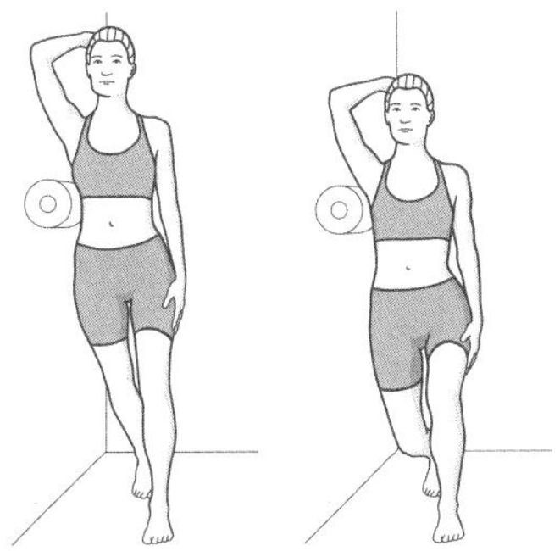

7 Flanke ausrollen

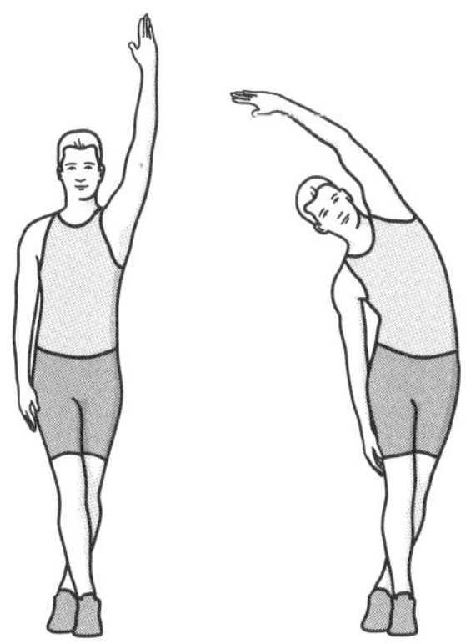

8 Breiten Rückenmuskel und Schulter dehnen

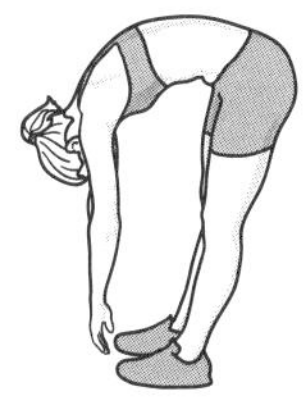

9 Lockernde Vorbeuge

38 Bei Frozen Shoulder und Arthrose für Geübte

1 **2** 3

Trainingsdauer: 27 Minuten

Equipment: Matte, Rolle, Ball, Band, Gewichte, Klimmzugstange oder Ähnliches

	Übungen	Ausführungshinweis	Dauer/Wdh.	Sätze	Pause	Seite
1	Nacken-Schulter-Rotation	kontrolliert	10 Wdh.	2	10 Sek.	141
2	Trapezmuskel von oben ausrollen	langsam, bewusst	1 Min. je Seite	1	–	125
3	Kleinen Brustmuskel lösen	in den Schmerzpunkt atmen	1 Min. je Seite	1	–	126
4	Inneren Schulterblattmuskel lösen	in den Schmerzpunkt atmen	1 Min. je Seite	1	–	126
5	Längenkräftigung der Brust	Dehnung mit Kraftaktivierung	3 Wdh. je Seite	1	–	131
6	Brustkorb öffnen auf der Rolle mit Armüberzug mit Gewicht	kontrolliert, maximal nach hinten	15 Wdh.	2	20 Sek.	135
7	Innenrotation mit Band	gesamtes Bewegungsausmaß	15 Wdh. je Seite	2	20 Sek.	133
8	Außenrotation mit Band	gesamtes Bewegungsausmaß	15 Wdh.	2	20 Sek.	133
9	Schultermobilisation mit Band im Sitzen	gesamtes Bewegungsausmaß, bewusst	15 Wdh. je Seite	2	10 Sek.	138
10	Breiten Rückenmuskel und Schulter dehnen	federn	45 Sek. je Seite	2	10 Sek.	129
11	Aushängen	locker	so lange wie möglich (mind. 1 Min.)	3	20 Sek.	129
12	HWS-BWS-Schulter-Mobilisation im Vierfüßlerstand	kontrolliert, gesamtes Bewegungsausmaß	10 Wdh. je Seite	2	10 Sek.	140

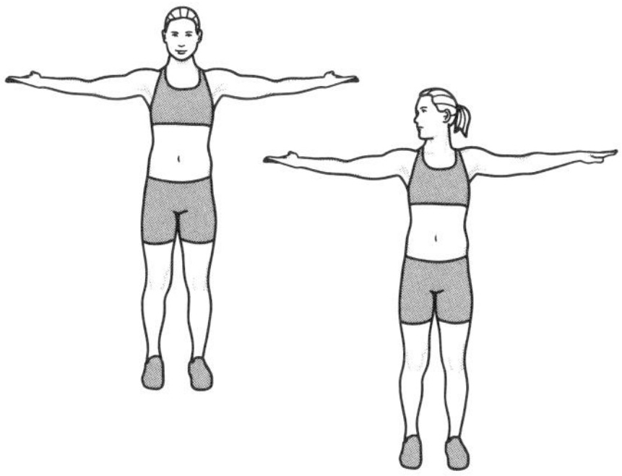

1 Nacken-Schulter-Rotation

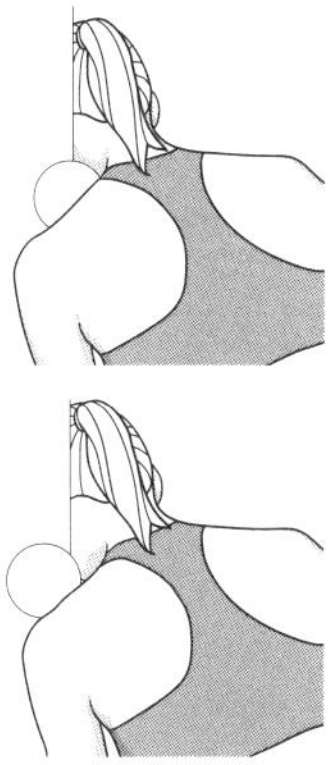

2 Trapezmuskel von oben ausrollen

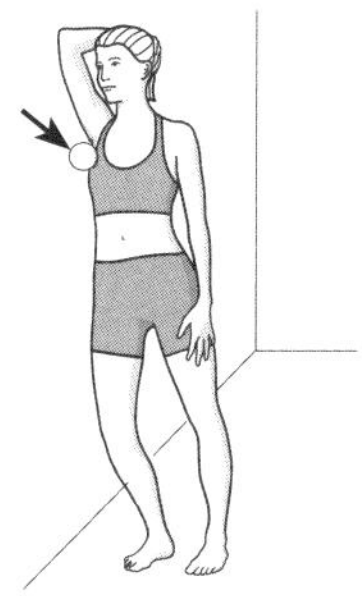

3 Kleinen Brustmuskel lösen

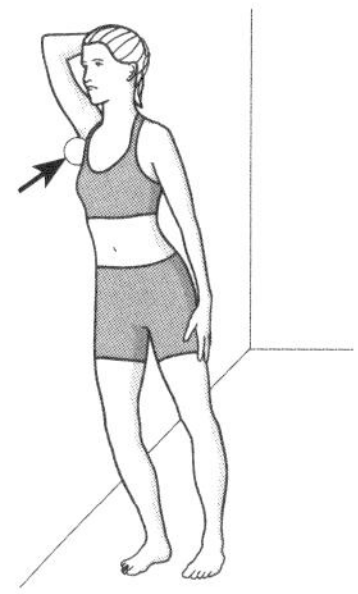

4 Inneren Schulterblattmuskel lösen

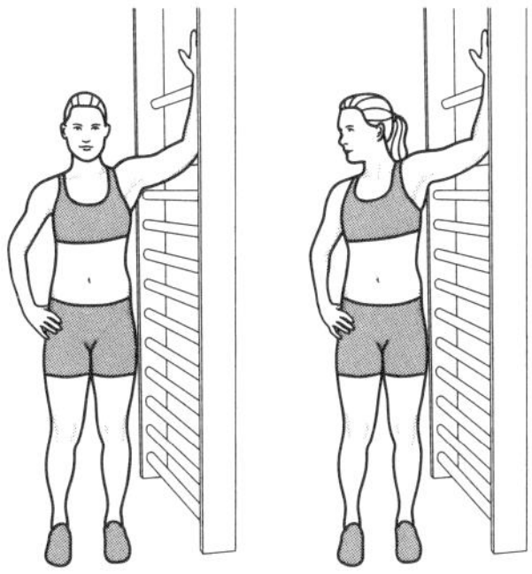

5 Längenkräftigung der Brust

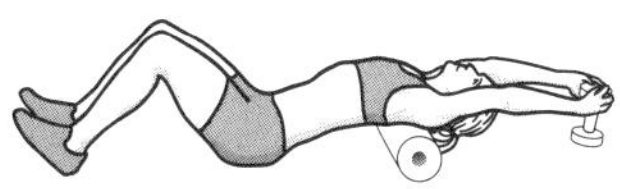

6 Brustkorb öffnen auf der Rolle mit Armüberzug mit Gewicht

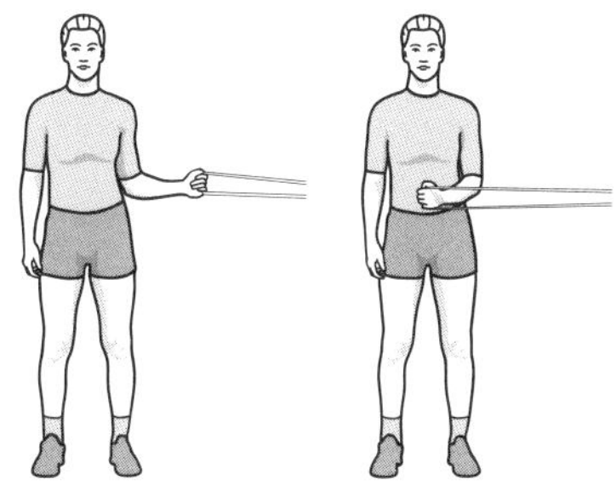

7 Innenrotation mit Band

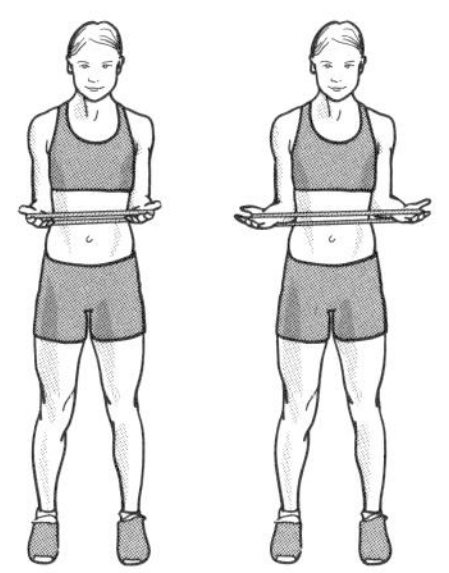

8 Außenrotation mit Band

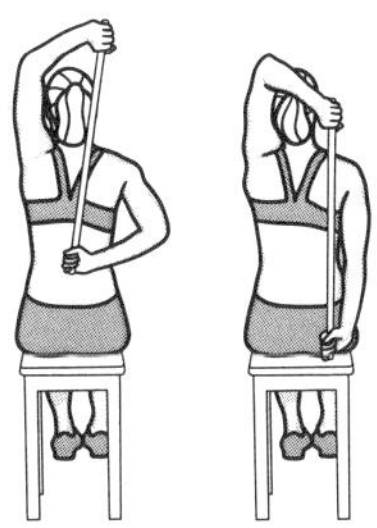

9 Schultermobilisation mit Band im Sitzen

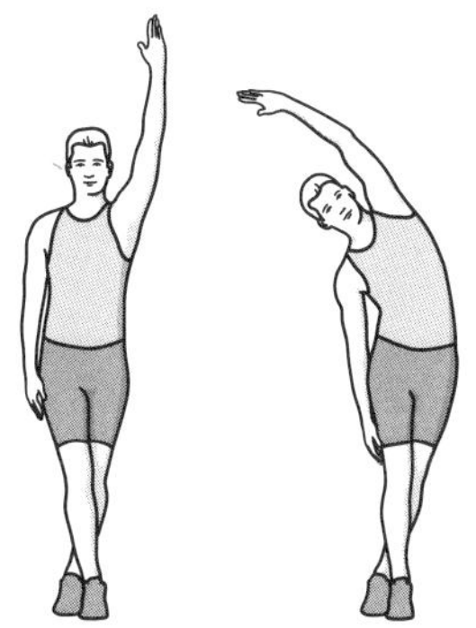

10 Breiten Rückenmuskel und Schulter dehnen

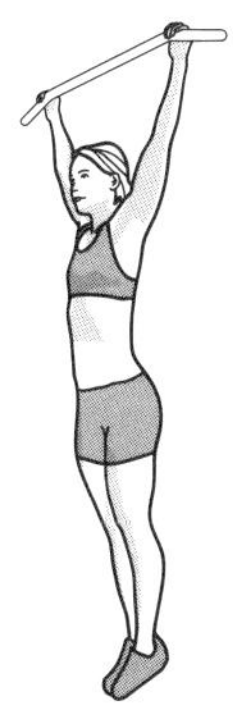

11 Aushängen

12 HWS-BWS-Schulter-Mobilisation im Vierfüßlerstand

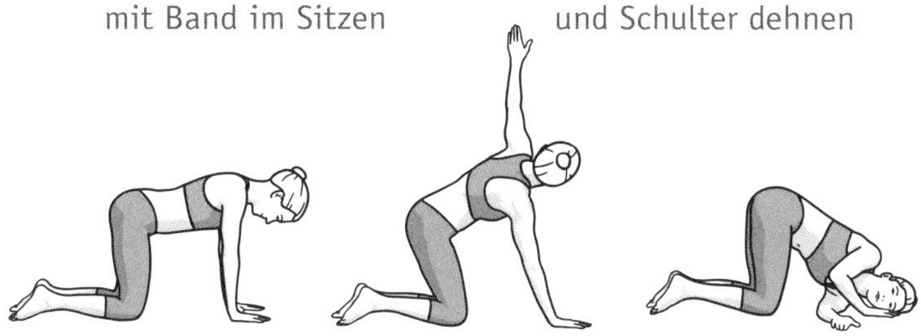

39 Work (is) out – bewegte Pause für Bürohelden, Kurzprogramm

1 2 3

Trainingsdauer: 13 Minuten

	Übungen	Ausführungshinweis	Dauer/Wdh.	Sätze	Pause	Seite
1	Kopfkreisel	langsam, bewusst	10 Wdh.	1	–	137
2	Schulterkreisel	kontrolliert	15 Wdh. in beide Richtungen	2	10 Sek.	137
3	Arme wechselseitig nach oben strecken	kontrolliert, gesamtes Bewegungsausmaß	10 Wdh.	2	10 Sek.	142
4	HWS-BWS-Mobilisation im Stehen	gesamtes Bewegungsausmaß	10–15 Wdh.	1	–	140
5	Lockernde Vorbeuge	lockern und entspannen	30 Sek.	1	–	128
6	Dehnung der Schulteraußenseite	dehnen	45 Sek. je Seite	1	–	128
7	Nackenheben ohne Gewichte	langsam, kontrolliert	20 Wdh.	2	10 Sek.	136
8	Längenkräftigung der vorderen myofaszialen Kette	bis zur Erschöpfung der Muskulatur, auf die Kopfhaltung achten	max. 20 Sek.	3–6	5 Sek.	131

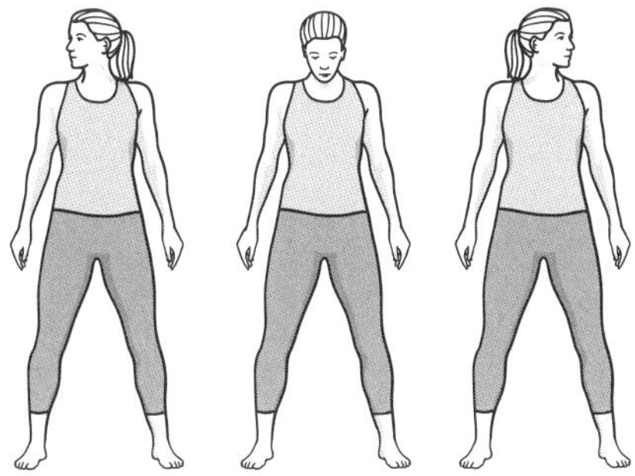

1 Kopfkreisel

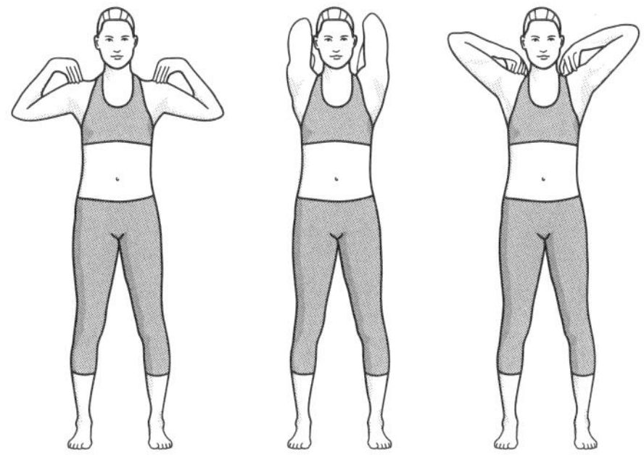

2 Schulterkreisel

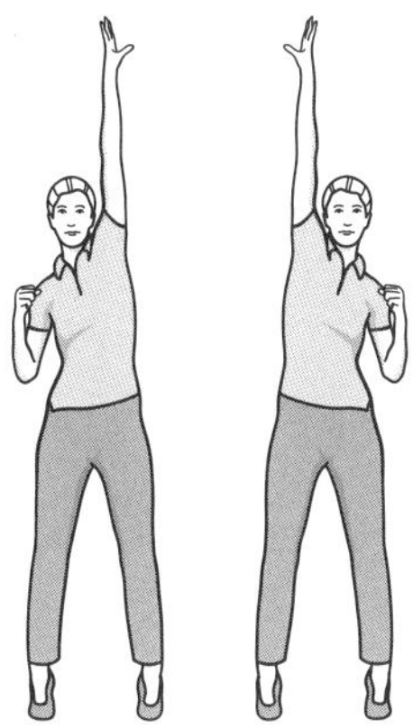

3 Arme wechselseitig nach oben strecken

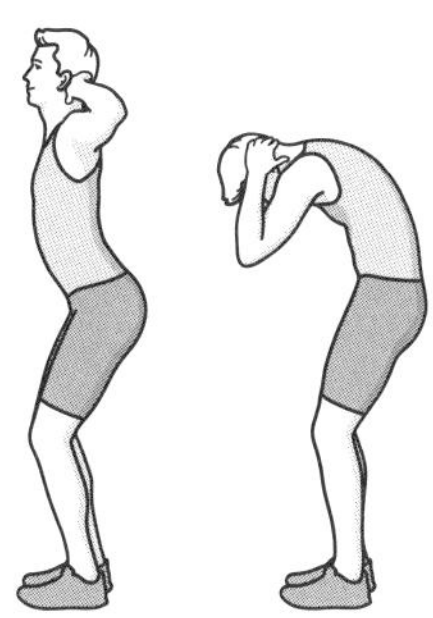

4 HWS-BWS-Mobilisation im Stehen

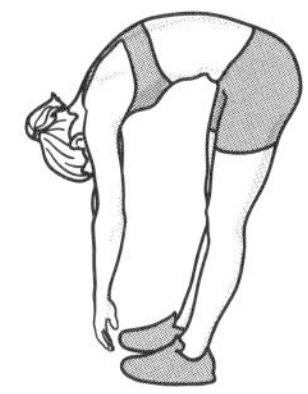

5 Lockernde Vorbeuge

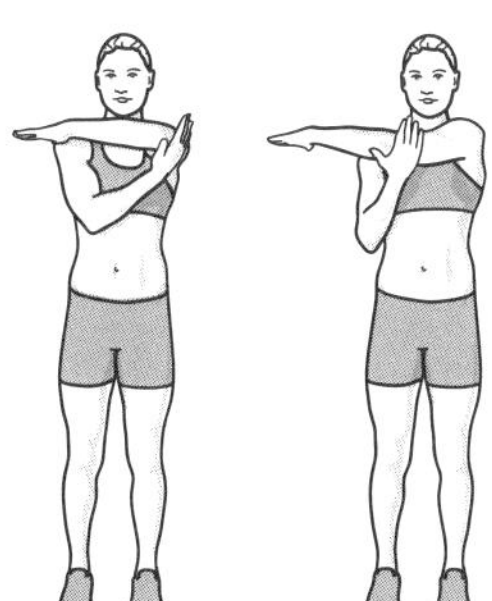

6 Dehnung der Schulteraußenseite

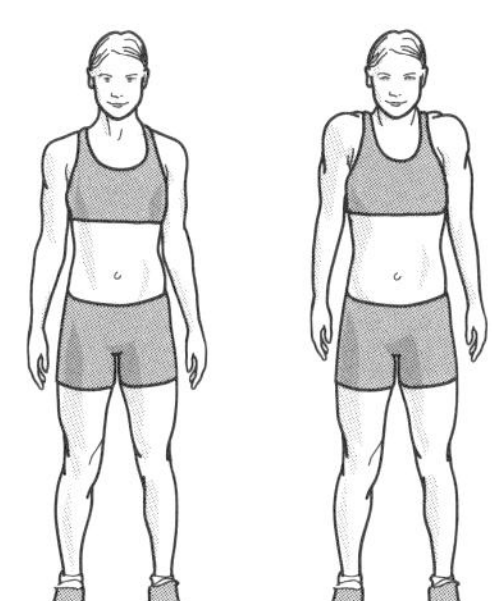

7 Nackenheben ohne Gewichte

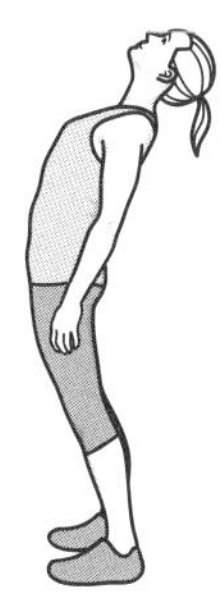

8 Längenkräftigung der vorderen myofaszialen Kette

40 Work (is) out – bewegte Pause für Bürohelden

1 2 3

Trainingsdauer: 24 Minuten

	Übungen	Ausführungshinweis	Dauer/Wdh.	Sätze	Pause	Seite
1	Kopfkreisel	langsam, bewusst	10 Wdh.	1	–	137
2	Versetztes Armkreisen	von locker zu dynamisch steigern	15 Wdh. je Richtung	2	10 Sek.	142
3	Seitliche Rumpfverschiebung im Stehen	kontrolliert, bewusst	15 Wdh.	1	–	143
4	HWS-BWS-Mobilisation im Stehen	gesamtes Bewegungsausmaß	10–15 Wdh.	1	–	140
5	Längenkräftigung der vorderen myofaszialen Kette	bis zur Erschöpfung der Muskulatur, auf die Kopfhaltung achten	max. 20 Sek.	3–6	5 Sek.	131
6	Lockernde Vorbeuge	lockern und entspannen	30 Sek.	1	–	128
7	Brust öffnen mit Armschwung	von locker zu dynamisch steigern	15 Wdh.	2	10 Sek.	129
8	Längenkräftigung der Brust	Dehnung mit Kraftaktivierung	3 Wdh. je Seite	1	–	131
9	Längenkräftigung des Nackens	Dehnung mit Kraftaktivierung	3 Wdh. je Seite	1	–	130
10	Längenkräftigung der Finger und des Arms	Dehnung mit Kraftaktivierung	3 Wdh. je Seite	1	–	132
11	Dehnung des Oberarms und der Schulter	dehnen	45 Sek. je Seite	2	10 Sek.	128
12	Schulterkarussell	langsam, bewusst	20 Wdh.	2	30 Sek.	138

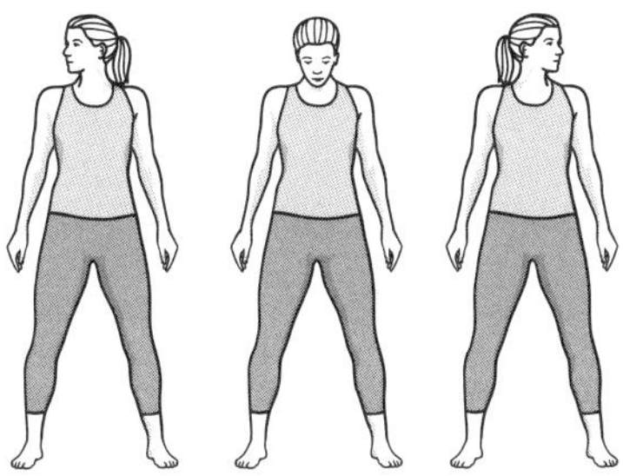

1 Kopfkreisel

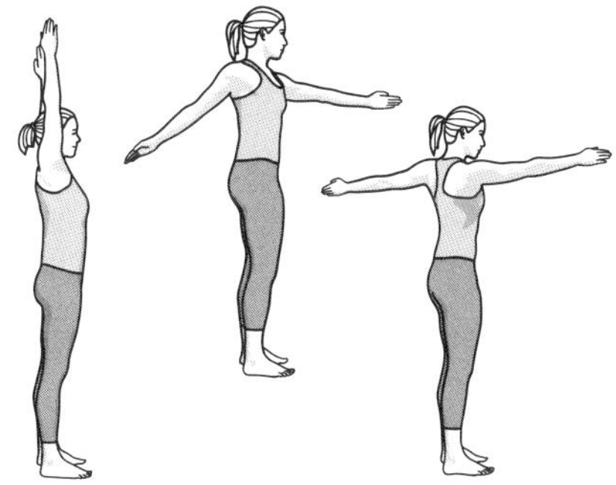

2 Versetztes Armkreisen

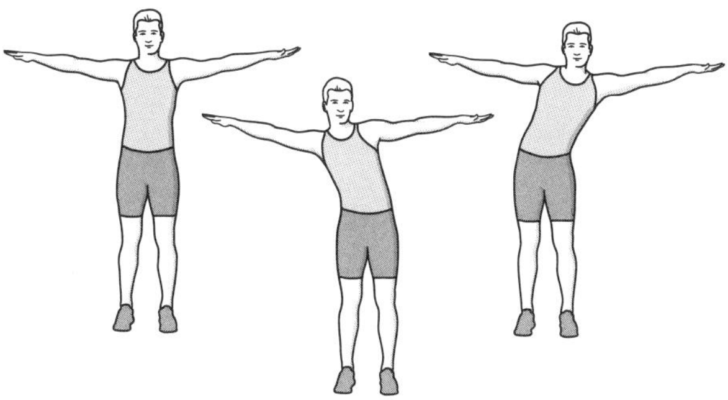

3 Seitliche Rumpfverschiebung im Stehen

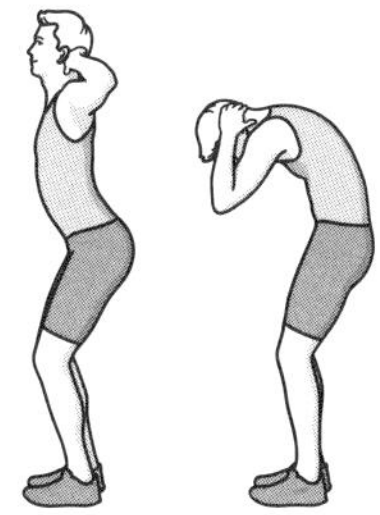

4 HWS-BWS-Mobilisation im Stehen

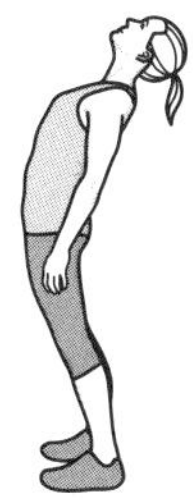

5 Längenkräftigung der vorderen myofaszialen Kette

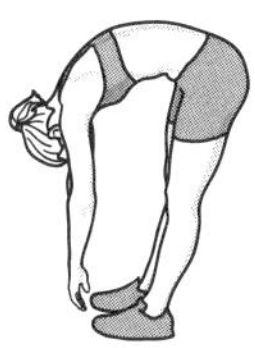

6 Lockernde Vorbeuge

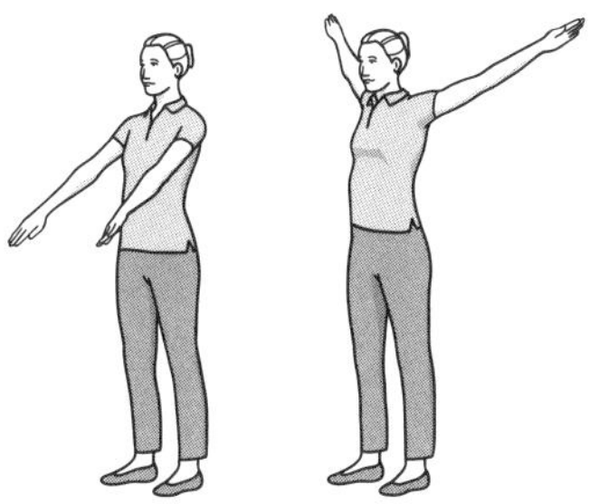

7 Brust öffnen mit Armschwung

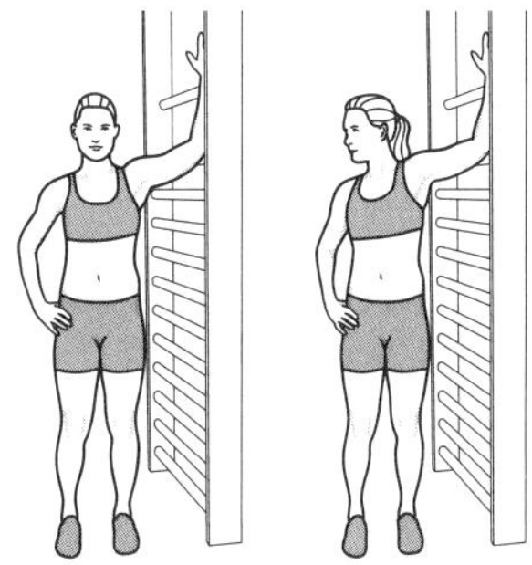

8 Längenkräftigung der Brust

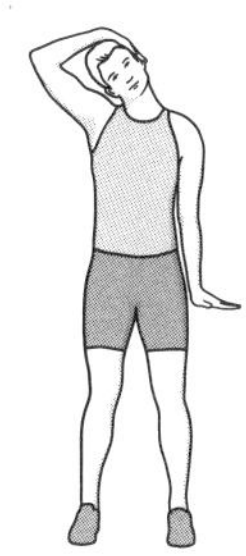

9 Längenkräftigung des Nackens

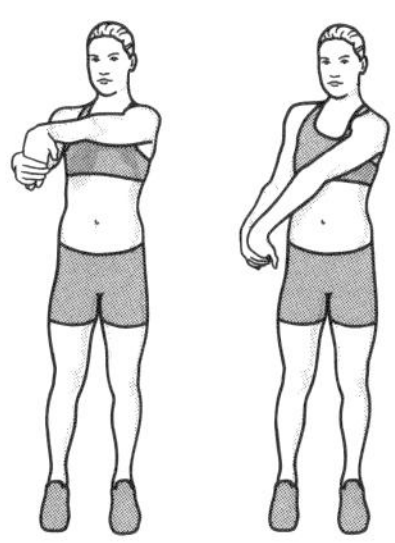

10 Längenkräftigung der Finger und des Arms

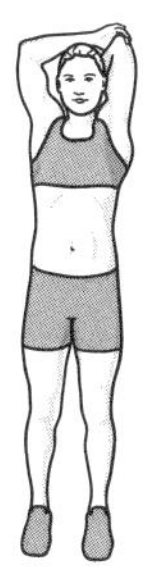

11 Dehnung des Oberarms und der Schulter

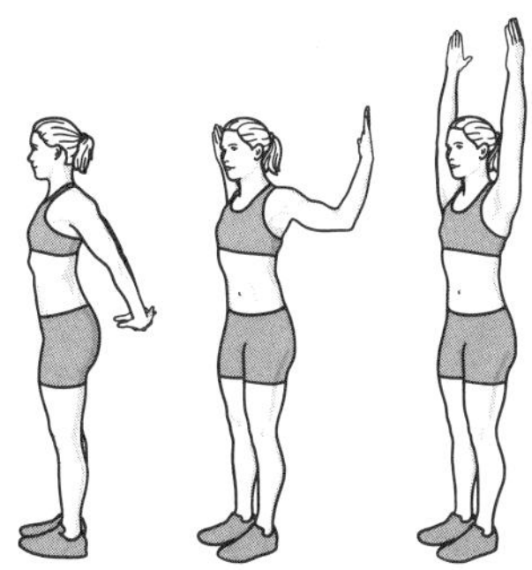

12 Schulterkarussell

41 Spannungsausgleich für Mütter mit Kleinkindern – Kurzprogramm

1 2 3

Trainingsdauer: 11 Minuten
Equipment: Matte, Ball, Gewichte

	Übungen	Ausführungshinweis	Dauer/Wdh.	Sätze	Seite
1	Nacken-Schulter-Rotation	kontrolliert	10 Wdh.	1	141
2	Längenkräftigung der Brust	Dehnung mit Kraftaktivierung	3 Wdh. je Seite	1	131
3	Trapezmuskel von oben ausrollen	langsam, bewusst	1 Min. je Seite	1	125
4	Nackenheben mit Gewichten	langsam, kontrolliert	15 Wdh.	1	136
5	Oberen Rücken ausrollen	langsam, bewusst, beidseits der Wirbelsäule	1 Min. je Seite	1	127
6	Wechselseitiger Holzfäller	dynamisch	15 Wdh.	1	130
7	Schulterspirale	kontrolliert	10 Wdh. je Seite	1	143
8	HWS-BWS-Schulter-Mobilisation im Vierfüßlerstand	langsam, bewusst	10 Wdh. je Seite	1	140

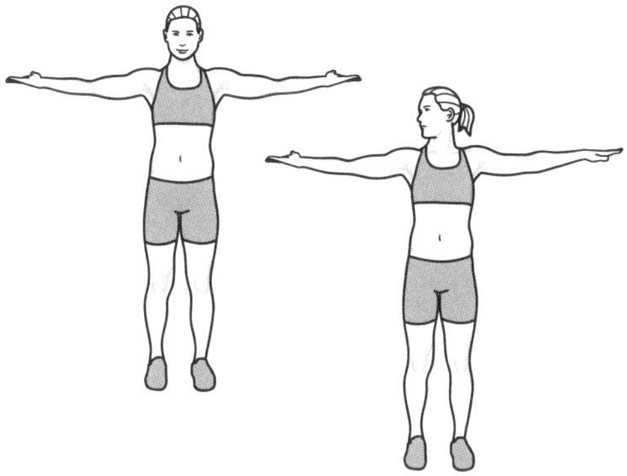

1 Nacken-Schulter-Rotation

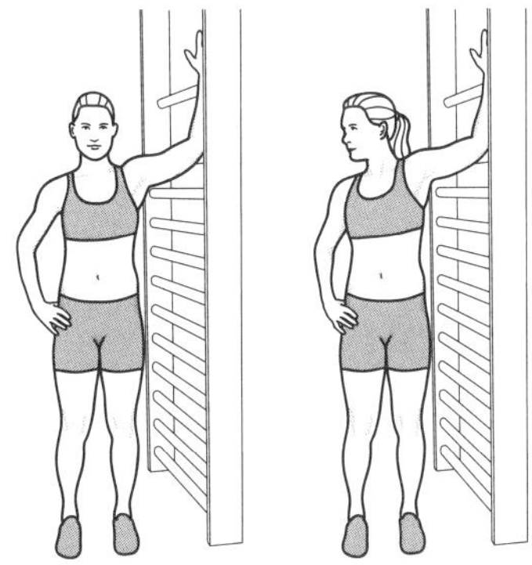

2 Längenkräftigung der Brust

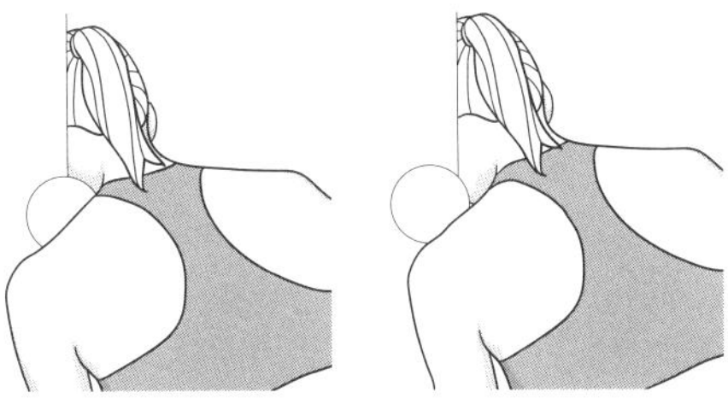

3 Trapezmuskel von oben ausrollen

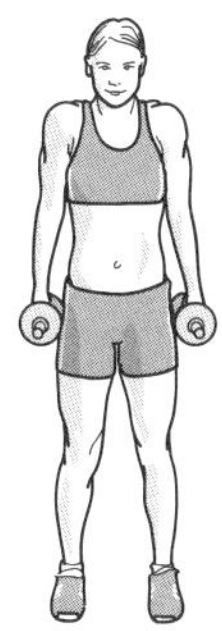

4 Nackenheben mit Gewichten

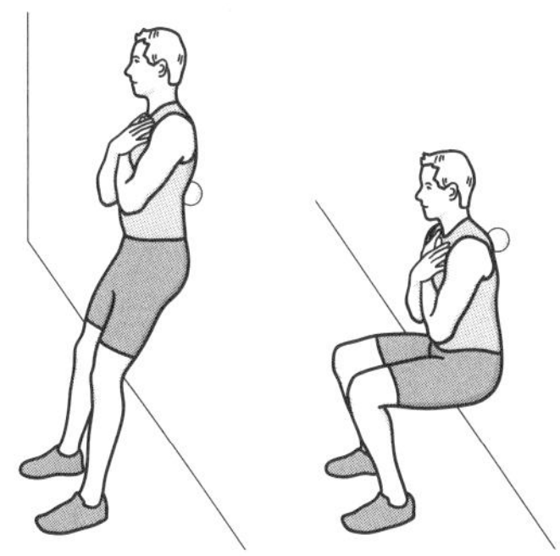

5 Oberen Rücken ausrollen

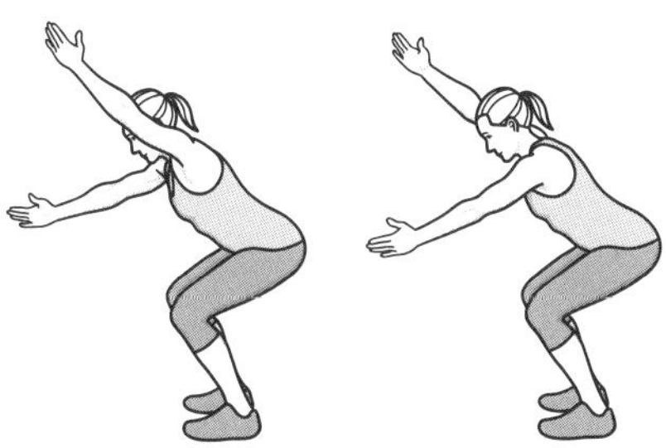

6 Wechselseitiger Holzfäller

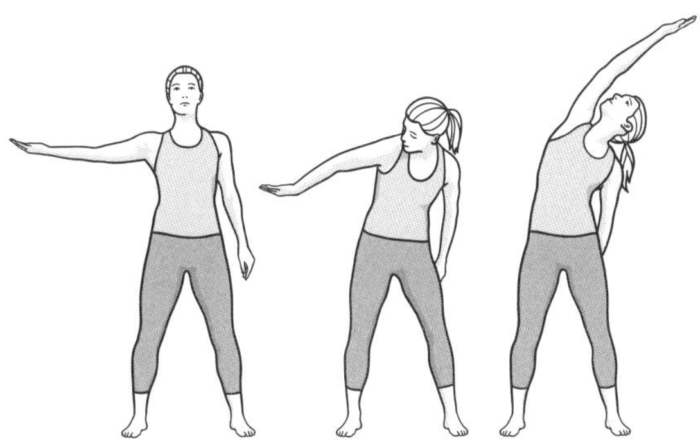

7 Schulterspirale

8 HWS-BWS-Schulter-Mobilisation im Vierfüßlerstand

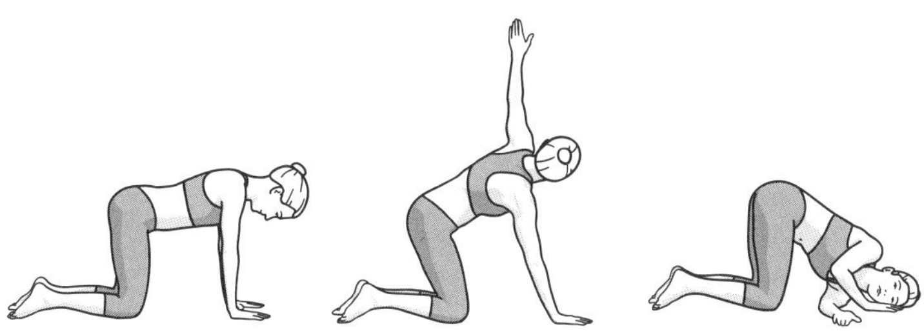

42 Spannungsausgleich für Mütter mit Kleinkindern

1 **2** 3

Trainingsdauer: 32 Minuten
Equipment: Matte, Rolle, Ball, Band, Gewichte

	Übungen	Ausführungshinweis	Dauer/Wdh.	Sätze	Pause	Seite
1	Nacken-Schulter-Rotation	kontrolliert	10 Wdh.	2	10 Sek.	141
2	Brustmuskel ausrollen	langsam, bewusst	2 Min. je Seite	1	–	126
3	Längenkräftigung der Brust	Dehnung mit Kraftaktivierung	3 Wdh. je Seite	1	–	131
4	Trapezmuskel von oben ausrollen	langsam, bewusst	1 Min. je Seite	1	–	125
5	Nackenheben mit Gewichten	langsam, kontrolliert	15 Wdh.	2	10 Sek.	136
6	Oberen Rücken ausrollen	langsam, bewusst, beidseits der Wirbelsäule	2 Min. je Seite	1	–	127
7	Wechselseitiger Holzfäller	dynamisch	15 Wdh.	2	20 Sek.	130
8	Schulterspirale	kontrolliert	10 Wdh. je Seite	2	10 Sek.	143
9	Schulterblatt-aktivierung mit Band	kontrolliert, maximal anziehen	10–12 Wdh.	2	20 Sek.	132
10	Flanke ausrollen	vor allem obere Flanke, langsam, bewusst	2 Min. je Seite	1	–	127
11	Breiten Rückenmuskel und Schulter dehnen	federn	45 Sek. je Seite	2	10 Sek.	129
12	Seitliche Rumpf-verschiebung im Stehen	kontrolliert, bewusst	15 Wdh.	1	–	143
13	HWS-BWS-Schulter-Mobilisation im Vierfüßlerstand	langsam, bewusst	15 Wdh. je Seite	1	–	140

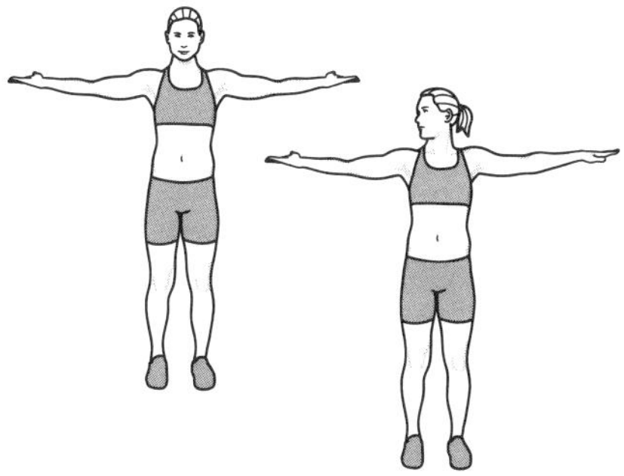

1 Nacken-Schulter-Rotation

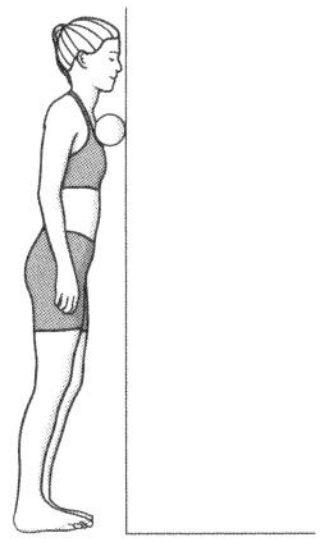

2 Brustmuskel ausrollen

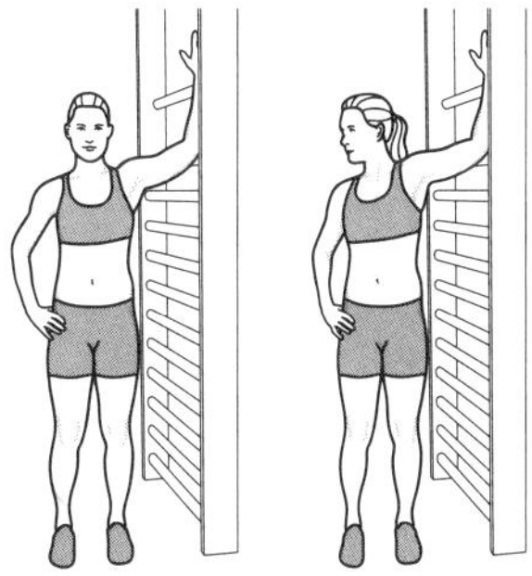

3 Längenkräftigung der Brust

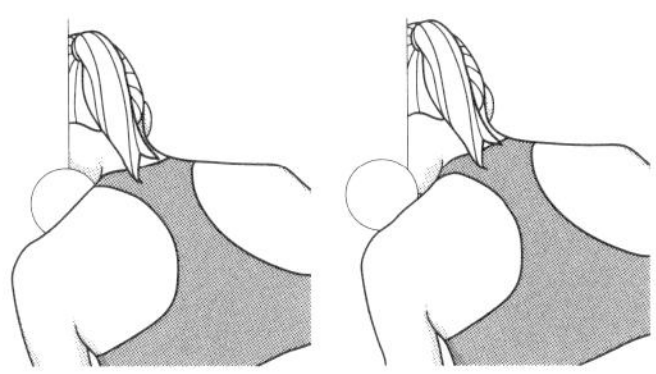

4 Trapezmuskel von oben ausrollen

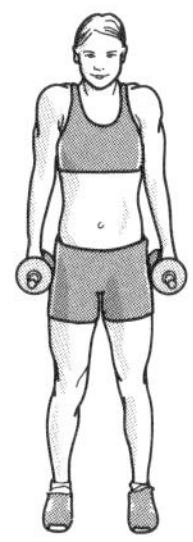

5 Nackenheben mit Gewichten

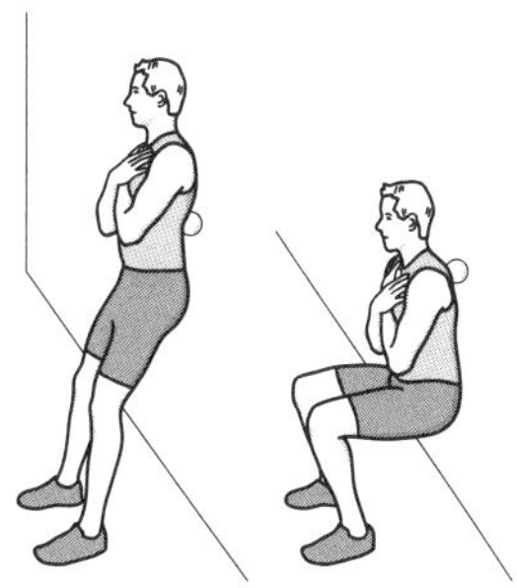

6 Oberen Rücken ausrollen

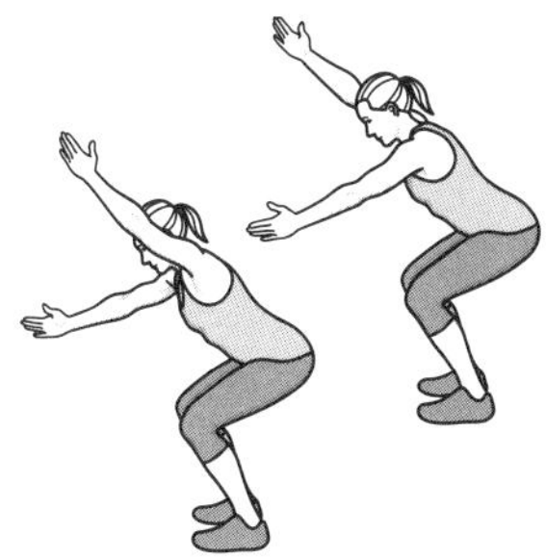

7 Wechselseitiger Holzfäller

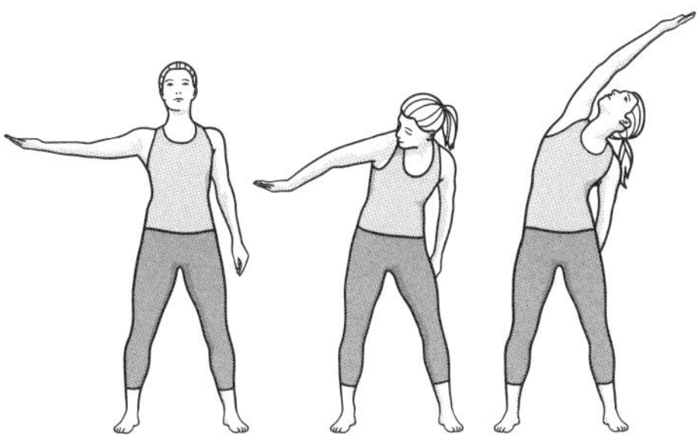

8 Schulterspirale

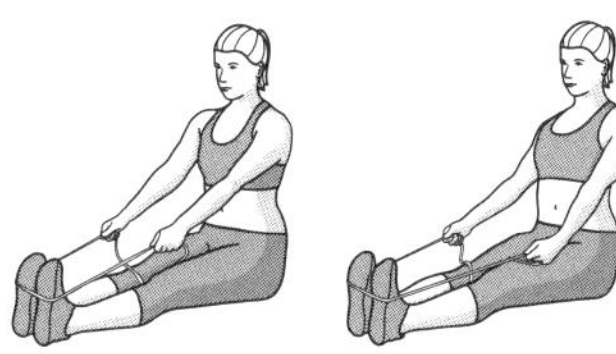

9 Schulterblattaktivierung mit Band

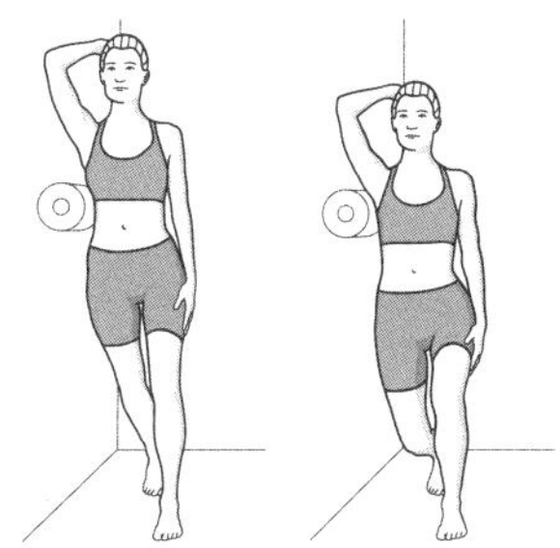

10 Flanke ausrollen

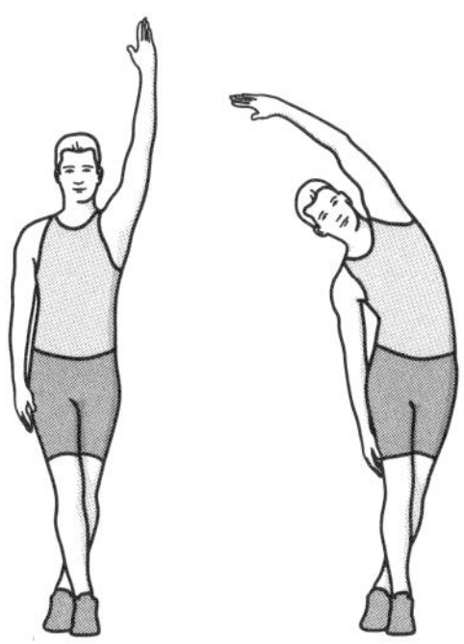

11 Breiten Rückenmuskel und Schulter dehnen

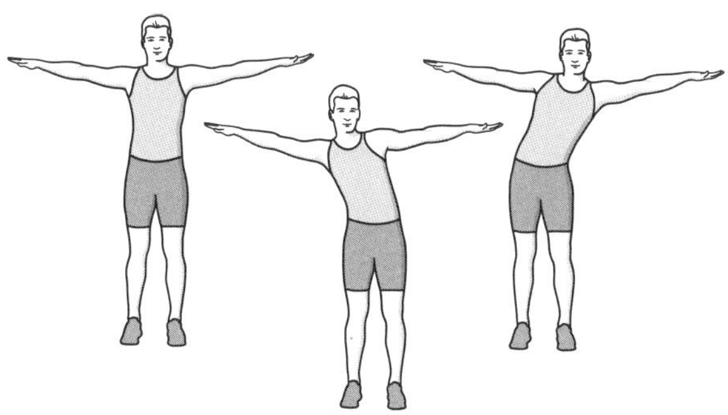

12 Seitliche Rumpfverschiebung im Stehen

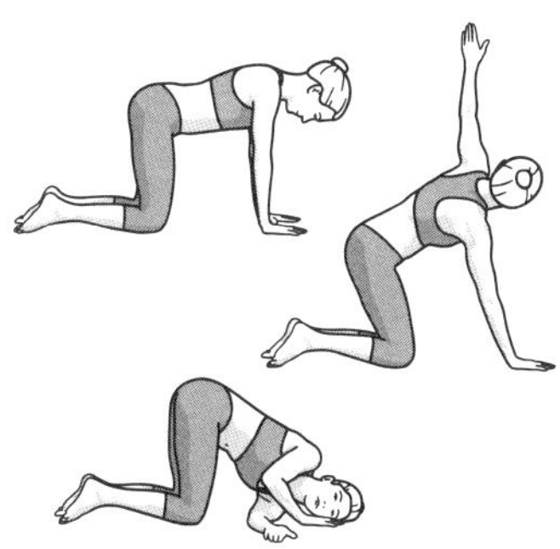

13 HWS-BWS-Schulter-Mobilisation im Vierfüßlerstand

43 Schulter-Nacken-Workout für Rennradfahrer

Trainingsdauer: 25 Minuten
Equipment: Matte, Rolle, Ball, Band, Gewichte, Klimmzugstange oder Ähnliches

1 2 **3**

	Übungen	Ausführungshinweis	Dauer/Wdh.	Sätze	Pause	Seite
1	Kopf-Nacken-Übergang ausrollen	langsam, bewusst, beidseits der Wirbelsäule	30 Sek. je Seite	1	–	124
2	HWS-BWS-Mobilisation im Stehen	langsam, bewusst	15 Wdh.	1	–	140
3	Kleinen Brustmuskel lösen	in den Schmerzpunkt atmen	1 Min. je Seite	1	–	126
4	Längenkräftigung der Brust	Dehnung mit Kraftaktivierung	3 Wdh. je Seite	1	–	131
5	Diagonale Lifts mit Band	dynamisch	10–12 Wdh. je Seite	2	20 Sek.	134
6	Brustkorb öffnen auf der Rolle mit Armüberzug mit Gewicht	kontrolliert, maximal nach hinten	15 Wdh.	2	20 Sek.	135
7	Schulterblatt-aktivierung mit Band	kontrolliert, maximal anziehen	15 Wdh.	2	20 Sek.	132
8	Schultermobilisation mit Band	langsam, bewusst	15 Wdh.	2	10 Sek.	139
9	Längenkräftigung der vorderen, myofaszialen Kette	bis zur Erschöpfung der Muskulatur, auf die Kopfhaltung achten	max. 20 Sek.	3–6	5 Sek.	131
10	Aushängen	locker	so lange wie möglich	3	20 Sek.	129
11	HWS-BWS-Rotation im Liegen	fließend ein- und ausatmen und entspannen	1,5 Min. je Seite	1	–	139

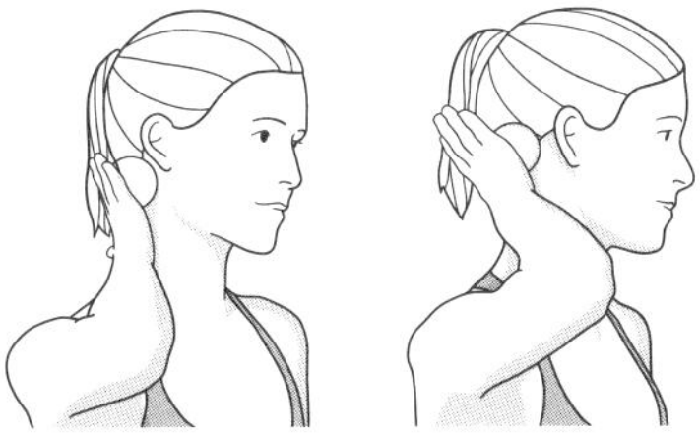

1 Kopf-Nacken-Übergang ausrollen

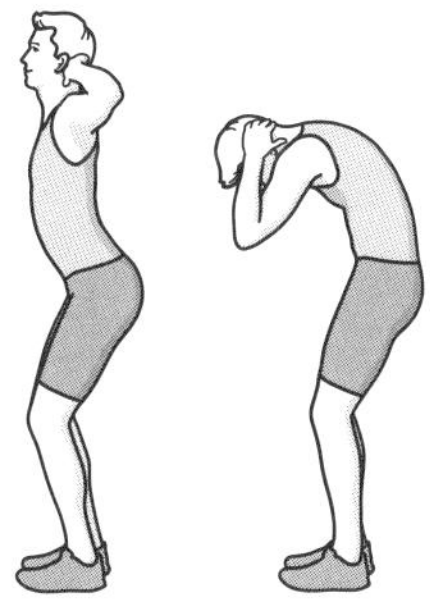

2 HWS-BWS-Mobilisation im Stehen

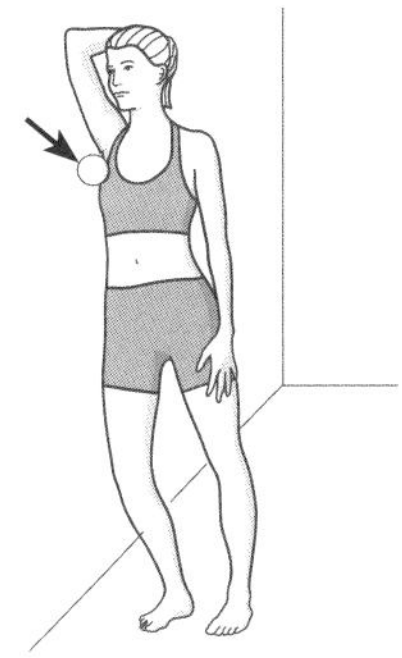

3 Kleinen Brustmuskel lösen

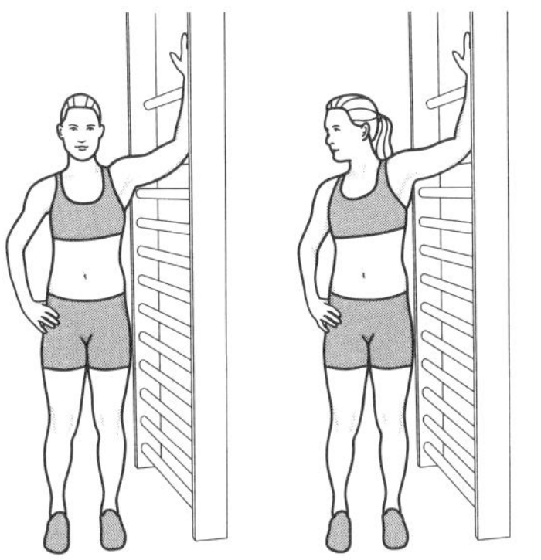

4 Längenkräftigung der Brust

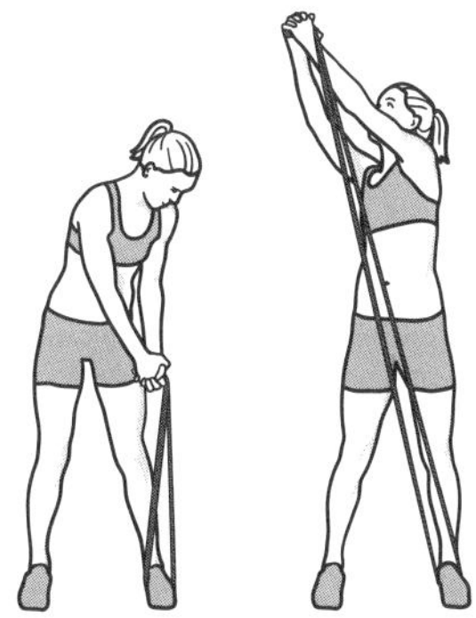

5 Diagonale Lifts mit Band

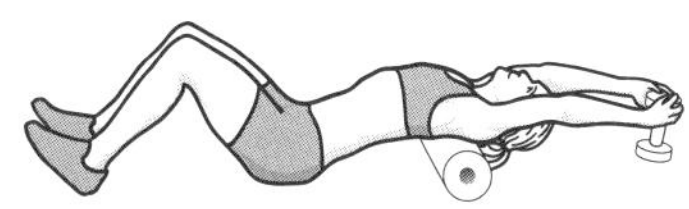

6 Brustkorb öffnen auf der Rolle mit Armüberzug mit Gewicht

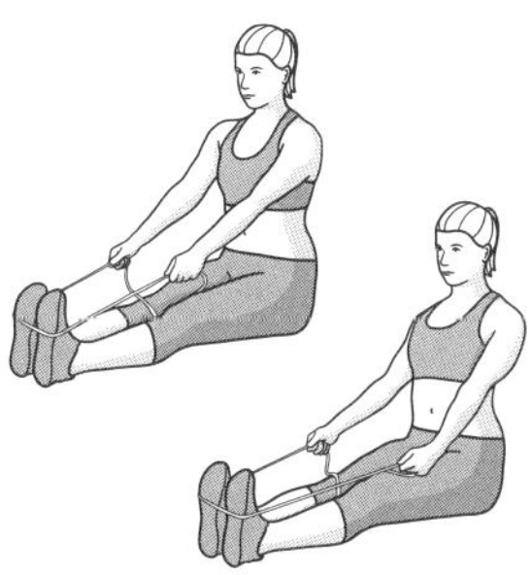

7 Schulterblattaktivierung mit Band

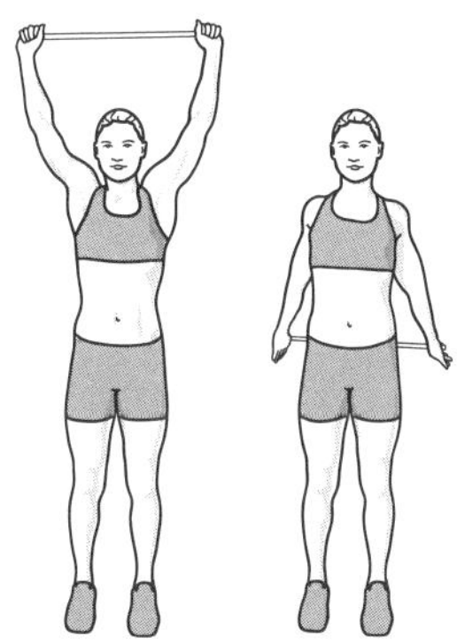

8 Schultermobilisation mit Band

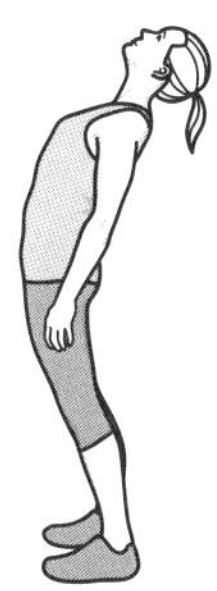

9 Längenkräftigung der vorderen, myofaszialen Kette

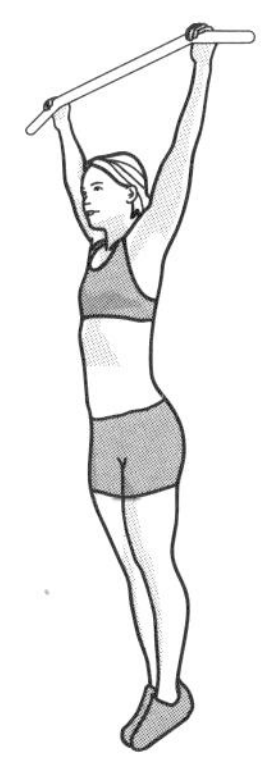

10 Aushängen

11 HWS-BWS-Rotation im Liegen

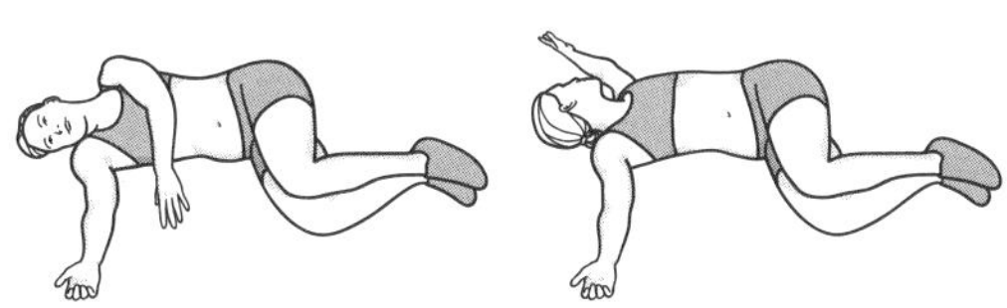

44 Schulter-Nacken-Workout für Schwimmer

Trainingsdauer: 26 Minuten
Equipment: Matte, Rolle, Ball, Band, Gewichte, Kissen oder Decke

1 **2** 3

	Übungen	Ausführungshinweis	Dauer/Wdh.	Sätze	Pause	Seite
1	Nacken lockern	langsam, bewusst	2 Min.	1	–	125
2	Brustmuskel ausrollen	langsam, bewusst	2 Min. je Seite	1	–	126
3	Dehnung von Brust, vorderen Schultern und Armen	dehnen	45 Sek.	2	10 Sek.	128
4	Schulterblatt-mobilisation	langsam, bewusst	1 Min. je Seite	1	–	138
5	Schwimmer in Bauchlage	langsam, bewusst	15 Wdh.	2	20 Sek.	130
6	Schultermobilisation mit Band im Sitzen	gesamtes Bewegungs-ausmaß, bewusst	15 Wdh. je Seite	2	10 Sek.	138
7	Flanke ausrollen	vor allem die obere Flanke, langsam, bewusst	2 Min. je Seite	1	–	127
8	Breiten Rückenmuskel und Schulter dehnen	federn	45 Sek. je Seite	2	10 Sek.	129
9	Seitheben mit Gewichten	langsam, kontrolliert	15 Wdh.	2	20 Sek.	135
10	HWS-BWS-Schulter-Mobilisation im Vierfüßlerstand	kontrolliert, gesamtes Bewegungsausmaß	10 Wdh. je Seite	2	10 Sek.	140

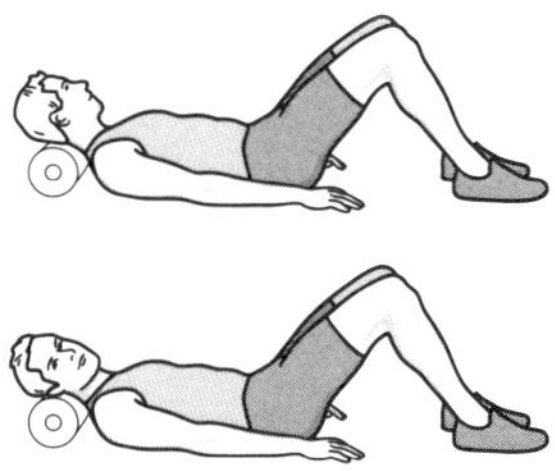

1 Nacken lockern

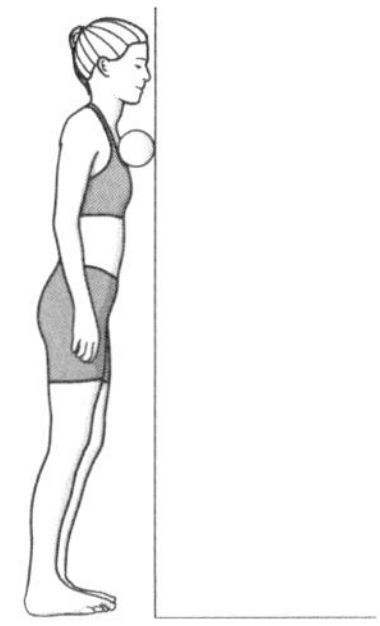

2 Brustmuskel ausrollen

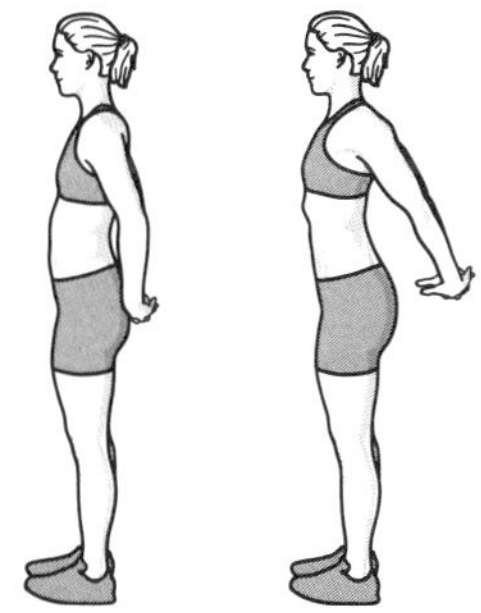

3 Dehnung von Brust, vorderen Schultern und Armen

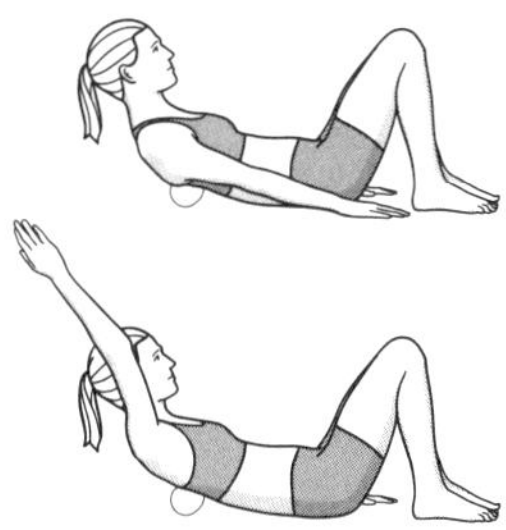

4 Schulterblattmobilisation

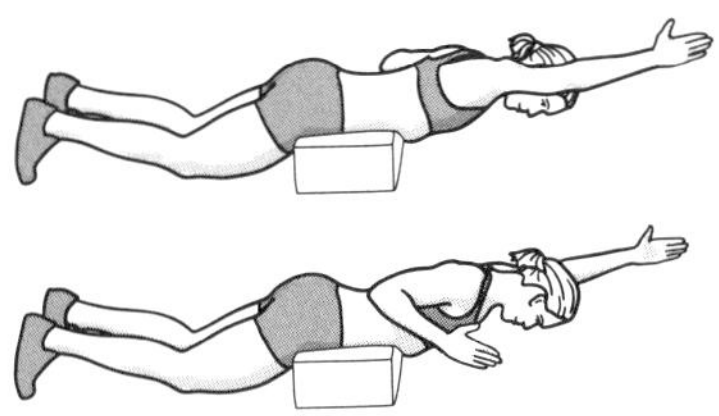

5 Schwimmer in Bauchlage

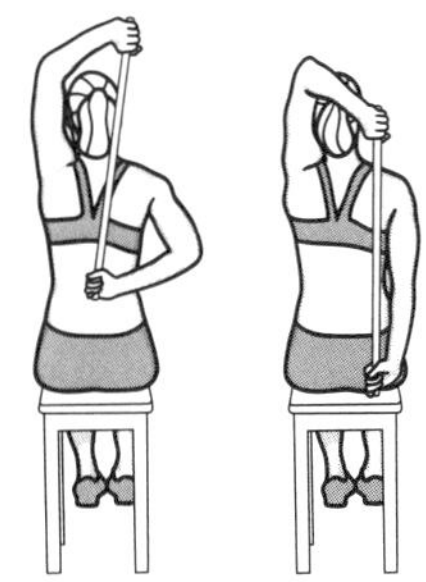

6 Schultermobilisation mit Band im Sitzen

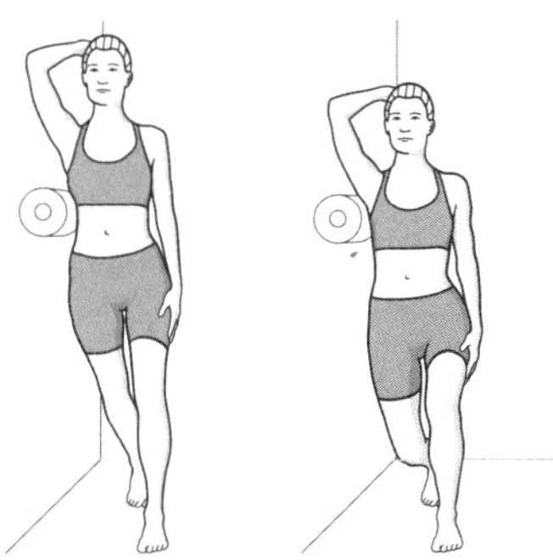

7 Flanke ausrollen

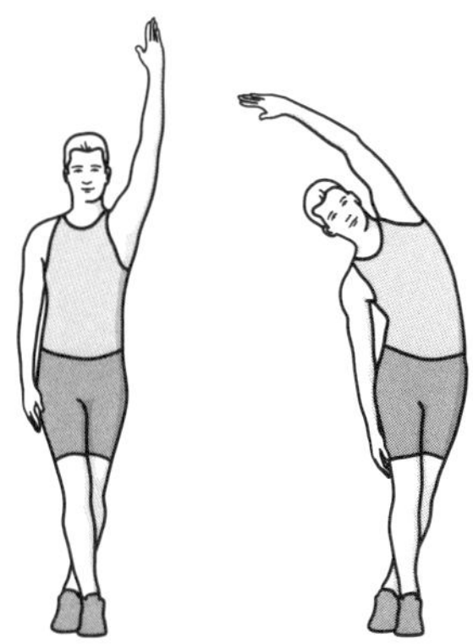

8 Breiten Rückenmuskel und Schulter dehnen

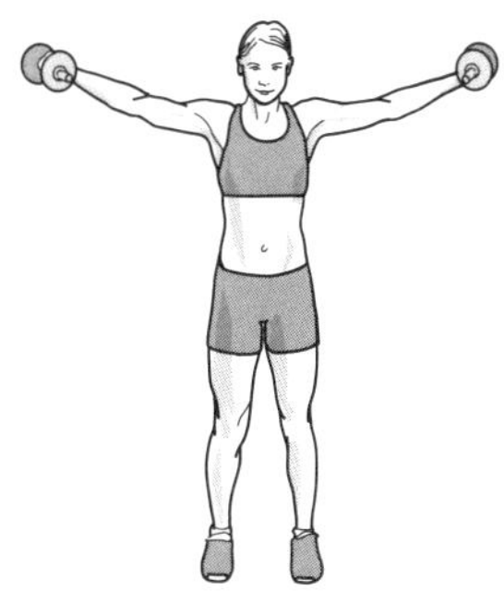

9 Seitheben mit Gewichten

10 HWS-BWS-Schulter-Mobilisation im Vierfüßlerstand

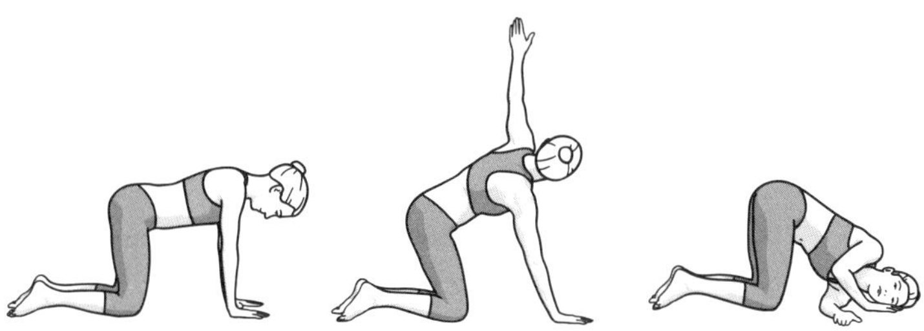

45 Myofasziale Brust-Arm-Kette trainieren für Einsteiger

1 2 3

Trainingsdauer: 12 Minuten
Equipment: Matte, Ball

	Übungen	Ausführungshinweis	Dauer/Wdh.	Sätze	Pause	Seite
1	Nacken-Schulter-Rotation	kontrolliert	10 Wdh.	1	–	141
2	Brustmuskel ausrollen	langsam, bewusst	2 Min. je Seite	1	–	126
3	Längenkräftigung der Brust	Dehnung mit Kraftaktivierung	3 Wdh. je Seite	1	–	131
4	Brust öffnen mit Armschwung	von locker zu dynamisch steigern	15 Wdh.	2	10 Sek.	129
5	HWS-BWS-Rotation im Liegen	fließend ein- und ausatmen und entspannen	1,5 Min. je Seite	1	–	139

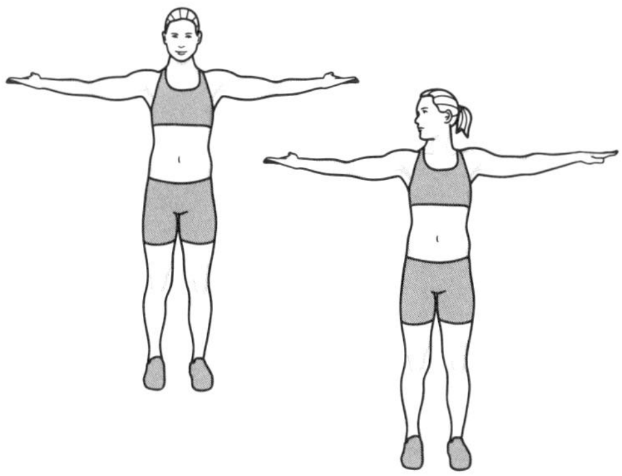

1 Nacken-Schulter-Rotation

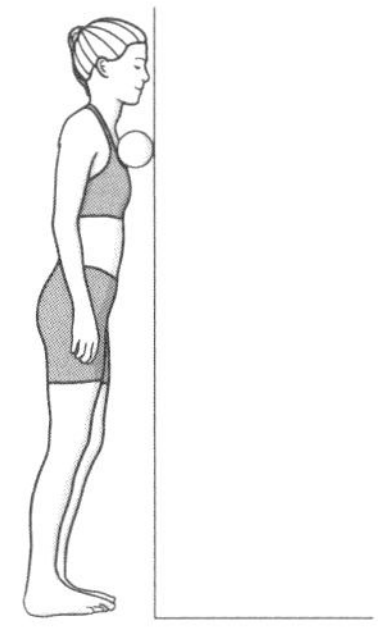

2 Brustmuskel ausrollen

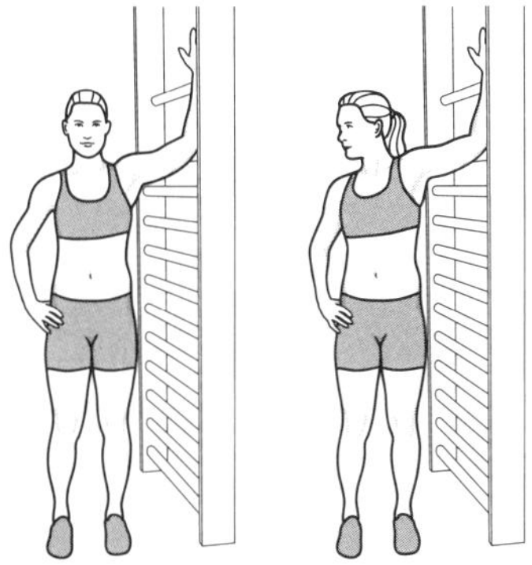

3 Längenkräftigung der Brust

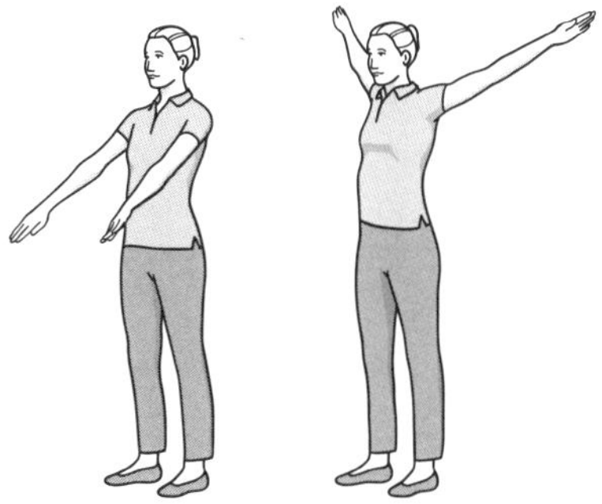

4 Brust öffnen mit Armschwung

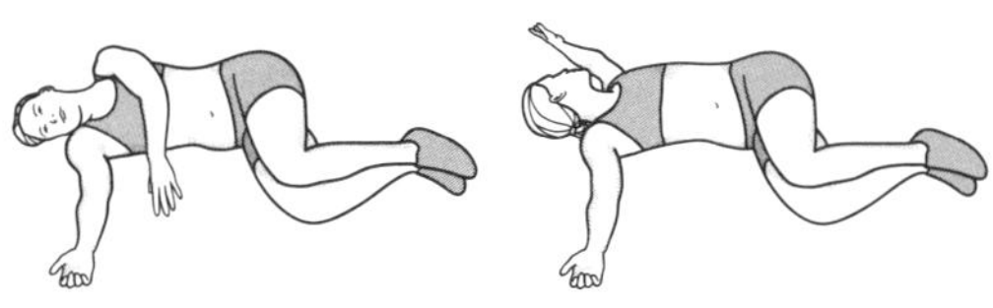

5 HWS-BWS-Rotation im Liegen

46 Myofasziale Brust-Arm-Kette trainieren für Geübte

1 **2** 3

Trainingsdauer: 23 Minuten
Equipment: Matte, Ball, Band

	Übungen	Ausführungshinweis	Dauer/Wdh.	Sätze	Pause	Seite
1	Nacken-Schulter-Rotation	kontrolliert	10 Wdh.	2	10 Sek.	141
2	Brustmuskel ausrollen	langsam, bewusst	2 Min. je Seite	1	–	126
3	Kleinen Brustmuskel lösen	in Schmerzpunkt atmen	1 Min. je Seite	1	–	126
4	Längenkräftigung der Brust	Dehnung mit Kraftaktivierung	3 Wdh. je Seite	1	–	131
5	Längenkräftigung der Finger und des Arms	Dehnung mit Kraftaktivierung	3 Wdh. je Seite	1	–	132
6	Schultermobilisation mit Band	langsam, bewusst	15 Wdh.	2	10 Sek.	139
7	Brust öffnen mit Armschwung	von locker zu dynamisch steigern	15 Wdh.	2	10 Sek.	129
8	Schulterkarussell	langsam, bewusst	20 Wdh.	2	30 Sek.	138
9	HWS-BWS-Rotation im Liegen	fließend ein- und ausatmen und entspannen	1,5 Min. je Seite	1	–	139

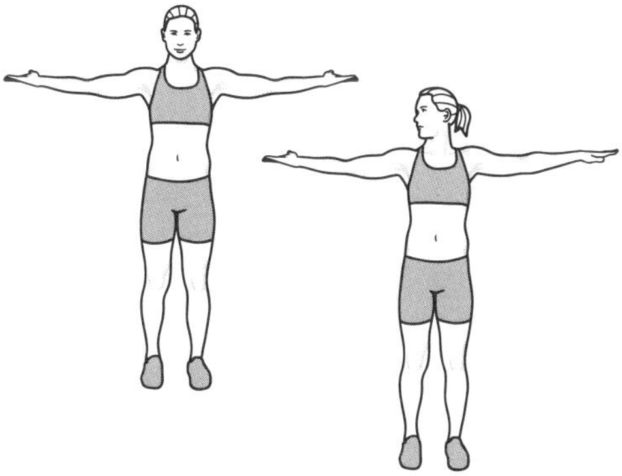

1 Nacken-Schulter-Rotation

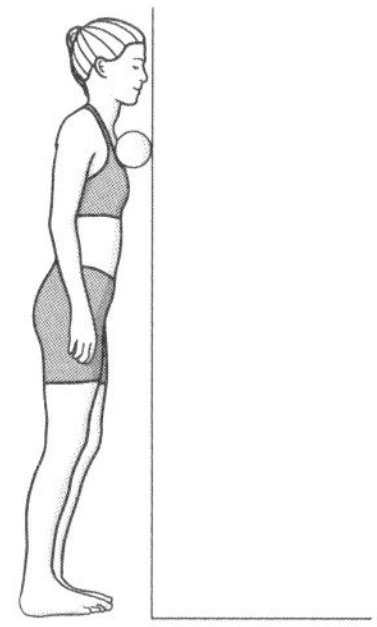

2 Brustmuskel ausrollen

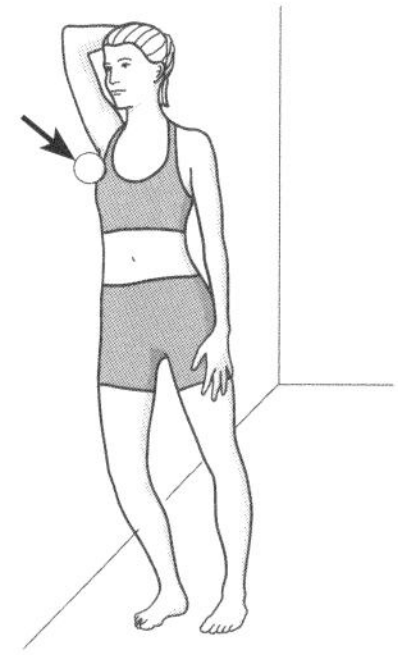

3 Kleinen Brustmuskel lösen

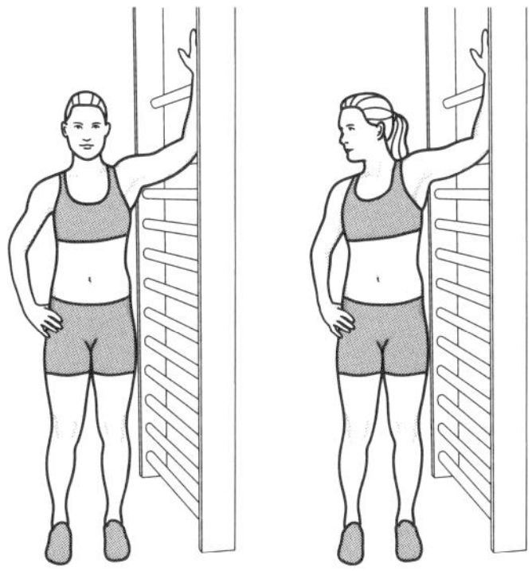

4 Längenkräftigung der Brust

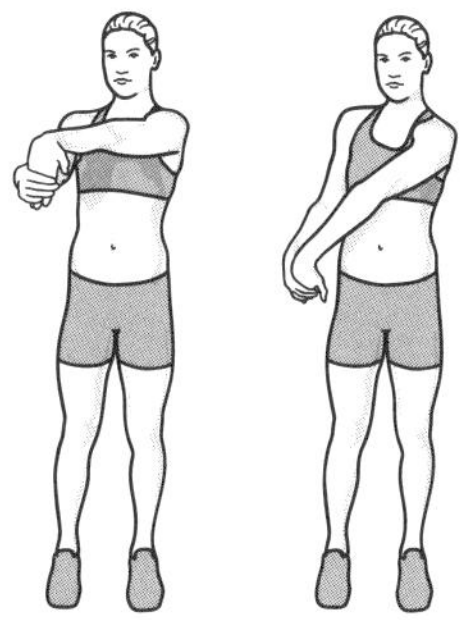

5 Längenkräftigung der Finger und des Arms

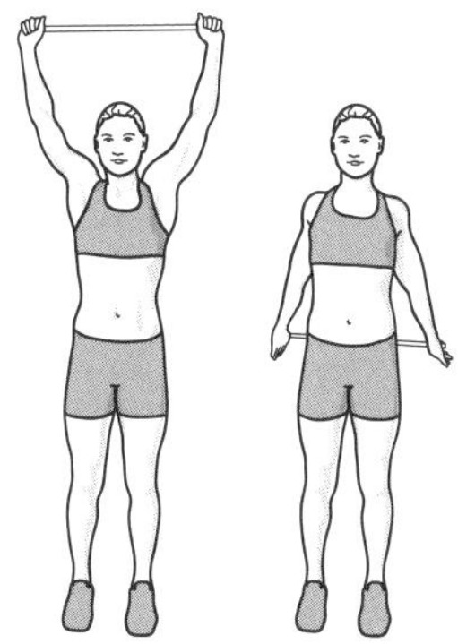

6 Schultermobilisation mit Band

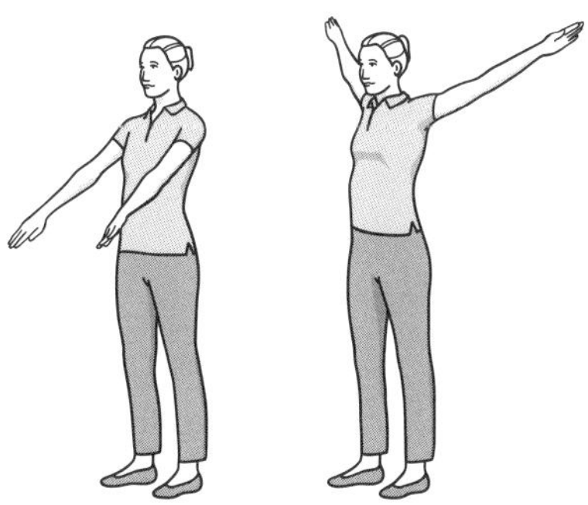

7 Brust öffnen mit Armschwung

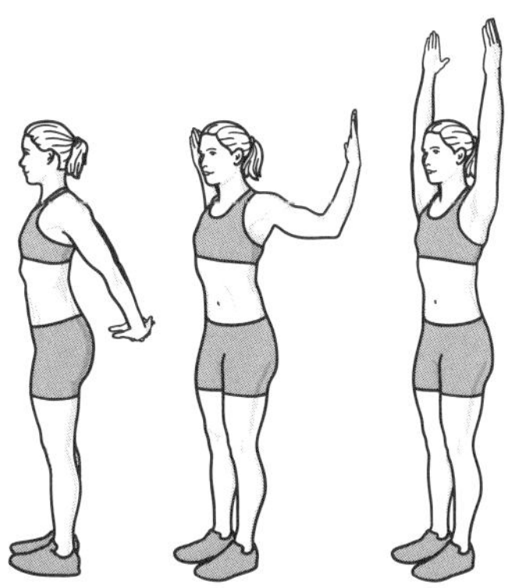

8 Schulterkarussell

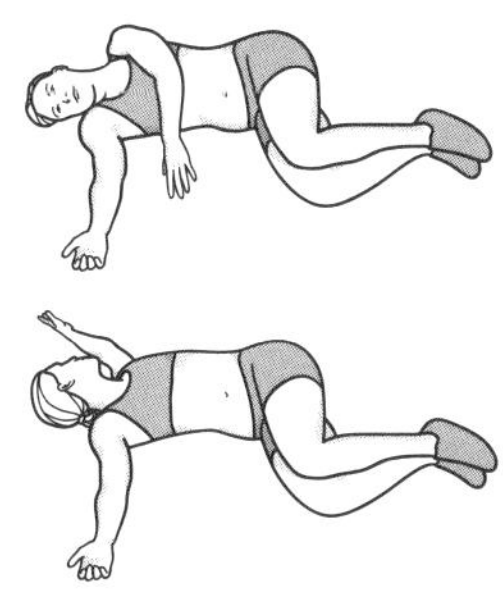

9 HWS-BWS-Rotation im Liegen

47 Myofasziale Schulter-Arm-Kette trainieren für Einsteiger

1 2 3

Trainingsdauer: 19 Minuten
Equipment: Matte, Rolle, Ball

	Übungen	Ausführungshinweis	Dauer/Wdh.	Sätze	Pause	Seite
1	Nacken lockern	langsam, bewusst	2 Min.	1	–	125
2	Nacken-Schulter-Rotation	kontrolliert	10 Wdh.	1	–	141
3	Seitliche Schulter ausrollen	langsam, bewusst, ggf. auf den Arm ausweiten	2 Min. je Seite	1	–	126
4	Oberen Rücken ausrollen	langsam, bewusst, beidseits der Wirbelsäule	2 Min. je Seite	1	–	127
5	Dehnung der Schulteraußenseite	dehnen	45 Sek. je Seite	2	10 Sek.	128
6	Wechselseitiges Schulterabheben	gesamtes Bewegungsausmaß, bewusst	15 Wdh.	2	10 Sek.	142
7	Versetztes Armkreisen	von locker zu dynamisch steigern	15 Wdh. je Richtung	2	10 Sek.	142

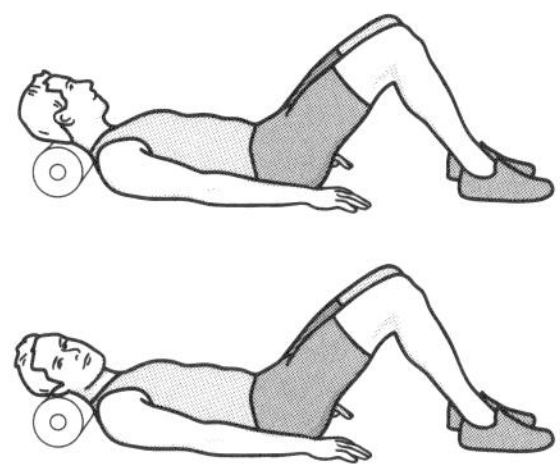

1 Nacken lockern

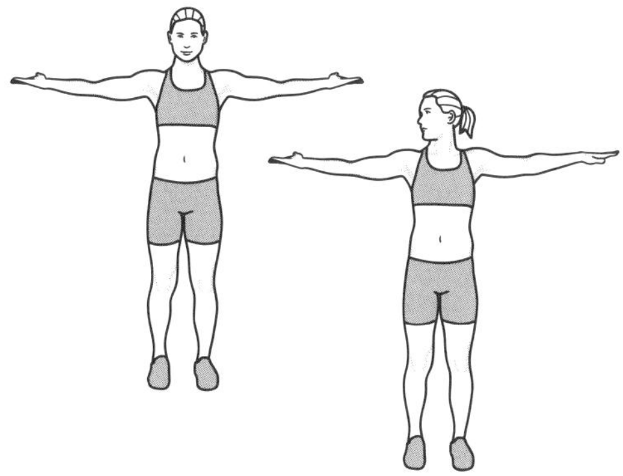

2 Nacken-Schulter-Rotation

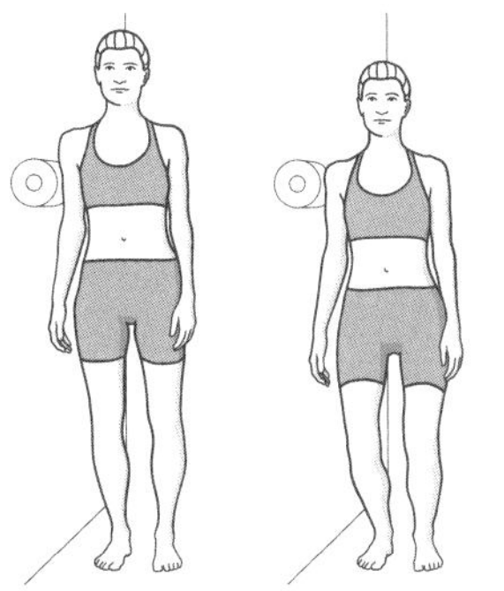

3 Seitliche Schulter ausrollen

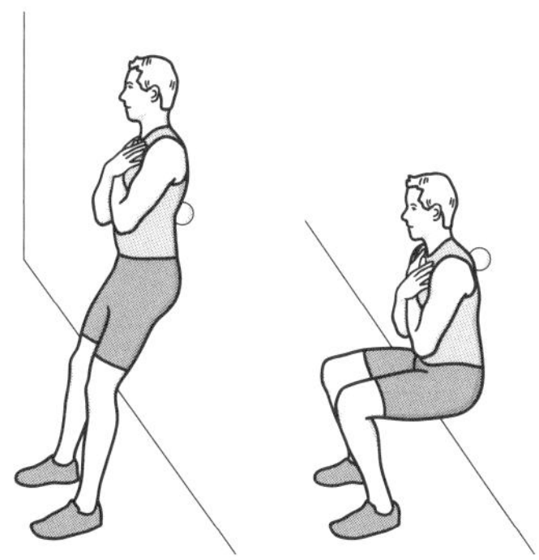

4 Oberen Rücken ausrollen

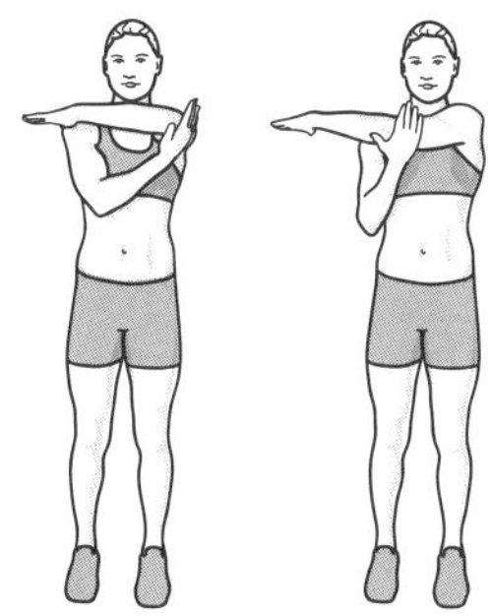

5 Dehnung der Schulteraußenseite

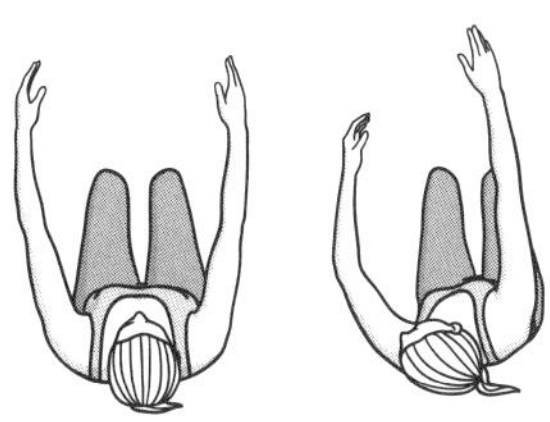

6 Wechselseitiges Schulterabheben

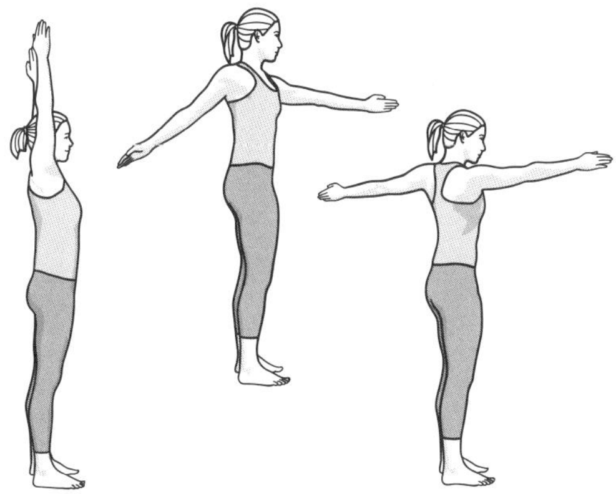

7 Versetztes Armkreisen

48 Myofasziale Schulter-Arm-Kette trainieren für Geübte

1 2 3

Trainingsdauer: 28 Minuten
Equipment: Matte, Rolle, Ball, Band

	Übungen	Ausführungshinweis	Dauer/Wdh.	Sätze	Pause	Seite
1	Nacken lockern	langsam, bewusst	2 Min.	1	–	125
2	Nacken-Schulter-Rotation	kontrolliert	10 Wdh.	2	10 Sek.	141
3	Trapezmuskel von oben ausrollen	langsam, bewusst	1 Min. je Seite	1	–	125
4	Seitliche Schulter ausrollen	langsam, bewusst, ggf. auf den Arm ausweiten	2 Min. je Seite	1	–	126
5	Inneren Schulterblatt-muskel lösen	in den Schmerzpunkt atmen	1 Min. je Seite	1	–	126
6	Schulterblatt-mobilisation	langsam, bewusst	1 Min. je Seite	1	–	138
7	Oberen Rücken ausrollen	langsam, bewusst, beidseits der Wirbelsäule	2 Min. je Seite	1	–	127
8	Dehnung der Schulteraußenseite	dehnen	45 Sek. je Seite	2	10 Sek.	128
9	HWS-BWS-Schulter-Mobilisation im Vierfüßlerstand	kontrolliert, gesamtes Bewegungsausmaß	10 Wdh. je Seite	2	10 Sek.	140
10	Wechselseitiges Schulterabheben	gesamtes Bewegungsausmaß, bewusst	15 Wdh.	2	10 Sek.	142
11	Schultermobilisation mit Band im Sitzen	gesamtes Bewegungs-ausmaß, bewusst	15 Wdh. je Seite	2	10 Sek.	138

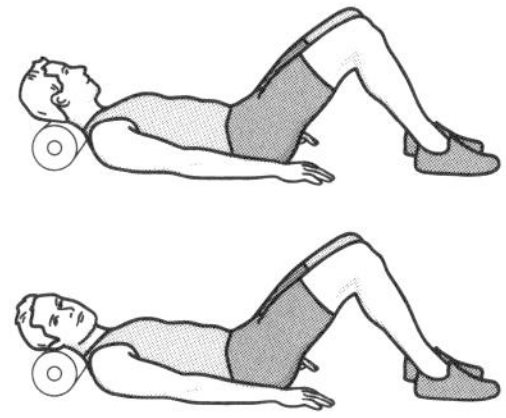

1 Nacken lockern

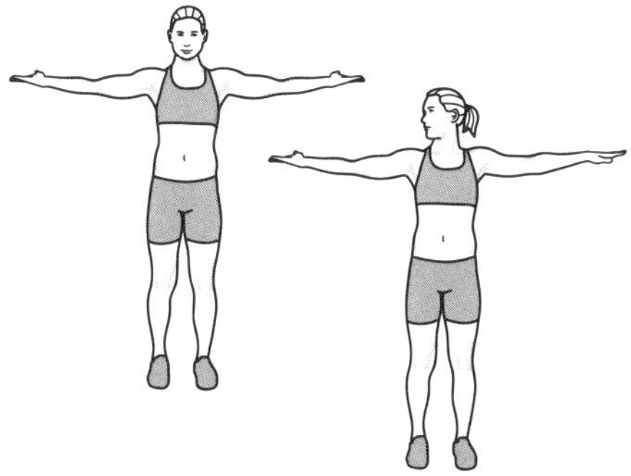

2 Nacken-Schulter-Rotation

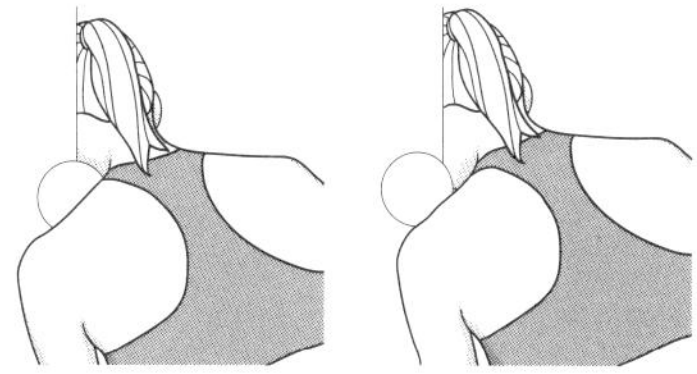

3 Trapezmuskel von oben ausrollen

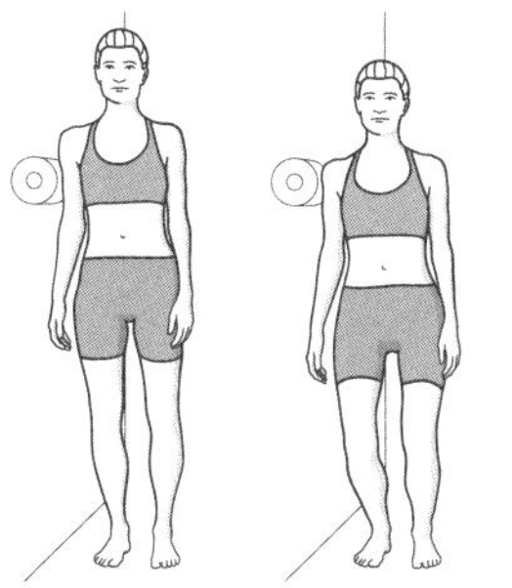

4 Seitliche Schulter ausrollen

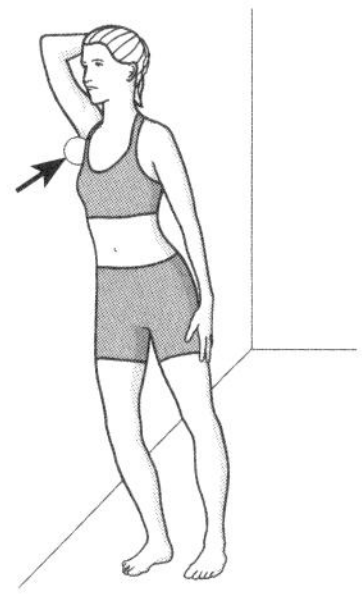

5 Inneren Schulterblattmuskel lösen

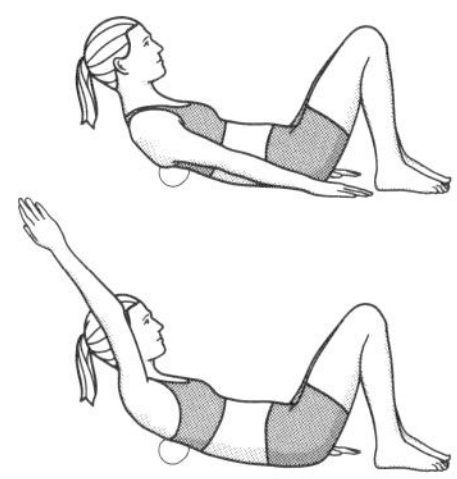

6 Schulterblattmobilisation

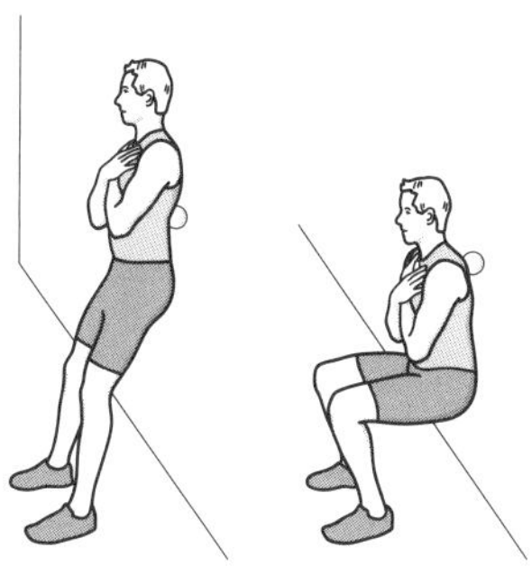

7 Oberen Rücken ausrollen

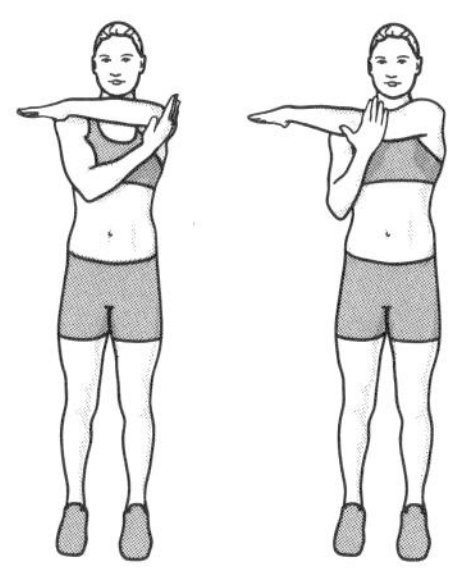

8 Dehnung der Schulteraußenseite

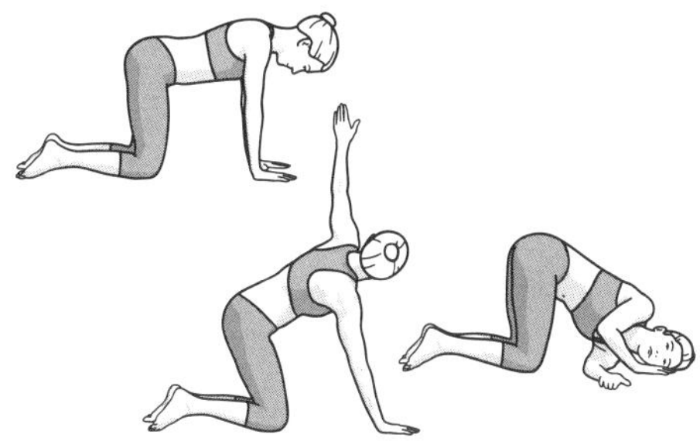

9 HWS-BWS-Schulter-Mobilisation im Vierfüßlerstand

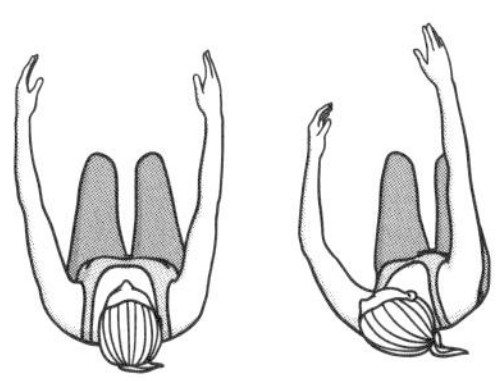

10 Wechselseitiges Schulterabheben

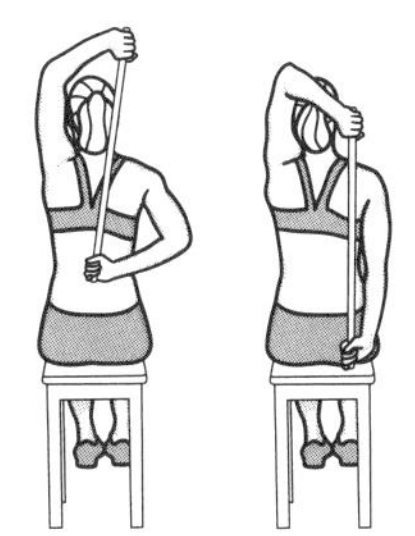

11 Schultermobilisation mit Band im Sitzen

49 Nackenentspannt in die Nacht – Kurzprogramm

1 2 3

Trainingsdauer: 16 Minuten
Equipment: Ball

	Übungen	Ausführungshinweis	Dauer/Wdh.	Sätze	Pause	Seite
1	Kopfkreisel	langsam, bewusst	10 Wdh.	1	–	137
2	Kiefermuskel lösen	langsam, bewusst	1 Min. je Seite	1	–	124
3	Längenkräftigung des Nackens	Dehnung mit Kraftaktivierung	3 Wdh. je Seite	1	–	130
4	Brustmuskel ausrollen	langsam, bewusst	2 Min. je Seite	1	–	126
5	Oberen Rücken ausrollen	langsam, bewusst, beidseits der Wirbelsäule	2 Min. je Seite	1	–	127
6	Schultern ein- und ausdrehen	langsam, gesamtes Bewegungsausmaß	15 Wdh.	2	10 Sek.	137
7	HWS-BWS-Mobilisation im Stehen	gesamtes Bewegungsausmaß	10–15 Wdh.	1	–	140
8	Lockernde Vorbeuge	lockern und entspannen	30 Sek.	1	–	128

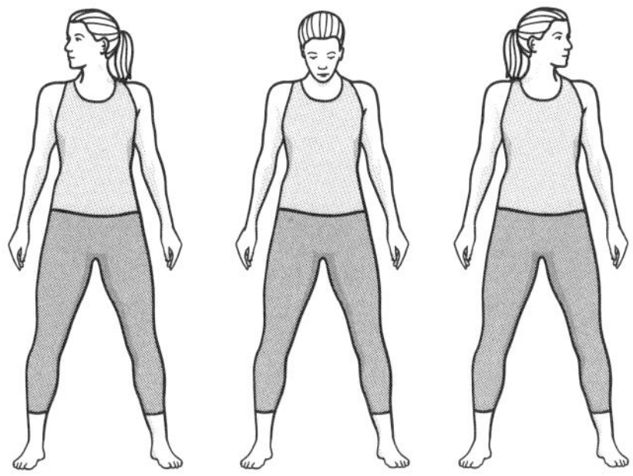

1 Kopfkreisel

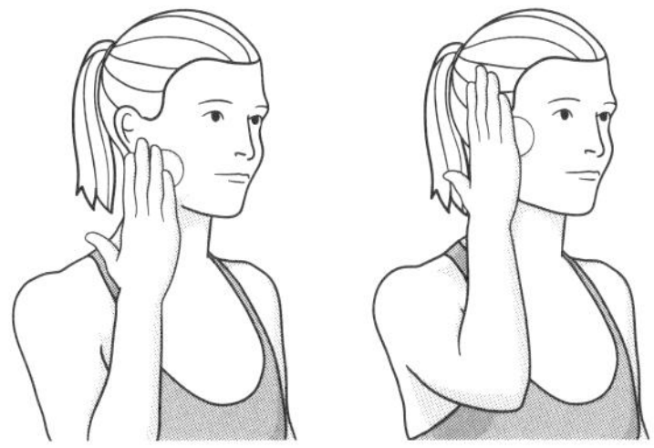

2 Kiefermuskel lösen

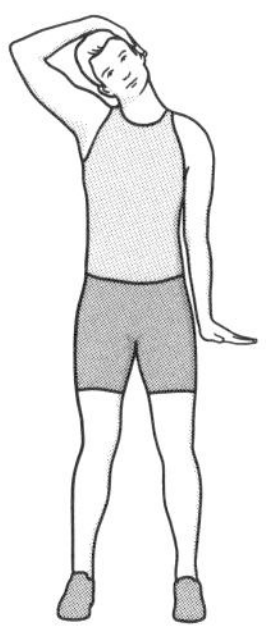

3 Längenkräftigung des Nackens

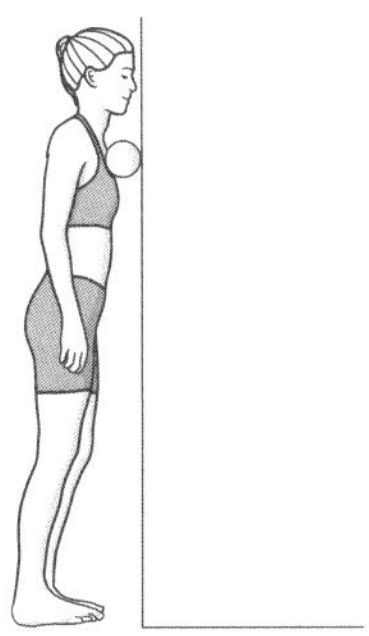

4 Brustmuskel ausrollen

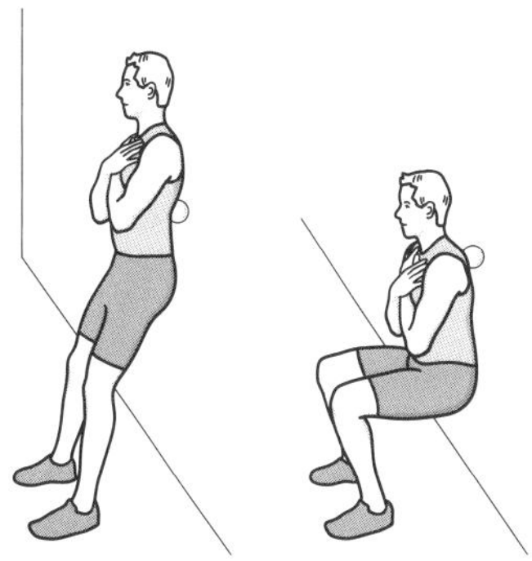

5 Oberen Rücken ausrollen

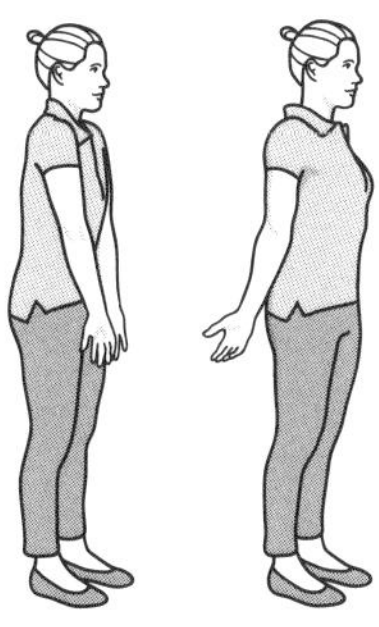

6 Schultern ein- und ausdrehen

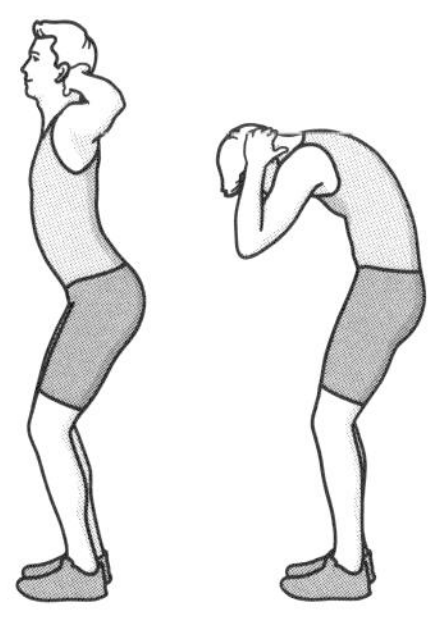

7 HWS-BWS-Mobilisation im Stehen

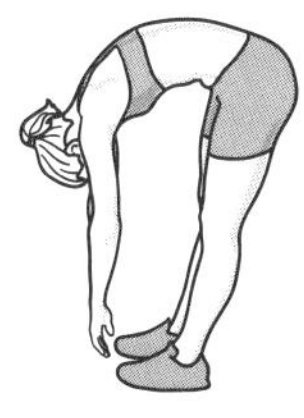

8 Lockernde Vorbeuge

50 Nackenentspannt in die Nacht

Trainingsdauer: 27 Minuten
Equipment: Matte, Rolle, Ball

1 2 3

	Übungen	Ausführungshinweis	Dauer/Wdh.	Sätze	Pause	Seite
1	Nacken lockern	langsam, bewusst	2 Min.	1	–	125
2	Kopfkreisel	langsam, bewusst	10 Wdh.	1	–	137
3	Kiefermuskel lösen	langsam, bewusst	1 Min. je Seite	1	–	124
4	Brustmuskel ausrollen	langsam, bewusst	2 Min. je Seite	1	–	126
5	Oberen Rücken ausrollen	langsam, bewusst, beidseits der Wirbelsäule	2 Min. je Seite	1	–	127
6	Längenkräftigung des Nackens	Dehnung mit Kraftaktivierung	3 Wdh. je Seite	1	–	130
7	Schultern ein- und ausdrehen	langsam, gesamtes Bewegungsausmaß	15 Wdh.	2	10 Sek.	137
8	Nackenheben ohne Gewichte	langsam, kontrolliert	20 Wdh.	2	10 Sek.	136
9	Versetztes Armkreisen	von locker zu dynamisch steigern	15 Wdh. je Richtung	2	10 Sek.	142
10	Lockernde Vorbeuge	lockern und entspannen	30 Sek.	1	–	128
11	Brust und Schulter dehnen mit Rolle	ruhig und bewusst atmen	2 Min.	1	–	127
12	HWS-BWS-Rotation im Liegen	fließend ein- und ausatmen und entspannen	1,5 Min. je Seite	1	–	139

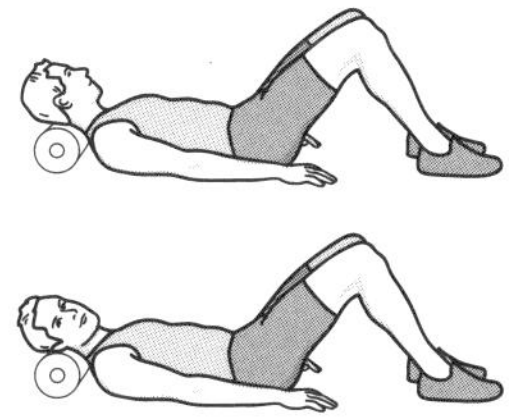

1 Nacken lockern

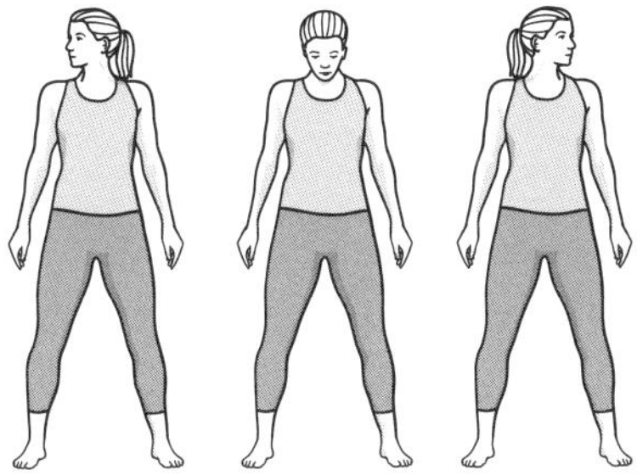

2 Kopfkreisel

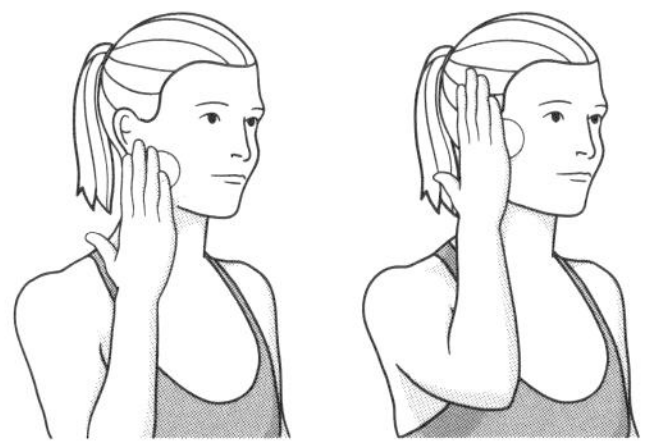

3 Kiefermuskel lösen

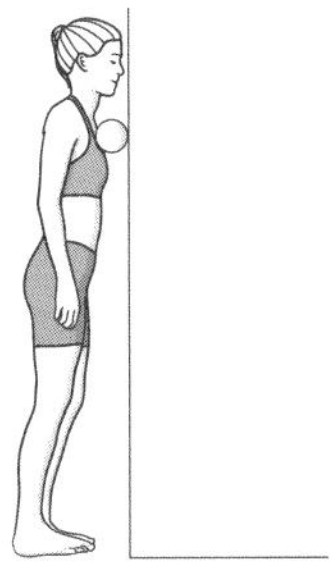

4 Brustmuskel ausrollen

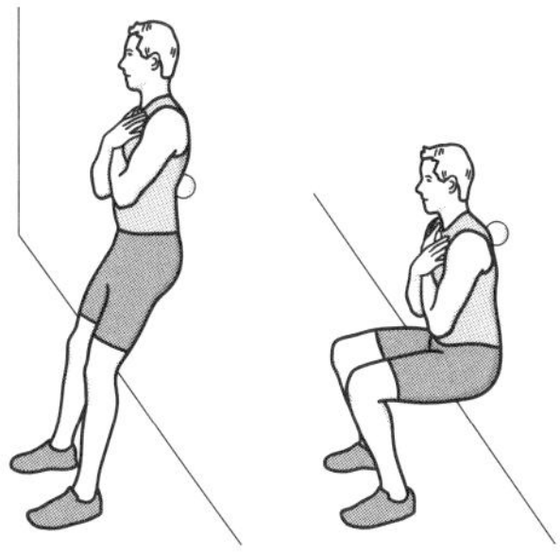

5 Oberen Rücken ausrollen

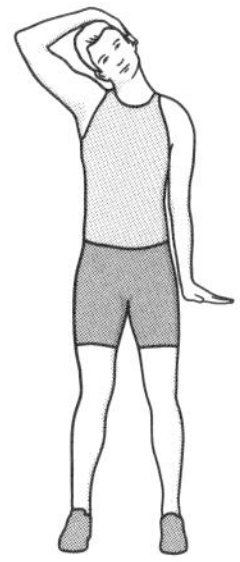

6 Längenkräftigung des Nackens

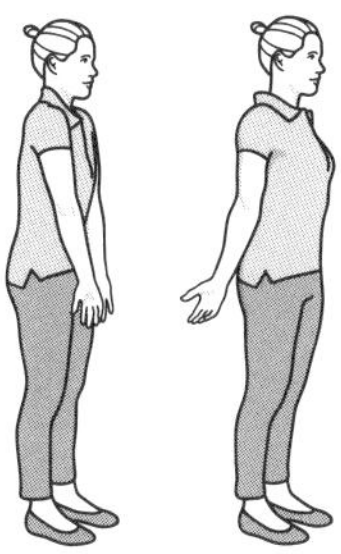

7 Schultern ein- und ausdrehen

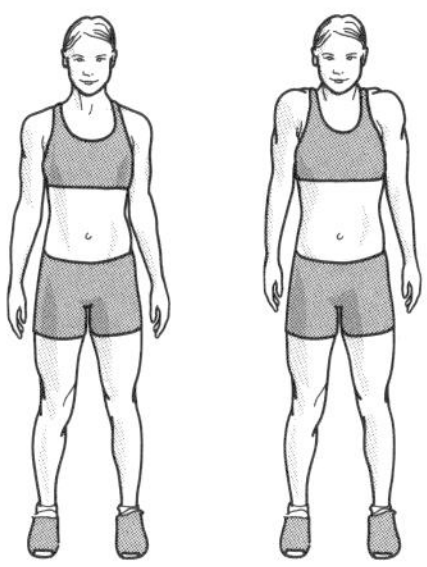

8 Nackenheben ohne Gewichte

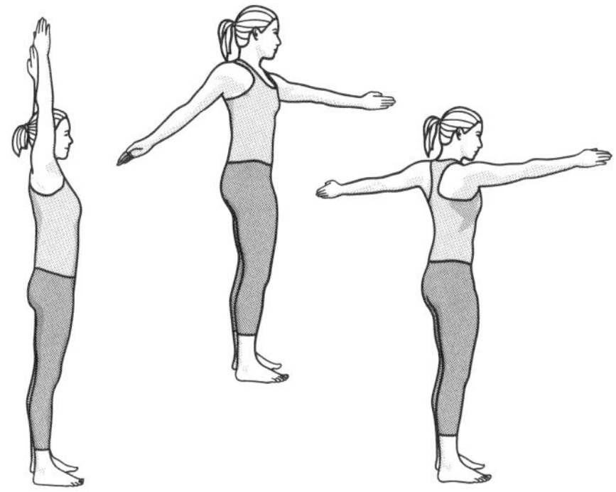

9 Versetztes Armkreisen

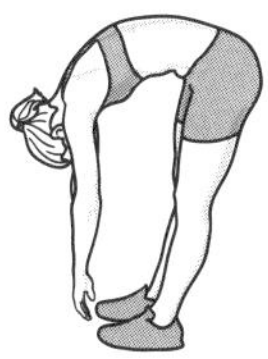

10 Lockernde Vorbeuge

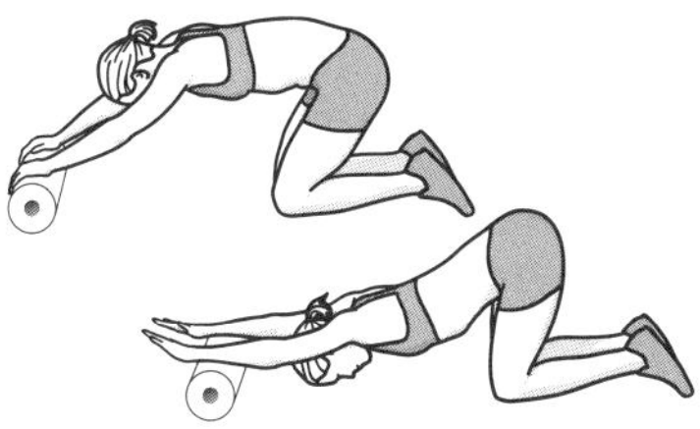

11 Brust und Schulter dehnen mit Rolle

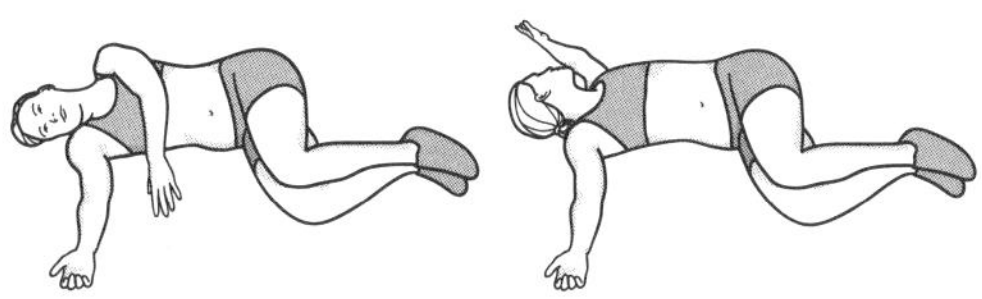

12 HWS-BWS-Rotation im Liegen

Die Übungen

3

Entspannung, Dehnung, Lockerung

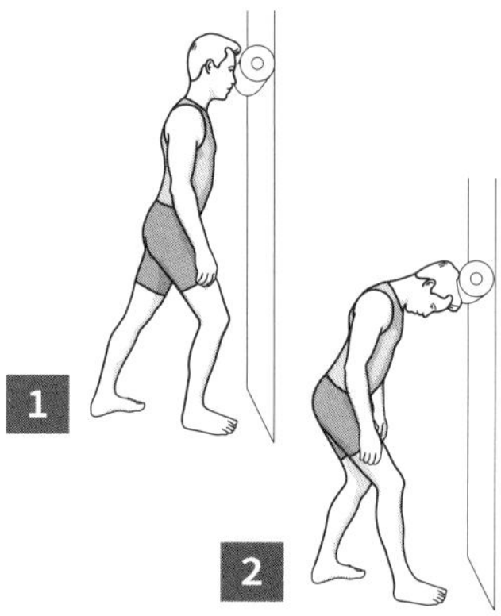

Kopfhaut lösen

1. Im Abstand von circa 30 Zentimetern in Schrittposition mit dem Gesicht zur Wand stellen. Die Rolle oberhalb der Augenbrauen ansetzen. Den Nacken dabei durch etwas Muskelanspannung stabilisieren.
2. Das Kinn langsam Richtung Brust bewegen und dabei die Stirn nach oben bis über den Kopf zum hinteren Haarwirbel ausrollen.

Hinweis: Wenn vorhanden, einen Duoball statt der Rolle benutzen.

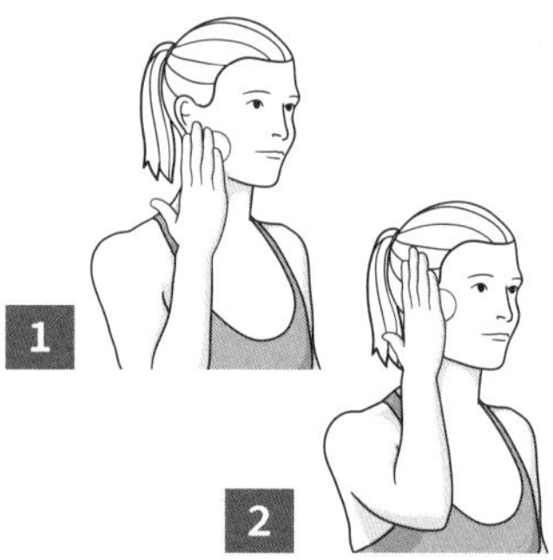

Kiefermuskel lösen

1. Aufrecht und entspannt sitzen oder stehen. Den Kiefer locker geschlossen halten. Den Ball mit der flachen Hand unterhalb des Kiefergelenks ansetzen.
2. Mit etwas Druck und kleinen kreisenden Bewegungen den starken Kaumuskel von oben nach unten bis zum Kieferwinkel des Unterkieferknochens hin ausrollen.

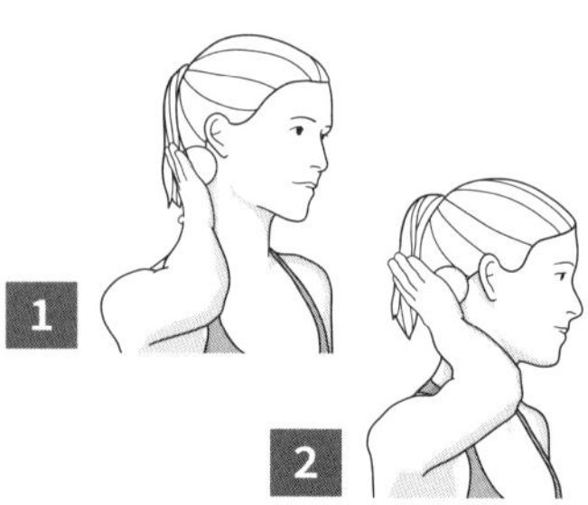

Kopf-Nacken-Übergang ausrollen

1. Aufrecht und entspannt sitzen oder stehen. Den Ball mit der flachen Hand hinter dem Ohr direkt unterhalb des Hinterkopfknochens am Nacken ansetzen.
2. Langsam mit etwas Druck direkt den Ansatz der Nackenmuskeln am Hinterkopfknochen mit kleinen kreisenden Bewegungen ausrollen.

Nackenmuskeln verdrehen

1. Aufrecht und entspannt sitzen oder stehen. Den Kopf leicht nach rechts und hinten kippen. Den Ball mit der linken Hand am Nacken ins Gewebe drücken.
2. Mit konstantem Druck abwechselnd in beide Richtungen ganz langsame Drehbewegungen ausführen, sodass das Bindegewebe mitverdreht wird. An der Endposition der Verdrehung den Kopf immer wieder schräg nach vorn bewegen, um das Gewebe unter dem Ball zusätzlich zu dehnen. So mehrere Punkte am Nacken durcharbeiten.

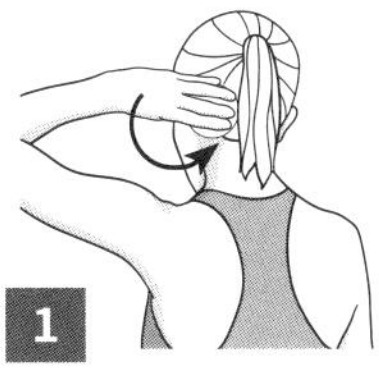
1

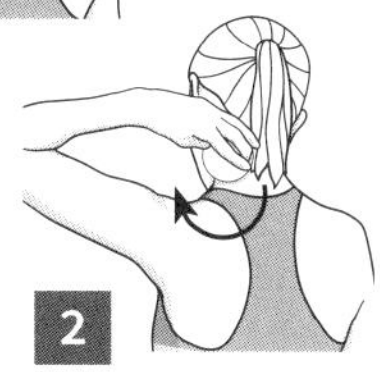
2

Nacken lockern

1. In die Rückenlage gehen und die Beine angewinkelt aufstellen. Die Arme liegen seitlich am Körper. Die Rolle unter dem Nacken platzieren.
2. Den Kopf ganz langsam von einer Seite zur anderen drehen. Die Nasenspitze beschreibt dabei stetig einen Halbkreis. Den Kopf während der Ausführung nicht aktiv auf die Rolle drücken, damit sich der Nacken muskulär vollkommen entspannt.

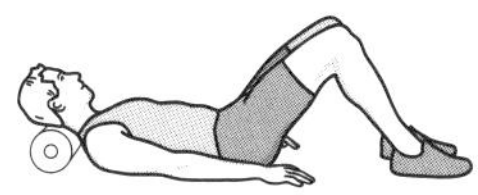
1

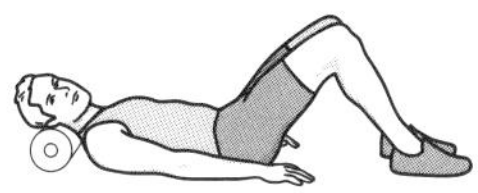
2

Trapezmuskel von oben ausrollen

1. Neben einen Türrahmen oder Wandvorsprung in Schrittstellung mit dem hinteren Bein circa einen Meter entfernt zur Wand stellen. Den Ball seitlich des Türrahmens an der Wand, ungefähr auf Oberbauchhöhe, platzieren. Den Oberkörper nach vorn gegen den Ball beugen, sodass dieser am Übergang vom Nacken zur Schulter aufliegt. Der Kopf befindet sich gerade und entspannt neben dem Türrahmen, der Arm auf der Seite des Balls hängt locker herunter.
2. Dann langsam und konzentriert den Trapezmuskel nach außen hin Richtung Schulter ausrollen. Geübte bewegen an Schmerzpunkten den Kopf wiederholt langsam zur Gegenseite und zurück.

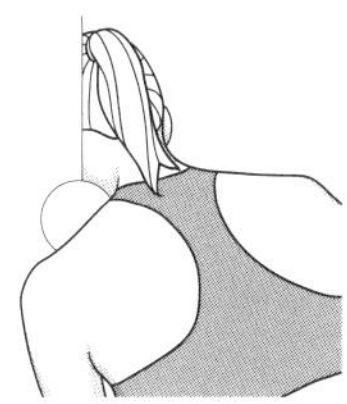
1

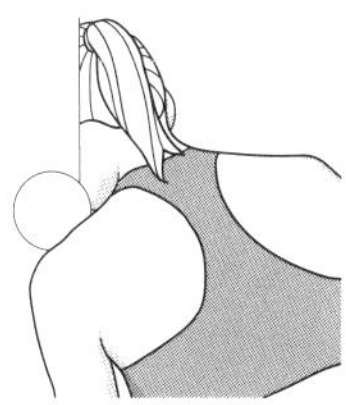
2

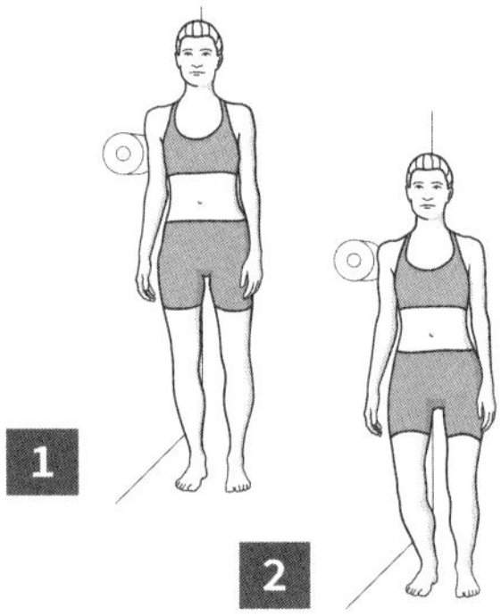

Seitliche Schulter ausrollen

1. In einem aufrechten Stand seitlich zur Wand beginnen. Die Faszienrolle mittig am Oberarm zwischen Oberarm und Wand platzieren. Das Körpergewicht Richtung Wand verlagern, um die Rolle zu fixieren.
2. Die Knie leicht beugen und strecken, um die seitliche Schulter auszurollen. Die Schultern bleiben dabei entspannt. Die Haltung bleibt aufrecht.

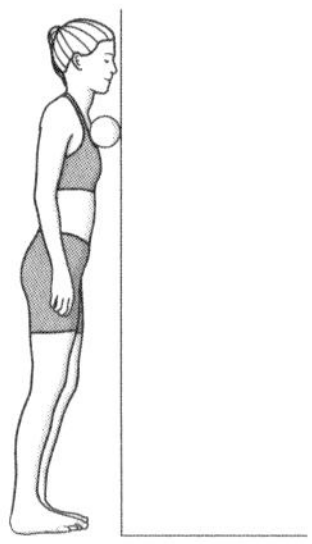

Brustmuskel ausrollen

Circa 30 Zentimeter entfernt mit der Brust zur Wand stehen. Mit dem rechten Brustmuskel gegen den Ball an die Wand lehnen. Den Nacken langmachen und den Kopf gerade halten. Dann langsam unterhalb des Schlüsselbeins entlang horizontal nach außen bis zur Kuhle zwischen Brust und Arm ausrollen. So den kompletten Brustmuskel mit kleinen Kreisbewegungen ausrollen. Geübte heben und senken den Arm wiederholt seitlich.

Tipp: Ein Yogablock, zum Beispiel von BLACKROLL®, als Abstandshalter hilft, den Kopf entspannt gerade ausgerichtet zu halten.

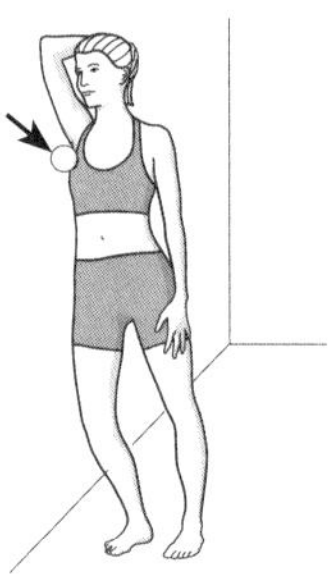

Kleinen Brustmuskel lösen

Mit der rechten Seite zur Wand stehen. Die rechte Hand entspannt an den Kopf legen. Den Ball an der Wand platzieren und dagegenlehnen. Er soll im vorderen Achselbereich von innen gegen den tiefen Brustmuskel drücken. Ein bis zwei Schmerzpunkte suchen und über die Atmung versuchen, »in den Schmerz zu entspannen«.

Tipp: Ein Yogablock als Abstandshalter zwischen Wand und Ball hilft, den Druck des Balls zu erhöhen.

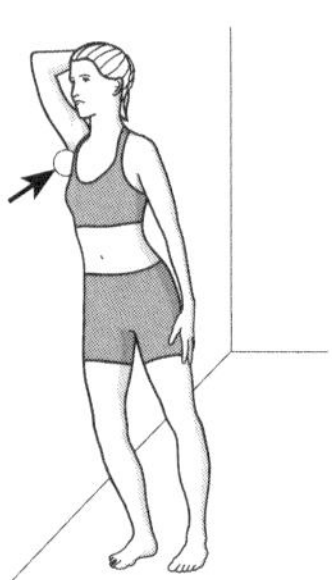

Inneren Schulterblattmuskel lösen

Mit der rechten Seite zur Wand stehen und den Körper leicht zur Wand hin eindrehen. Die rechte Hand entspannt an den Kopf legen. Den Ball an der Wand platzieren und dagegenlehnen. Er soll im unteren Achselbereich von vorn gegen das Schulterblatt drücken. Ein bis zwei Schmerzpunkte suchen und über die Atmung versuchen, »in den Schmerz zu entspannen«.

Tipp: Ein Yogablock als Abstandshalter zwischen Wand und Ball hilft, den Druck des Balls zu erhöhen.

Oberen Rücken ausrollen

1. Im Abstand von circa 30 Zentimetern mit dem Rücken zur Wand stellen. Den Faszienball auf einer Seite der Wirbelsäule etwa auf Höhe des unteren Schulterblattendes platzieren.
2. Den Bereich zwischen Wirbelsäule und Schulterblatt bis hoch zum Schulter-Nacken-Übergang hin langsam ausrollen. Die Bewegung entsteht durch Beugen und Strecken der Knie.

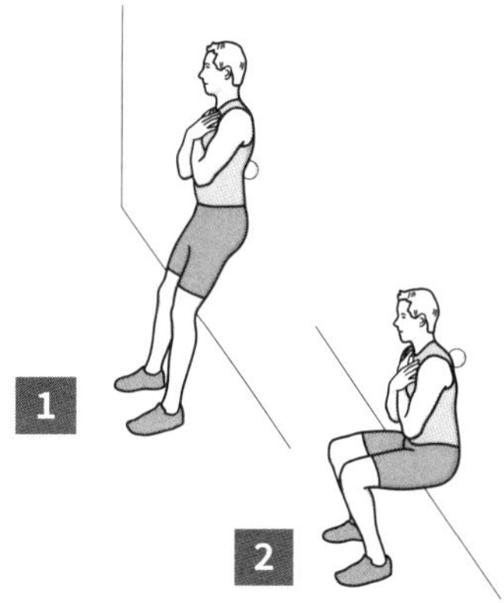

Flanke ausrollen

1. Mit der rechten Seite und in Schrittstellung an die Wand stellen. Die rechte Hand entspannt an den Kopf legen. Die Faszienrolle circa ein bis zwei Handbreit unterhalb der Achsel seitlich am Brustkorb ansetzen. Der Fokus liegt eher auf dem rückwärtigen Bereich der Flanke.
2. Die Flanke durch Beugen und Strecken der Knie langsam bis hoch zum Arm ausrollen, sodass der obere Teil des Arms gleich mitgerollt wird.

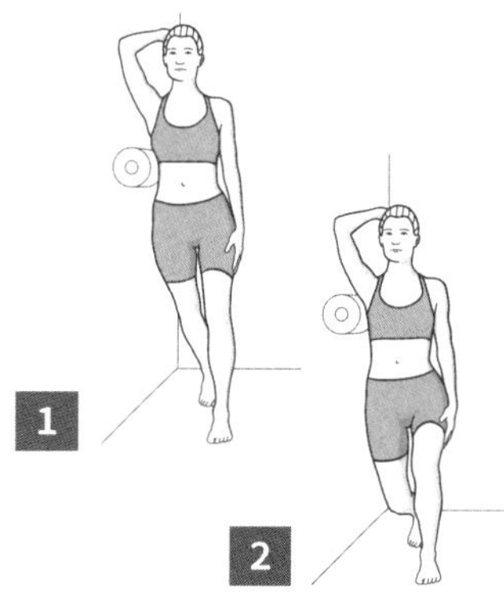

Variante: Geübte können die Flanke auch am Boden ausrollen.

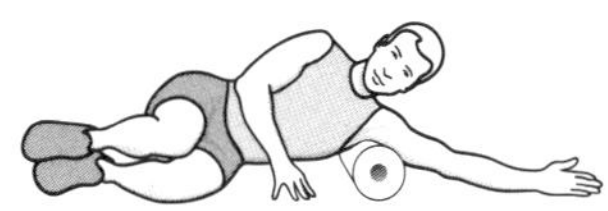

Brust und Schulter dehnen mit Rolle

1. Im Vierfüßlerstand beginnen. Die Rolle vor den Fingerspitzen platzieren. Die Hände etwa schulterbreit flach auf die Rolle auflegen.
2. Die Rolle nach vorn rollen, sodass die Unterarme auf der Rolle aufliegen. Das Gesäß weit nach oben schieben. Die Brust zwischen den Armen nach unten absenken. Die Wirbelsäule in die Länge strecken. In der Endposition sanft nachfedern. Anschließend die Rolle wieder heranziehen, bis die Hände wieder aufliegen.

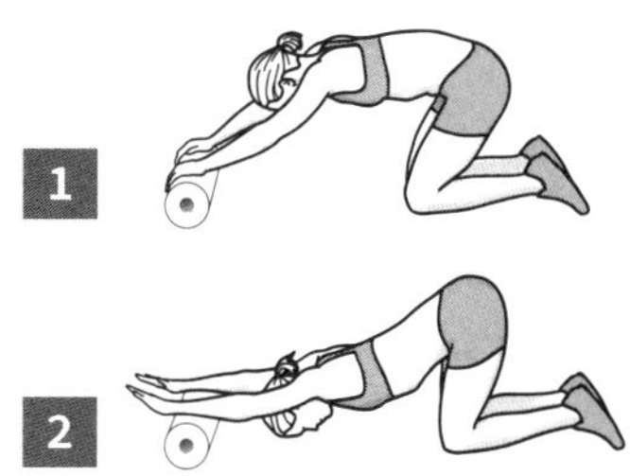

Hinweis: Während der Durchgänge die Arme mal nach innen und nach außen drehen.

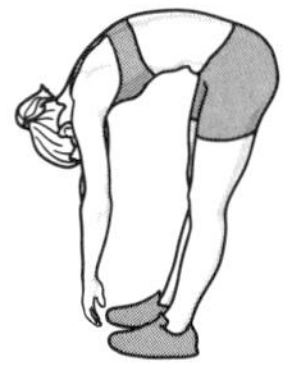

Lockernde Vorbeuge

Einen aufrechten, hüftbreiten Stand einnehmen. Das Gewicht auf den gesamten Fußsohlen verteilen. Die Wirbelsäule langmachen. Das Kinn zum Brustbein nach unten ziehen und den Oberkörper Wirbel für Wirbel langsam nach unten rollen. Den Oberkörper, den Nacken, die Schultern und die Arme entspannt nach unten hängen lassen. Mit kleinen, bewussten Bewegungen den Nacken und die Schultern nach und nach weiter lockern. Beim Hochkommen Wirbel für Wirbel langsam wieder aufrollen.

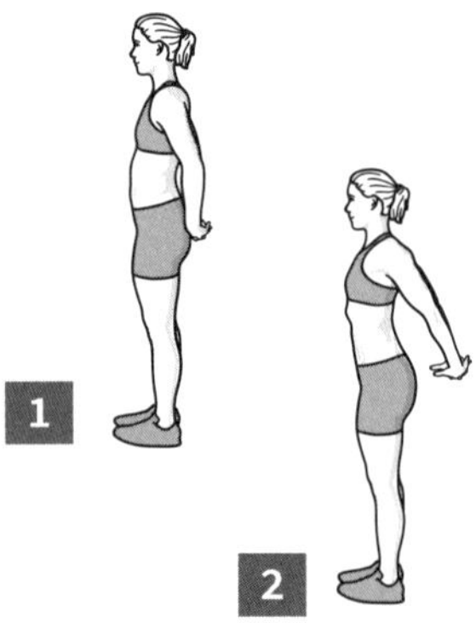

Dehnung von Brust, vorderen Schultern und Armen

1. Im aufrechten, hüftbreiten Stand die Hände hinter dem Rücken greifen. Die Finger ineinander verzahnen. Die Schulterblätter aktiv nach hinten und unten zusammenziehen.
2. Die Arme möglichst strecken und nach oben ziehen. Das Brustbein dabei nach oben anheben. Die Schulterblätter ziehen weiterhin zusammen. Das Gesäß leicht anspannen, um das Becken in einer stabilen Position zu halten. Die Dehnung ist im Brustmuskel und den Arminnenseiten zu spüren.

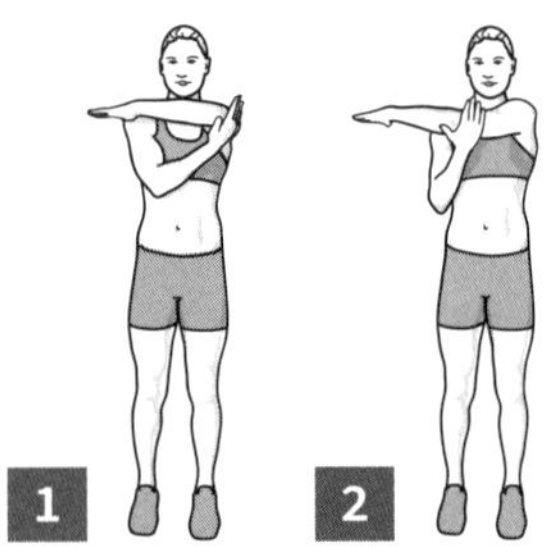

Dehnung der Schulteraußenseite

1. Im aufrechten, schulterbreiten Stand den linken Arm auf Schulterhöhe anheben und nach rechts strecken. Mit der rechten Hand die Außenseite des Oberarms greifen.
2. Den linken Arm sanft weiter nach rechts ziehen, bis eine deutliche Dehnung auf der linken Schulteraußenseite zu spüren ist. Beide Schultern bewegen sich dabei von den Ohren weg.

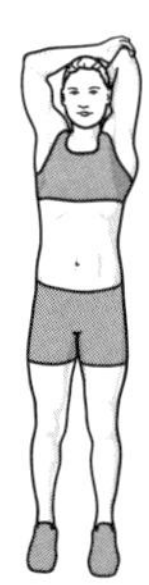

Dehnung des Oberarms und der Schulter

Im aufrechten, hüftbreiten Stand den linken Arm nach oben strecken, anwinkeln, den Unterarm hinter dem Ohr entlangführen und die Hand zwischen die Schulterblätter legen. Mit der rechten Hand den linken Ellenbogen umfassen und den Arm weiter nach hinten ziehen. Dabei die linke Hand am Rücken etwas tiefer gleiten lassen. Der Nacken bleibt gestreckt, der Blick ist nach vorn gerichtet.

Arme vor dem Körper schwingen

Im aufrechten, hüftbreiten Stand die Arme vor dem Körper locker von einer Seite zur anderen hin und her schwingen.

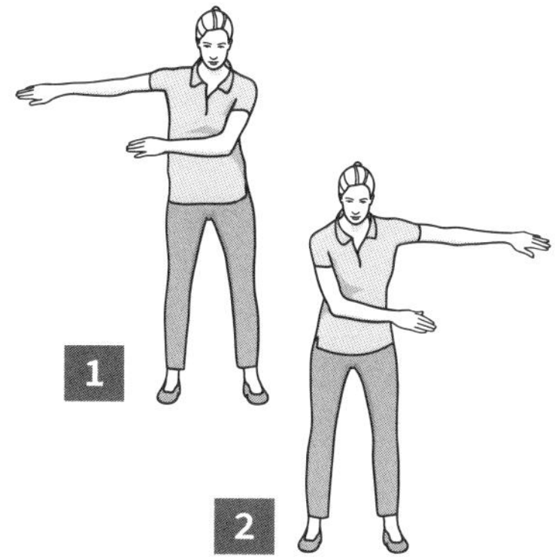

Brust öffnen mit Armschwung

1. Im aufrechten, hüftbreiten Stand die Wirbelsäule und den Nacken langmachen. Die Arme strecken und nach vorn führen.
2. Mit Schwung beide Arme parallel nach oben und hinter den Kopf schwingen, sodass eine Dehnung in Brust und Armen entsteht. Rhythmisch die Arme immer wieder vor den Körper und nach hinten oben schwingen.

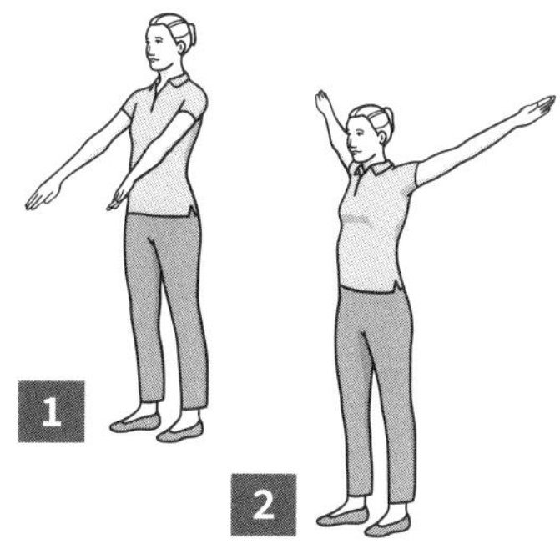

Breiten Rückenmuskel und Schulter dehnen

1. Im aufrechten, hüftbreiten Stand die Wirbelsäule strecken und den Blick nach vorn richten. Den linken Arm nach oben strecken, den rechten Arm gestreckt am Körper anlegen. Das rechte Bein vor dem linken Bein kreuzen, Bauch- und Gesäßmuskulatur leicht anspannen.
2. Das Gewicht auf das linke Bein verlagern und den Rumpf mit dem gestreckten linken Arm so weit wie möglich über die Seite nach rechts neigen. In der Endposition der Neigung 5 Sekunden nachfedern. Den Oberkörper wieder aufrichten.

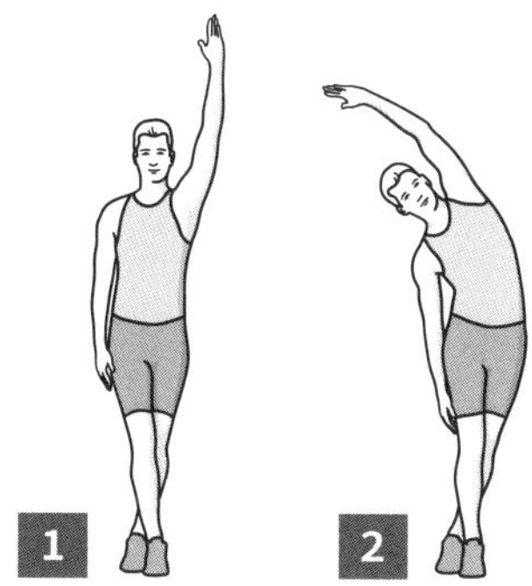

Aushängen

Mit beiden Armen etwas mehr als schulterbreit an eine Klimmzugstange oder etwas Ähnliches hängen. Gegebenenfalls mit kleinen Bewegungen Arme, Schultern und Wirbelsäule dehnen und lockern. Falls das komplett freie Hängen noch schwerfällt, mit den Füßen am Boden etwas unterstützen.

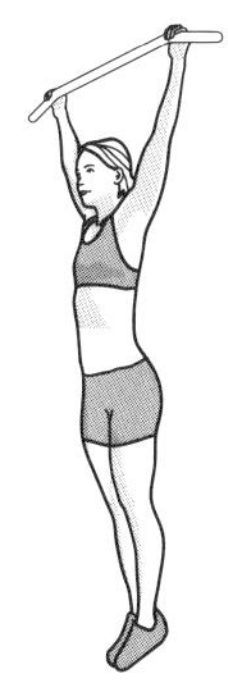

Kräftigung und Stabilisierung

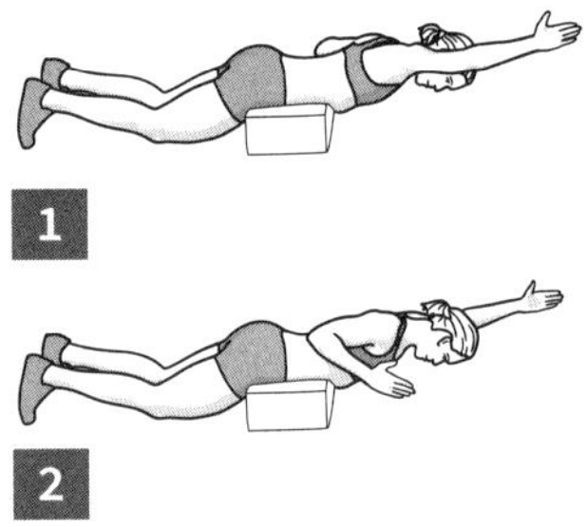

Schwimmer in Bauchlage

1. In Bauchlage ein Kissen oder eine Decke unter dem Oberkörper platzieren. Die Zehenspitzen sind aufgestellt, die Knie auf dem Boden. Die Halswirbelsäule ist in einer Linie zur restlichen Wirbelsäule, der Blick zum Boden gerichtet. Rumpf- und Beinmuskulatur anspannen. Schultergürtel, Arme und Kopf anheben. Einen Arm nach vorn strecken, den anderen gebeugt am Körper halten.
2. Jetzt die Arme gegenläufig gleichmäßig und kontrolliert im Wechsel strecken und beugen.

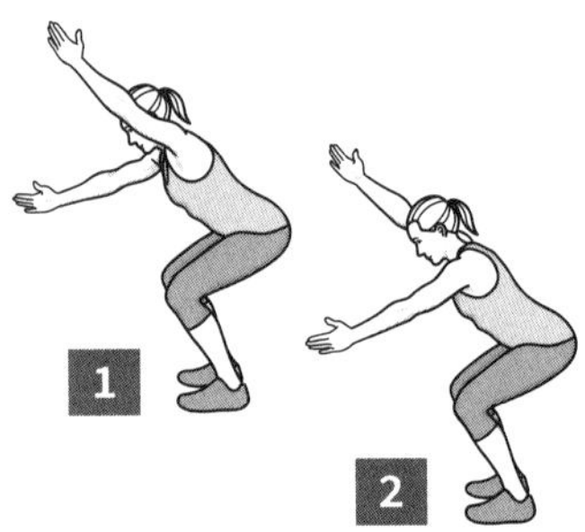

Wechselseitiger Holzfäller

1. Eine Kniebeugenposition einnehmen. Die Fußspitzen zeigen nach vorn, die Knie sind über den Fußspitzen ausgerichtet. Rücken und Nacken sind gestreckt. Einen Arm nach oben führen, sodass der Oberarm direkt neben dem Ohr ist, den anderen Arm diagonal nach vorn strecken. Die Daumen zeigen nach oben.
2. Innerhalb von circa 1 Sekunde die gestreckten Arme im Wechsel auf und ab führen.

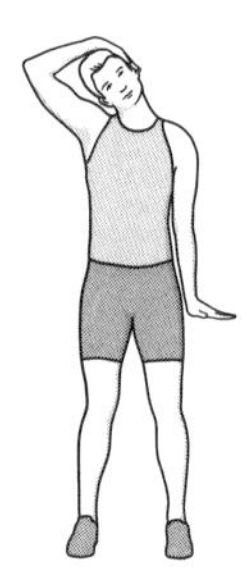

Längenkräftigung des Nackens

Im aufrechten Stand den Nacken gerade ausrichten. Den Kopf seitlich zur rechten Schulter neigen, die andere Schulter aktiv nach unten ziehen, bis eine Spannung im linken seitlichen Nacken spürbar ist. Mit der rechten Hand über den Kopf greifen, die Hand auf den Kopf legen und das Gewicht des Arms wirken lassen. Die Dehnung 20 Sekunden halten. Während der Einatmung mit dem Kopf mit 20 Prozent der maximalen Kraft für 7 bis 10 Sekunden gegen die Hand drücken, den Kopf jedoch nicht bewegen. Ausatmen, den Druck lösen und wieder in die Dehnungsphase übergehen.

Längenkräftigung der Brust

1. An einen Türrahmen oder etwas Ähnliches stellen und den um circa 90 Grad abgewinkelten Unterarm am Rahmen anlegen. Der Oberarm befindet sich etwa auf Höhe der Schulter.
2. Mit dem Kopf und dem gesamten Körper vom aufgelegten Arm wegdrehen, bis eine Spannung im Brustmuskel spürbar ist. Die Dehnung 20 Sekunden halten. Während der Einatmung mit dem Unterarm mit 20 Prozent der maximalen Kraft für 7 bis 10 Sekunden gegen den Türrahmen drücken. Ausatmen und den Druck lösen, dann wieder in die Dehnungsphase übergehen.

Hinweis: Während der Wiederholungen die Höhe des Arms variieren, sodass sich der Ellenbogen auch einmal oberhalb und unterhalb der Schulter befindet.

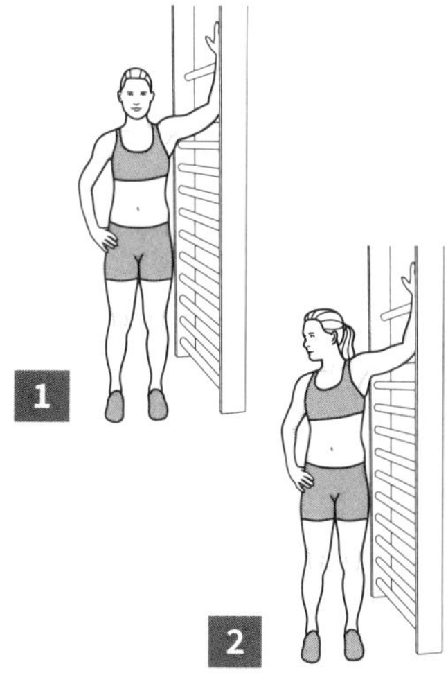

Längenkräftigung der vorderen myofaszialen Kette

Hüft- bis schulterbreit hinstellen, den Nacken strecken und das Kinn zum Kehlkopf bewegen (Doppelkinnposition). Die Arme hängen neben dem Körper. Dann das Becken nach vorn schieben, den Oberkörper nach hinten beugen und aktiv nach hinten oben strecken. Diese Position für 15 bis 20 Sekunden halten. Dabei fließend weiteratmen. Das Kinn bleibt die ganze Zeit über in Doppelkinnposition.

Hinweis: Ein Zittern in der Bauch- oder der Halsmuskulatur zeigt, dass die Übung richtig ausgeführt wird, die Muskulatur jedoch noch nicht ausreichend in der Länge arbeiten kann.

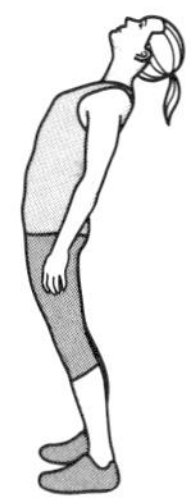

Reverse Fly in Bauchlage

1. In Bauchlage die Fußspitzen am Boden aufstellen, die Arme seitlich vom Körper auf Schulterhöhe um 90 Grad anwinkeln und die Fäuste so am Boden aufsetzen, dass die Handflächen nach hinten zeigen. Die Unterarme stehen senkrecht. Den Kopf leicht anheben, den Blick zum Boden richten.
2. Die Fäuste vom Boden abheben und die Schulterblätter so weit wie möglich zur Wirbelsäule nach innen ziehen. Die Position 5 bis 10 Sekunden halten. Die Fäuste wieder auf dem Boden aufsetzen und nach circa 5 Sekunden die nächste Wiederholung einleiten.

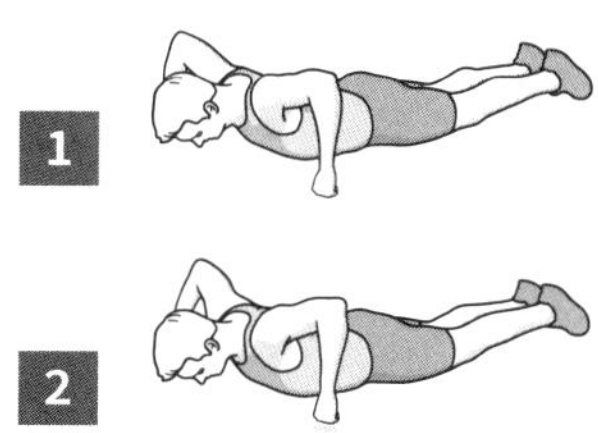

Einseitiger Reverse Fly in Bauchlage

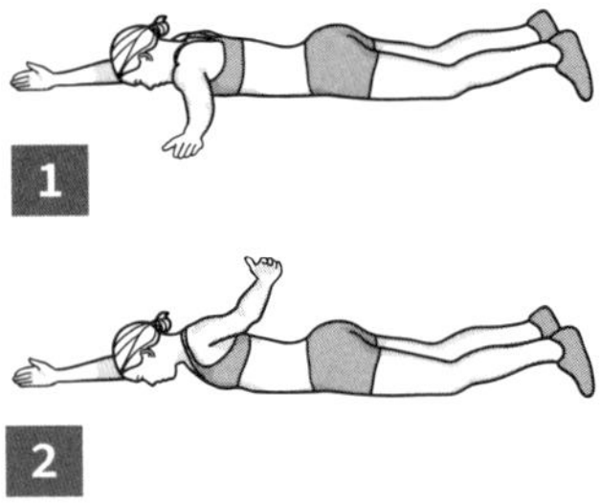

1. In Bauchlage die Fußspitzen am Boden aufstellen, die Knie dürfen abgelegt sein. Den rechten Arm über den Kopf nach vorn strecken, den linken Arm auf Schulterhöhe zur Seite strecken und mit flacher Hand ablegen. Den Nacken strecken und die Stirn am Boden ablegen.
2. Den linken Arm vom Boden abheben und das Schulterblatt so weit wie möglich zur Wirbelsäule ziehen. Den Arm wieder zum Boden führen, jedoch nicht ablegen, sondern gleich die nächste Wiederholung anschließen.

Längenkräftigung der Finger und des Arms

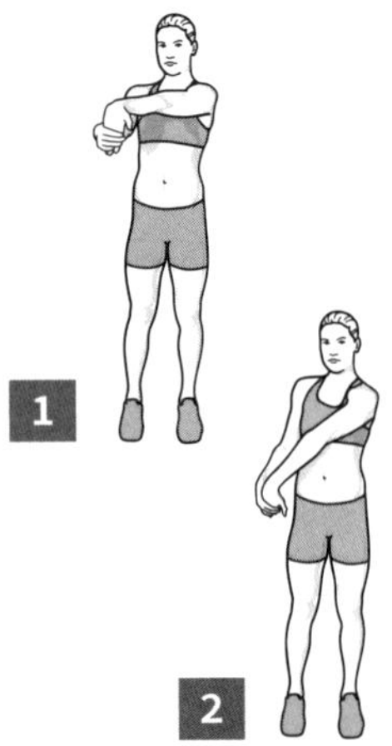

1. Im aufrechten Stand einen Arm nach vorn strecken. Die Handfläche zeigt nach oben. Mit der anderen Hand die Finger umgreifen und nach unten drücken, sodass eine Dehnung in der Handfläche zu spüren ist. Die Dehnung circa 30 Sekunden halten. Dann mit den Fingern für 7 bis 10 Sekunden gegen die andere Hand drücken, ohne eine Bewegung auszuführen. Anschließend noch einmal für 15 Sekunden dehnen.
2. Die Handfläche jetzt nach unten drehen und die andere Hand auf den Handrücken legen. Das Handgelenk beugen und die Handfläche Richtung Unterarm drücken. Die Dehnung circa 30 Sekunden halten. Dann mit den Fingern für 7 bis 10 Sekunden gegen die andere Hand drücken, ohne eine Bewegung auszuführen. Anschließend noch einmal für 15 Sekunden dehnen.

Schulterblattaktivierung mit Band

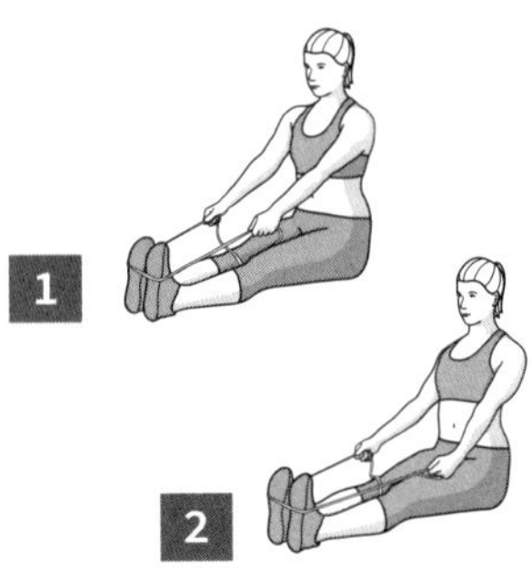

1. Mit gestreckten Beinen auf den Boden setzen. Das Band um die Fußsohlen legen und mit gestreckten Armen greifen, sodass es leicht auf Zug ist. Den Oberkörper so aufrecht wie möglich halten.
2. Die Schulterblätter aktiv nach hinten unten ziehen. Gleichzeitig die Bauchmuskeln anspannen. Die Arme bleiben gestreckt. Die Spannung 2 Sekunden halten und wieder lösen.

Wechselseitiges Frontheben mit Band

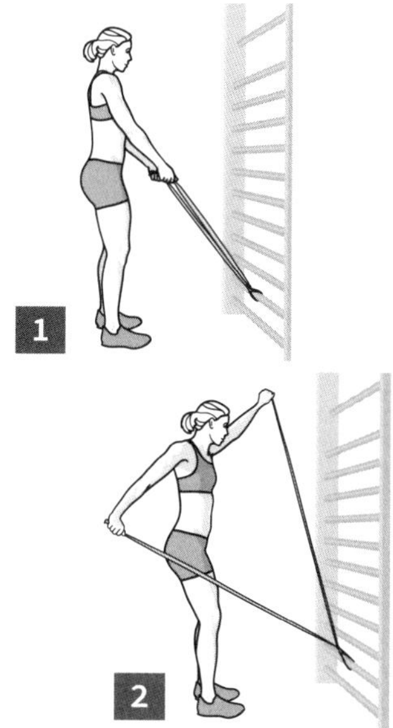

1. Das Band vorn unten (zum Beispiel an einem Tisch oder Sofa) befestigen und mit beiden Händen je ein Ende greifen. Die Beine hüft- bis schulterbreit öffnen, die Knie etwas beugen. Die Arme sind in Vorhalte, das Band ist leicht auf Zug. Die Ellenbogen dürfen ganz leicht gebeugt sein. Der Blick ist nach vorn gerichtet.
2. Die Rumpfmuskulatur anspannen und die Arme gegenläufig nach vorn oben und hinter den Körper führen.

Hinweis: Ausweichbewegungen im LWS-/BWS-Bereich vermeiden.

Innenrotation mit Band

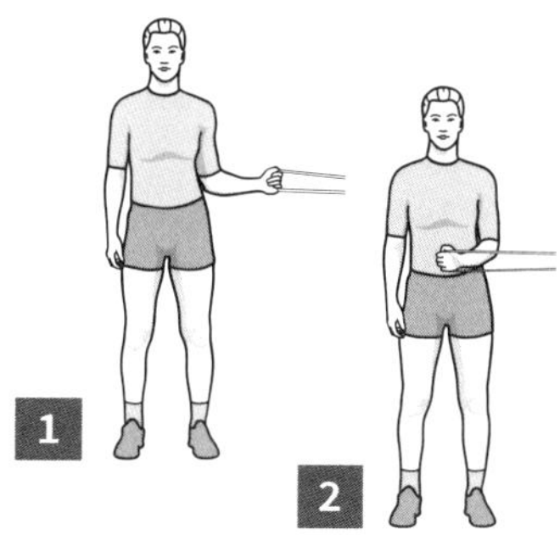

1. Einen hüft- bis schulterbreiten Stand mit leicht gebeugten Knien seitlich zum Band einnehmen, das etwa auf Hüfthöhe befestigt ist, beispielsweise an einer Türklinke. Das Band mit der Hand greifen und den Arm um 90 Grad anwinkeln. Den Unterarm bandseitig nach außen drehen, der Oberarm ist eng am Körper. Das Band dabei auf Zug halten.
2. Den Unterarm nach innen zur Körpermitte Richtung Bauchnabel ziehen, dabei den Rumpf stabil halten. Der Oberarm bleibt eng am Körper.

Außenrotation mit Band

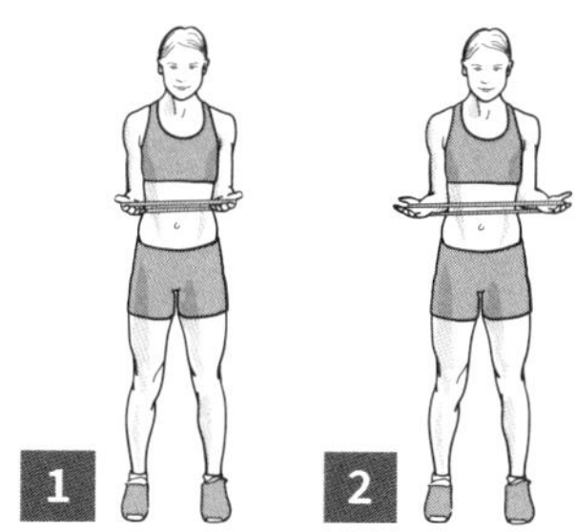

1. Das Band mit beiden Händen von innen greifen, die Handflächen zeigen nach oben. Die Ellenbogen etwa im 90-Grad-Winkel beugen, sodass die Unterarme waagrecht nach vorn ausgerichtet sind. Der Oberkörper ist aufgerichtet. Die Oberarme in Kontakt mit dem Oberkörper halten.
2. Beide Schultern nach außen drehen. Dadurch entfernen sich die Unterarme voneinander und spannen das Band. Die Spannung nur so weit lösen, dass das Band immer leicht auf Zug bleibt.

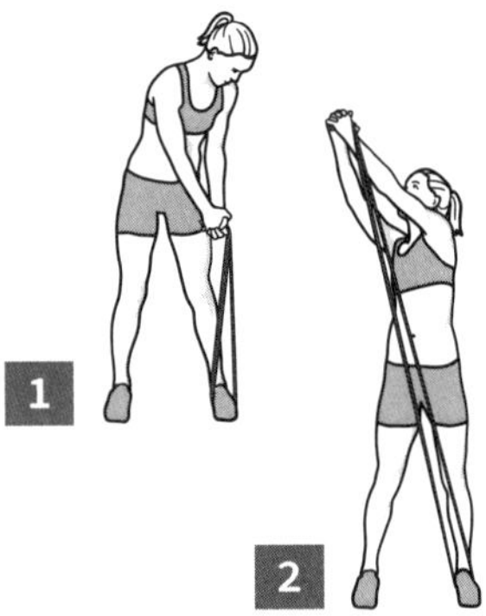

Diagonale Lifts mit Band

1. Das Band mit beiden Händen so an den Enden greifen, dass sich in der Mitte eine Schlaufe bildet. Mit dem linken Bein in die Schlaufe stellen und so das Band am Boden fixieren. Die Füße sind schulterbreit geöffnet. Die Bandenden mit beiden Händen neben dem linken Hüftknochen halten. Das Band ist leicht auf Zug.
2. Das Band diagonal nach rechts oben zur Gegenseite ziehen. Der Oberkörper folgt dabei der Armbewegung in einer Drehbewegung, während das Becken stabil bleibt. Der Blick und die Kopfbewegung folgen ebenfalls dieser Bewegung. Das Band spannt sich dadurch maximal.

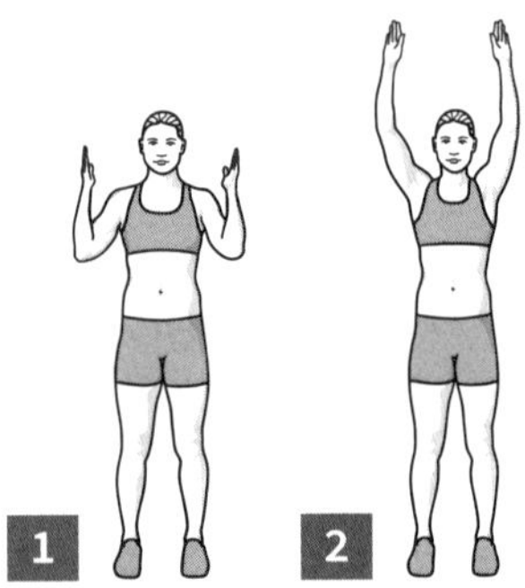

Schulterdrücken

1. Im aufrechten, schulterbreiten Stand die Arme seitlich auf Brust- bis Schulterhöhe nach oben anwinkeln. Die Handflächen zeigen nach innen, die Handgelenke sind gerade. Die Körpermitte anspannen, die Knie leicht beugen und die Schultern tief halten.
2. Die Hände langsam und kontrolliert nach oben führen und dabei die Arme nach außen rotieren, sodass die Handflächen nach vorn zeigen. Die Arme stehen senkrecht, der Rumpf bleibt angespannt. Die Endposition kurz halten, dann die Arme langsam wieder absenken.

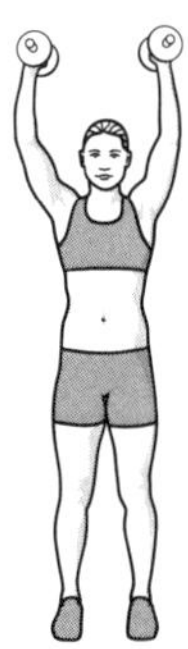

Variante: Alternativ kann diese Übung zusätzlich mit Gewichten ausgeführt werden, um den Schwierigkeitsgrad zu erhöhen. Die Arme können während der Aufwärtsbewegung nach außen gedreht werden, um zusätzliche Muskeln zu beanspruchen.

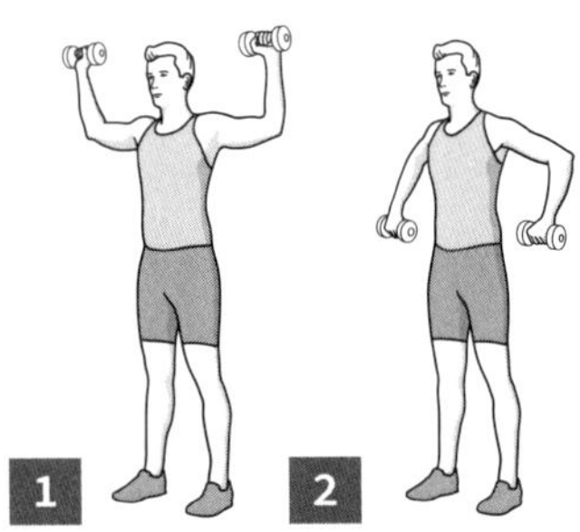

Schulterrotation

1. Einen schulterbreiten Stand einnehmen, die Knie nicht ganz durchstrecken. Den Oberkörper und den Nacken langmachen und den Blick nach vorn richten. Die Arme rechtwinklig gebeugt bis auf Schulterhöhe anheben, sodass die Unterarme senkrecht stehen.
2. Die Unterarme kontrolliert bis zum Ende des Bewegungsausmaßes nach unten drehen, ohne dass die Oberarme ihre Position verlassen.

Seitheben

1. Einen aufrechten, schulterbreiten Stand einnehmen. Die Arme eng am Körper halten, die Handflächen zeigen zum Körper, die Ellenbogen sind leicht gebeugt. Die Körpermitte anspannen und die Knie nicht ganz durchstrecken.
2. Die Arme kontrolliert zu beiden Seiten bis auf Schulterhöhe anheben. Die Handflächen zeigen zum Boden, die Handgelenke sind gerade. Die Schultern nicht hochziehen. Die Endposition kurz halten, dann die Arme langsam wieder absenken.

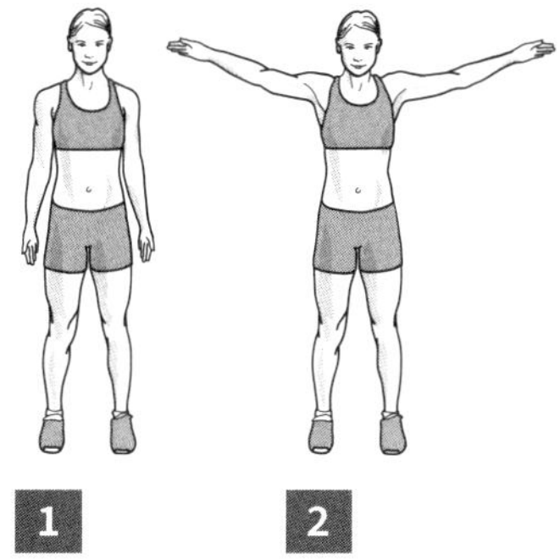

Variante: Alternativ kann diese Übung zusätzlich mit Gewichten ausgeführt werden, um den Schwierigkeitsgrad zu erhöhen.

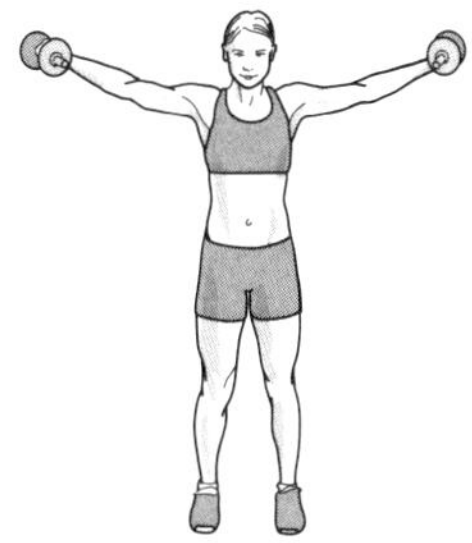

Reverse Fly vorgebeugt mit Gewichten

1. Im schulterbreiten Stand die Knie leicht beugen, den Oberkörper mit geradem Rücken um circa 45 Grad nach vorn neigen und die Arme Richtung Boden strecken. Die Ellenbogen leicht gebeugt halten, die Schultern nach hinten und unten ziehen. Die Handflächen zeigen zueinander.
2. Die Arme kontrolliert über die Seiten nach oben führen und gleichzeitig die Schulterblätter zusammenziehen. Die Handflächen zeigen zum Boden. Die Endposition kurz halten, dann die Arme langsam wieder absenken.

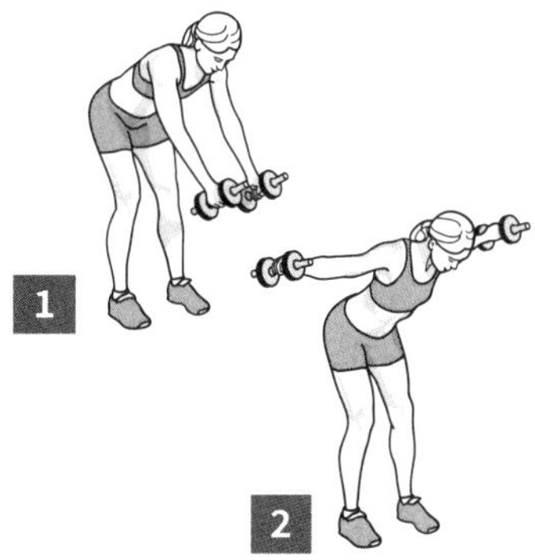

Brustkorb öffnen auf der Rolle mit Armüberzug

1. In Rückenlage den oberen Rücken auf der Rolle ablegen. Die Beine um 90 Grad anwinkeln und die Füße schulterbreit geöffnet am Boden aufstellen. Die Arme senkrecht über der Brust halten und den Blick nach oben richten.
2. Die Bauchmuskulatur leicht anspannen und die Arme kontrolliert so weit wie möglich über den Kopf nach hinten unten absenken. Die Ellenbogen dürfen leicht gebeugt sein, der Blick ist weiter nach oben gerichtet. Die Endposition kurz halten, ohne die Arme (oder das Gewicht bei der Variante) abzulegen.

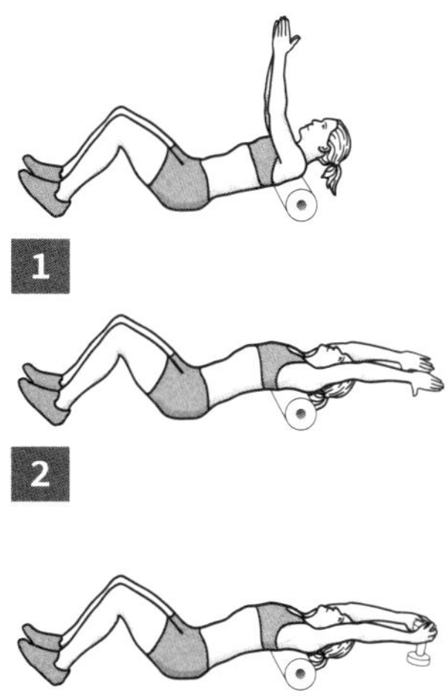

Variante: Alternativ kann diese Übung zusätzlich mit einem Gewicht ausgeführt werden, um den Schwierigkeitsgrad zu erhöhen.

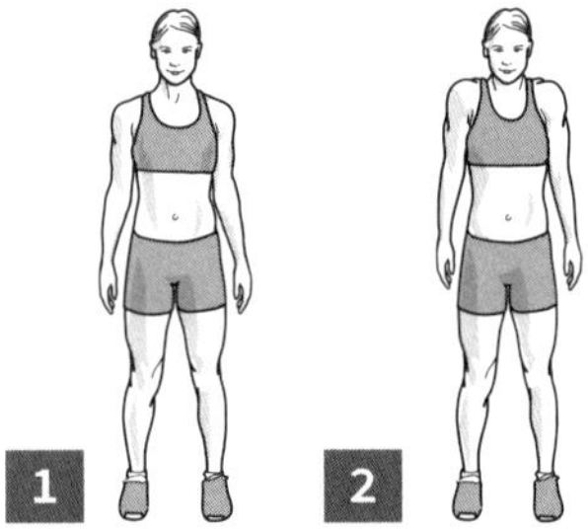

Nackenheben

1. Einen hüftbreit geöffneten Stand einnehmen und die Knie nicht ganz durchstrecken. Den Oberkörper und den Nacken aufrecht halten, den Kopf in eine leichte Doppelkinnposition ziehen und den Blick gerade nach vorn richten. Die Schultern etwas nach hinten unten ziehen.
2. Die Schultern maximal zu den Ohren ziehen und wieder absenken. Darauf achten, dass der Kopf nicht nach vorn ausweicht. Die Arme bleiben während der Bewegung eng am Körper.

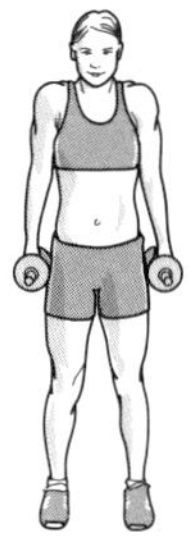

Variante: Alternativ kann diese Übung zusätzlich mit Gewichten ausgeführt werden, um den Schwierigkeitsgrad zu erhöhen.

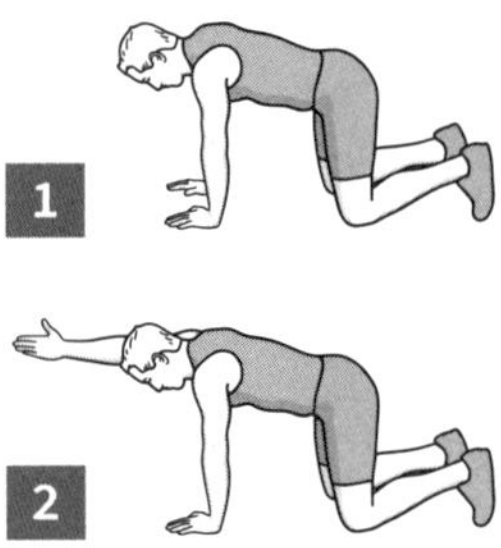

Stabilisierung im Vierfüßlerstand

1. Einen Vierfüßlerstand einnehmen. Die Handgelenke befinden sich direkt unter den Schultergelenken. Der Rücken ist gerade, der Nacken lang und der Blick nach unten gerichtet. Die Knie befinden sich etwas hinter den Hüften. Die Fußspitzen sind aufgestellt.
2. Den rechten Arm langsam und kontrolliert gestreckt nach vorn anheben, bis sich der Oberarm neben dem rechten Ohr befindet. Der Daumen zeigt nach oben. Die Position kurz halten, den Arm wieder absenken und im Wechsel fortfahren.

Hinweis: Darauf achten, dass der Körper und die stützende Schulter stabil bleiben und nicht ausweichen.

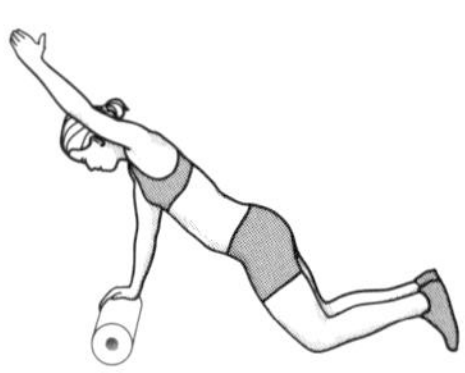

Variante 1: Diese Übung kann zusätzlich mit Rolle ausgeführt werden, um den Schwierigkeitsgrad zu erhöhen.

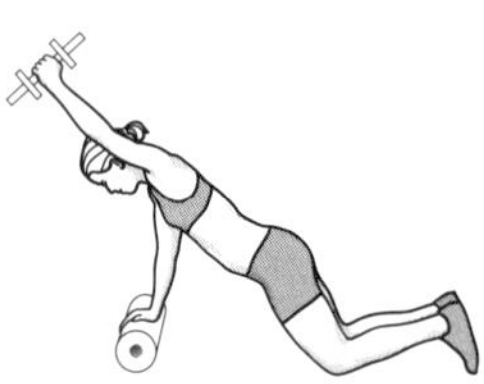

Variante 2: Um den Schwierigkeitsgrad noch weiter zu erhöhen, kann zusätzlich zur Rolle ein Gewicht genommen werden. Bei dieser Variante werden die Seiten getrennt trainiert: zuerst der eine Arm, dann der andere.

Gelenkbeweglichkeit und Mobilisation

Schultern ein- und ausdrehen

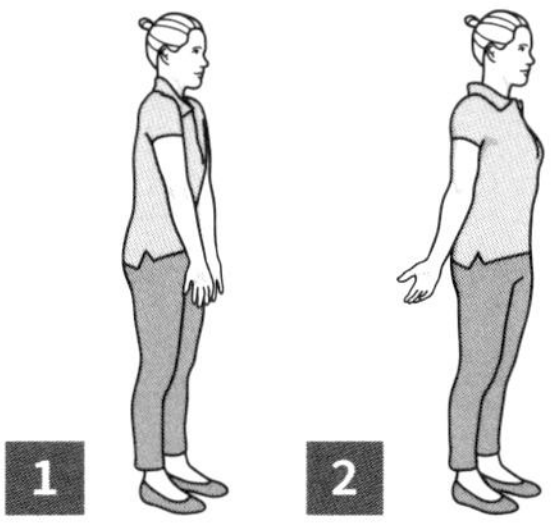

1. Einen aufrechten, hüftbreiten Stand einnehmen. Den Nacken langmachen und den Blick nach vorn richten. Die Arme locker hängen lassen. Dann die Schultern nach vorn eindrehen und dabei die Brustwirbelsäule leicht rund werden lassen. Der Nacken bleibt lang.
2. Dann die Schultern nach hinten ausdrehen und dabei das Brustbein nach oben anheben, sodass sich die Brust wieder öffnet.

Kopfkreisel

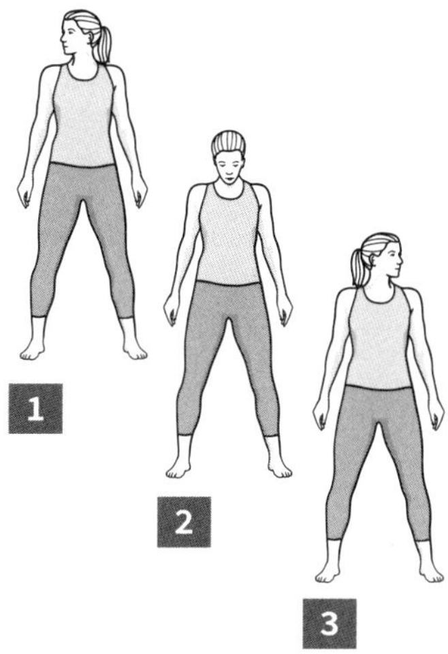

1. Einen aufrechten und etwas mehr als schulterbreiten Stand einnehmen. Das Gewicht gleichmäßig auf beiden Füßen verteilen. Die Wirbelsäule langmachen. Das Brustbein nach oben anheben und die Schulterblätter sanft nach hinten unten bewegen. Den Kopf zur rechten Seite drehen, leicht in den Nacken nehmen und über die rechte Schulter blicken.
2. Dann mit dem Kinn einen Halbkreis über die Brust zur linken Seite beschreiben. Die Haltung bleibt dabei aufrecht.
3. Es erfolgt der Blick über die linke Schulter.

Schulterkreisel

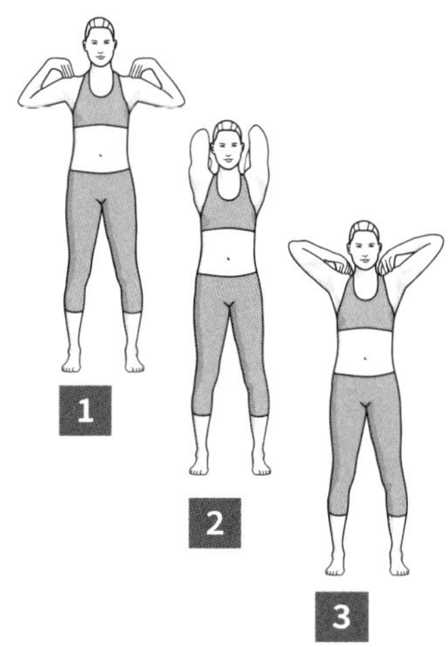

1. Einen aufrechten, hüftbreiten Stand einnehmen. Das Gewicht gleichmäßig auf beiden Füßen verteilen. Die Wirbelsäule langmachen. Das Brustbein nach oben anheben. Den Kopf mittig ausbalancieren. Die Fingerspitzen auf den Schultern aufstellen. Die Ellenbogen zeigen dabei nach außen.
2. Die Ellenbogen vor dem Brustbein zusammenziehen und in einer kreisförmigen Bewegung nach vorn oben ziehen. Dabei die Ellenbogen während der Bewegung so lange wie möglich geschlossen halten.
3. Am höchsten Punkt die Ellenbogen wieder öffnen und in einer großen Kreisbewegung über die Seiten nach unten absenken.

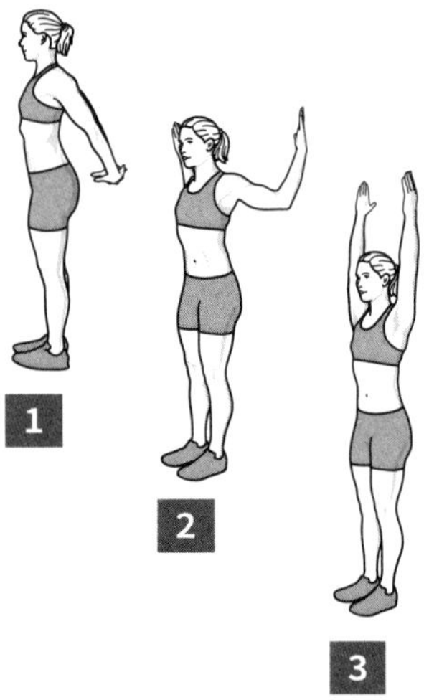

Schulterkarussell

1. Im aufrechten Stand die gestreckten Arme eng am Körper nach hinten führen. Die Hände hinter dem Rücken greifen und die Finger ineinander verzahnen. Die Schulterblätter aktiv nach hinten und unten zusammenziehen. Die Ellenbogen bleiben gestreckt. Dann nahtlos in die nächste Bewegungskomponente übergehen.
2. Die Arme öffnen und hinter dem Körper über die Seiten nach oben in die U-Halte auf Schulterhöhe führen, sodass sie einen 90-Grad-Winkel bilden. In dieser Position die Arme nach hinten ziehen.
3. Die Arme neben die Schultern führen und über den Kopf strecken. Die Daumen zeigen dabei nach hinten. Aus dieser Position die gestreckten Arme so weit wie möglich nach hinten unten kreisen und von vorn beginnen.

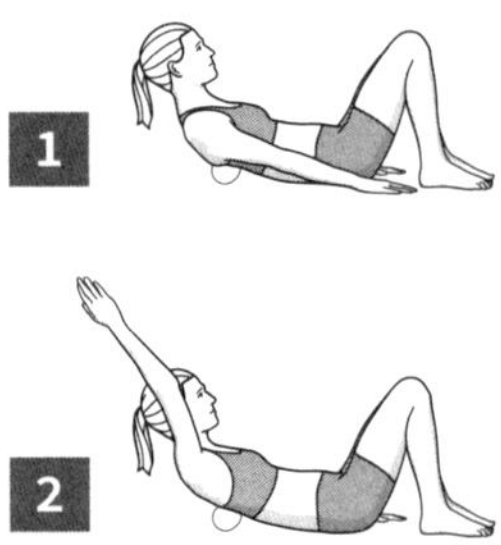

Schulterblattmobilisation

1. Mit aufgestellten Beinen auf den Rücken legen. Den Ball auf der rechten Körperseite zwischen Wirbelsäule und unterer Schulterblattspitze platzieren. Die Arme liegen neben dem Körper.
2. Den rechten Arm langsam in einer kreisförmigen Bewegung nach vorn oben ziehen und weiter nach hinten Richtung Boden kreisen. Am tiefsten Punkt den Arm beugen und den Ellenbogen möglichst boden- und körpernah nach vorn ziehen.

Hinweis: Wenn sich die Muskulatur nach mehrmaliger Durchführung etwas gelockert hat, den Ball in zwei bis drei Schritten jeweils ein Stück höher platzieren und die langsame Kreisbewegung des Arms wiederholen.

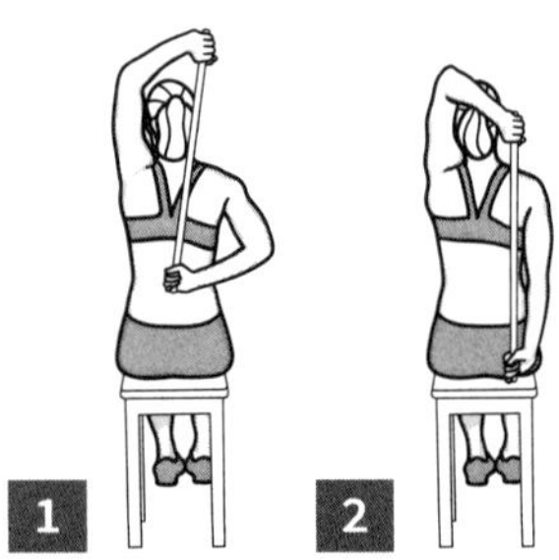

Schultermobilisation mit Band im Sitzen

1. Auf einen Hocker oder Ähnliches setzen. Das Band hinter dem Rücken doppelt greifen und auf Spannung halten – eine Hand von unten und die andere Hand von oben etwa auf Kopfhöhe.
2. Das Band mit gleichbleibender Spannung hinter dem Rücken halten und beide Arme so weit wie möglich nach oben und unten bewegen, ohne den Griff zu lösen.

Brustkorb öffnen auf der Rolle

1. Im Sitzen die Rolle mit circa 20 bis 30 Zentimetern Abstand hinter dem Gesäß platzieren. Die Füße hüftbreit aufstellen. Den Oberkörper nach hinten auf die Rolle ablegen. Die Rolle befindet sich unterhalb der Schulterblätter. Den Kopf mit beiden Händen am Hinterkopf stützen. Die Ellenbogen zeigen nach außen.
2. Über die Rolle weiter nach hinten ablegen. Der Brustkorb öffnet sich. Die Brustwirbelsäule wird überstreckt. Die Ellenbogen weit öffnen und den Blick nach oben richten. In dieser Position entspannen, dabei ruhig und bewusst atmen.

1
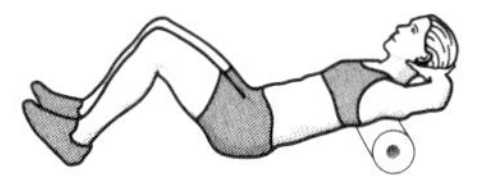

2
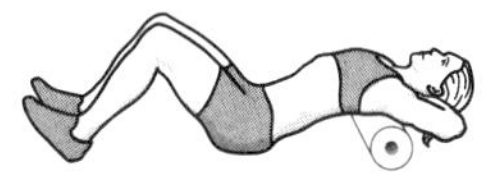

Schultermobilisation mit Band

1. Einen aufrechten, hüftbreiten Stand einnehmen. Das Gewicht gleichmäßig auf beiden Füßen verteilen. Die Wirbelsäule langmachen. Den Kopf mittig ausbalancieren. Ein Band deutlich weiter als schulterbreit vor dem Körper greifen, sodass es leicht auf Zug ist. Die Arme gestreckt über den Kopf anheben. Die Schultern von den Ohren wegbewegen.
2. Das Band mit gestreckten Armen hinter den Rücken nach unten führen und immer leicht auf Zug halten. Der Oberkörper bleibt dabei aufrecht. Das Brustbein nach oben anheben. Über den gleichen Weg das Band wieder zurück nach oben bringen.

Hinweis: Das Band breiter greifen, wenn die Bewegung nach hinten Schwierigkeiten bereitet oder nicht gleichmäßig ausgeführt werden kann.

1
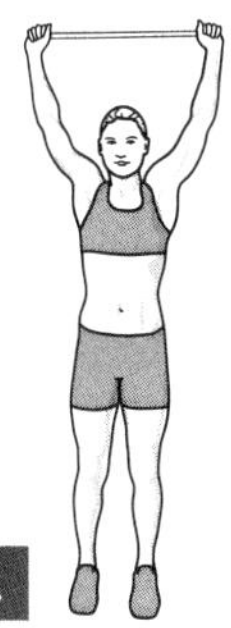

2
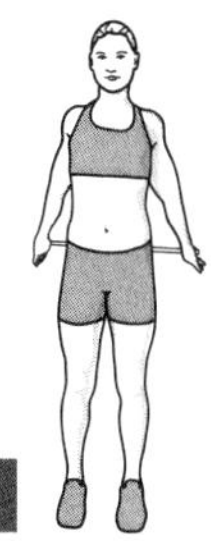

HWS-BWS-Rotation im Liegen

1. In die Seitenlage kommen und die Beine rechtwinklig gebeugt ablegen, sodass Hüften, Knie und Sprunggelenke aufeinanderliegen. Der untere Arm ist gestreckt, der obere locker abgelegt.
2. Dann den oberen Arm in einem großen Bogen nach oben und hinten führen und, wenn möglich, kurz ablegen. Der Oberkörper dreht mit, auch der Blick und der Kopf folgen dieser Drehung. Die Beine bleiben geschlossen. Das Becken dreht nicht mit.

1
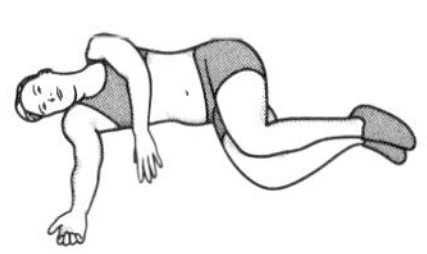

2
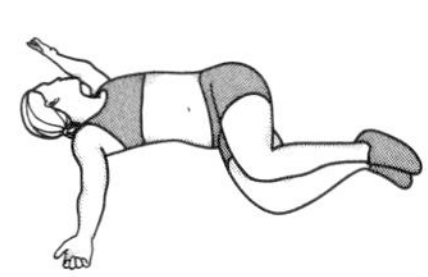

HWS-BWS-Mobilisation im Stehen

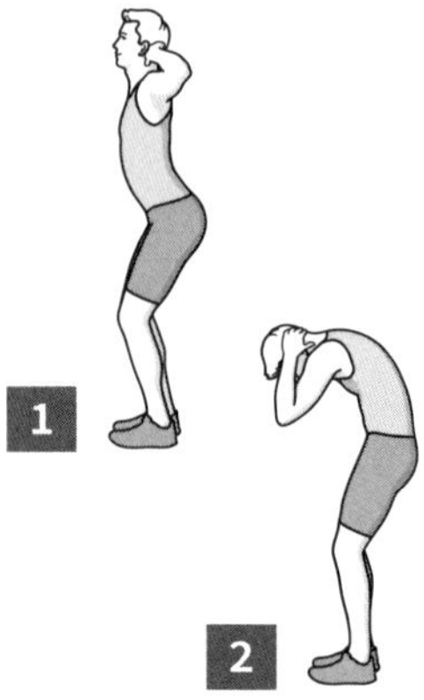

1. Einen aufrechten Stand mit hüftbreit geöffneten Füßen einnehmen. Die Knie sind leicht gebeugt. Die Wirbelsäule ist lang. Mit den Händen an den Hinterkopf greifen. Die Ellenbogen zeigen nach außen. Den Oberkörper, angefangen bei der Halswirbelsäule (HWS), langsam Wirbel für Wirbel nach vorn einrollen und die Ellenbogen dabei vor der Brust zusammenführen. Das Becken nach hinten kippen.
2. Den Oberkörper wieder Wirbel für Wirbel aufrichten, und zwar so weit, dass die Wirbelsäule leicht überstreckt ist. Das Becken jetzt nach vorn kippen. Das Brustbein nach oben anheben. Die Ellenbogen ziehen weit nach außen, um die gesamte Körpervorderseite zu öffnen. Den Blick nach oben richten. Den Oberkörper, vom Becken bis zum Kopf, bei der Bewegung mitnehmen.

HWS-BWS-Schulter-Mobilisation im Vierfüßlerstand

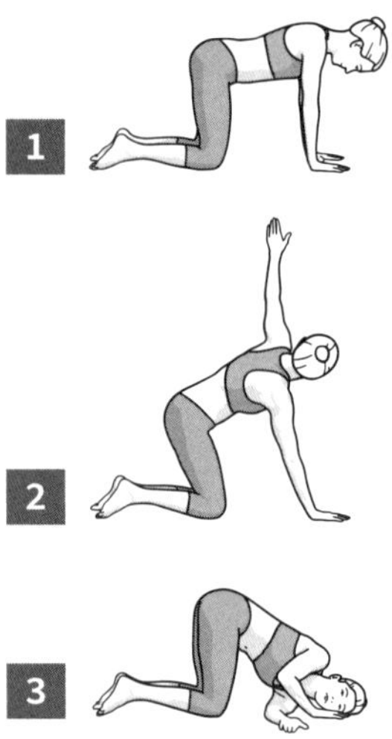

1. Einen Vierfüßlerstand einnehmen. Die Handgelenke sind direkt unter den Schultergelenken. Die Knie sind hüftbreit geöffnet. Die Wirbelsäule ist lang und stabil, der Blick nach unten gerichtet.
2. Die linke Hand lösen, den Arm gestreckt nach oben führen und den Oberkörper weit nach links aufdrehen. Das Becken bleibt stabil und dreht nicht mit. Beide Arme sind gestreckt. Der Blick geht zur linken Hand.
3. Dann den linken Arm und den Oberkörper wieder eindrehen und den Arm unter der Brust maximal zur anderen Seite schieben. Die linke Schulter dabei Richtung Boden führen. Mit der rechten Hand weiter abstützen. Ohne in den Vierfüßlerstand zurückzukehren, direkt die nächste Wiederholung anschließen.

Bewegungskoordination und Muskelansteuerung

Kopf auf verschiedenen Ebenen verschieben

Auf einen Stuhl setzen oder einen aufrechten Stand einnehmen und den Nacken langmachen. Die Schultern locker lassen. Bei der Ausführung hilft, sich vorzustellen, dass nur der Kopf aus dem Wasser ragt und dieser dann auf der Wasseroberfläche langsam und bewusst vor und zurück (stärkerer Fokus auf zurück) sowie nach rechts und links (nicht abgebildet) bewegt wird. Die Halswirbelsäule bewegt sich möglichst nicht mit.

Tipp: Besonders am Anfang ist das Üben vor einem Spiegel sehr hilfreich.

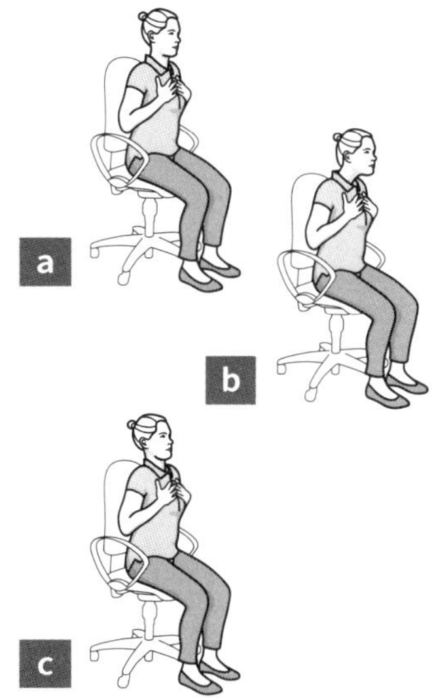

Nacken-Schulter-Rotation

1. Einen aufrechten, hüftbreiten Stand einnehmen. Das Gewicht gleichmäßig auf beiden Füßen verteilen. Die Wirbelsäule langmachen. Das Brustbein nach oben anheben. Den Kopf mittig ausbalancieren. Die Arme auf Schulterhöhe zur Seite strecken, die Handflächen zeigen nach oben. Die Schulterblätter sanft nach hinten unten ziehen.
2. Den Kopf zur rechten Seite drehen. Die rechte Schulter bewusst noch etwas weiter aufdrehen und dabei den gesamten Arm über die Finger aus der Schulter langziehen. Die linke Schulter gleichzeitig eindrehen, sodass die Handfläche nach unten oder sogar nach hinten zeigt. Im Wechsel fortfahren, dabei ist der Blick immer zur geöffneten Handfläche gerichtet.

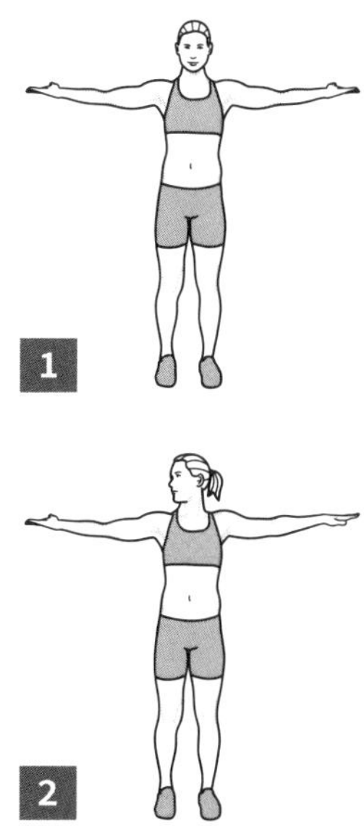

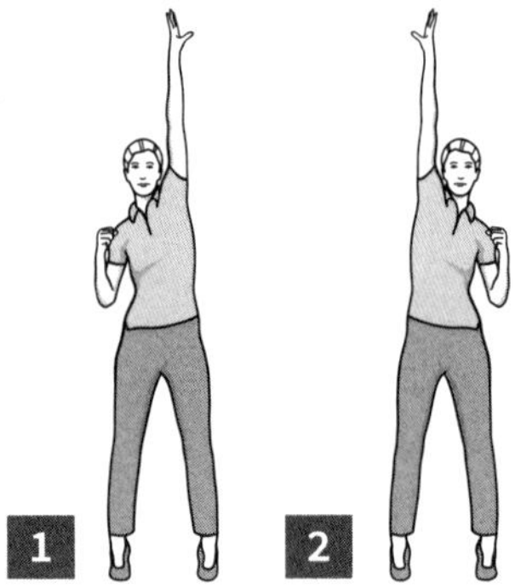

Arme wechselseitig nach oben strecken

1. Einen aufrechten, hüftbreiten Stand einnehmen. Das Gewicht gleichmäßig auf beiden Füßen verteilen. Die Wirbelsäule langmachen. Einen Arm weit nach oben strecken, um die gesamte Seite und die Schulter zu dehnen. Den anderen Arm angewinkelt am Körper halten. Wer mag, kann zusätzlich auf die Fußspitzen kommen.
2. Dann die Arme wechseln und die Dehnung auf der anderen Körperseite wahrnehmen. Im Wechsel rhythmisch die linke und die rechte Seite in die Länge aufspannen.

Versetztes Armkreisen

1. Einen aufrechten, hüftbreiten Stand einnehmen und die Arme nach oben strecken.
2. Mit den Armen nun gegenläufige Kreise beschreiben: Mit dem rechten Arm nach hinten, mit dem linken Arm gleichzeitig nach vorn kreisen. Am Umkehrpunkt sind beide Arme unten.
3. Der rechte Arm kreist jetzt nach vorn, der linke Arm nach hinten. Die Kreisbewegung fortsetzen und nach der angegebenen Wiederholungszahl die Richtung wechseln.

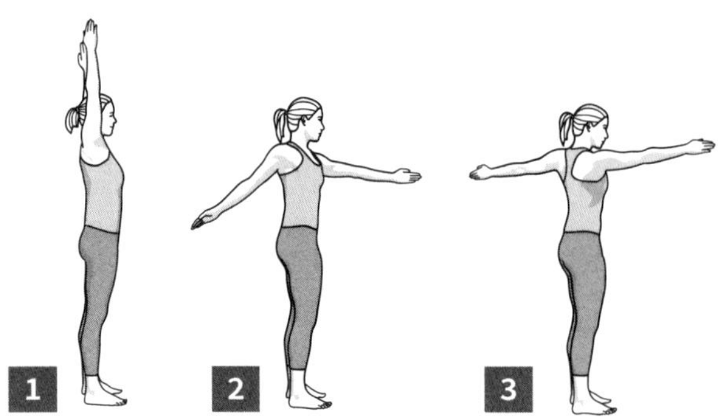

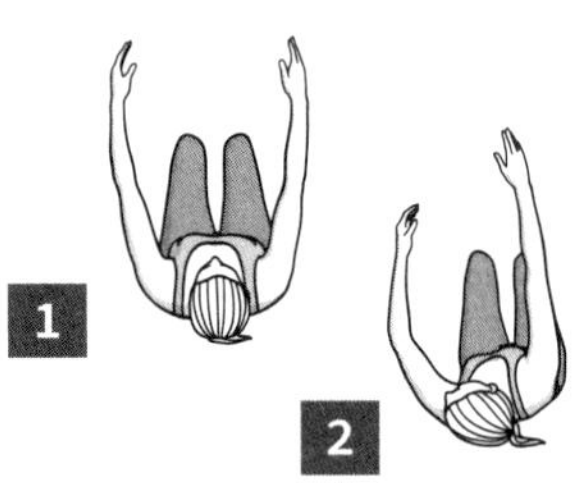

Wechselseitiges Schulterabheben

1. Die Rückenlage mit aufgestellten Füßen einnehmen und die Arme locker nach oben strecken.
2. Mit jeder Einatmung einen Arm sanft aus der Schulter heraus nach oben ziehen, sodass das Schulterblatt abhebt. Dabei den Kopf locker zur gegenüberliegenden Seite drehen. Mit jeder Ausatmung die Schulter wieder locker und schwer zum Boden absenken.

Schulterspirale

1. Einen aufrechten, mehr als schulterbreit geöffneten Stand einnehmen. Das Gewicht gleichmäßig auf beiden Füßen verteilen. Die Knie sind leicht gebeugt. Die Wirbelsäule langmachen. Den Kopf mittig ausbalancieren. Den rechten Arm auf Schulterhöhe zur Seite strecken. Die Handfläche zeigt nach oben.
2. Den rechten Unterarm und die Schulter nach vorn eindrehen, also nach innen rotieren. Der Unterarm beschreibt einen ganzen Kreis, bis sich die Schulter in der größtmöglichen Einwärtsdrehung befindet.
3. In einem zweiten Kreis den Arm über vorn nach oben führen. Der rechte Arm zieht am Ohr vorbei und öffnet über dem Kopf wieder in die Auswärtsdrehung, um in die erste Position zurückzukehren.

Hinweis: Die spiralförmige Bewegung entsteht, da der Unterarm zuerst einen nach innen gedrehten Kreis über unten beschreibt und anschließend beim zweiten Kreis über den Kopf nach außen dreht.

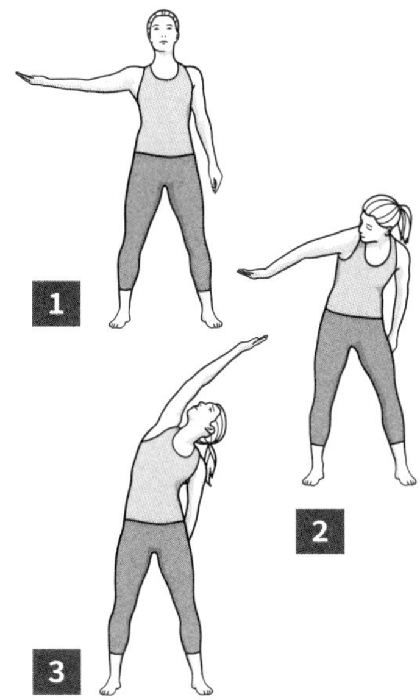

Seitliche Rumpfverschiebung im Stehen

1. Einen aufrechten, hüftbreiten Stand einnehmen und die Arme auf Schulterhöhe zur Seite strecken. Die Handflächen zeigen nach unten.
2. Den Rumpf abwechselnd langsam zur rechten und linken Seite schieben. Die Bewegung wird über ein Herausschieben des jeweiligen Arms eingeleitet. Die Hüften bleiben parallel ausgerichtet und möglichst stabil. Schultern und Arme sind in einer nahezu waagrechten Position.
3. Über die Mitte in einer langsamen, kontrollierten und fließenden Bewegung zur anderen Seite kommen.

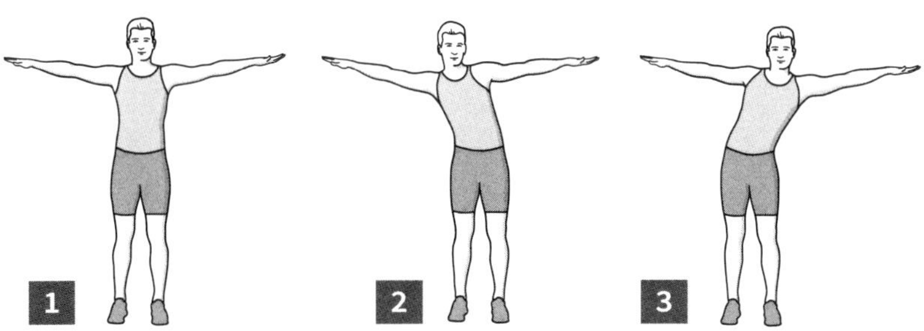

Übungsregister